医学检验数据应用与分析

赵秀英　郭　玮　主编

清华大学出版社

北　京

图书在版编目（CIP）数据

医学检验数据应用与分析 / 赵秀英, 郭玮主编.
北京：清华大学出版社, 2024. 9. -- ISBN 978-7-302
-67404-7

Ⅰ. R446

中国国家版本馆CIP数据核字第2024AW8417号

责任编辑：孙　宇
封面设计：钟　达
责任校对：李建庄
责任印制：刘　菲

出版发行：清华大学出版社
网　　　址：https://www.tup.com.cn，https://www.wqxuetang.com
地　　　址：北京清华大学学研大厦 A 座　　　邮　　编：100084
社　总　机：010-83470000　　　　　　　　　邮　　购：010-62786544
投稿与读者服务：010-62776969，c-service@tup.tsinghua.edu.cn
质量反馈：010-62772015，zhiliang@tup.tsinghua.edu.cn
印　装　者：三河市铭诚印务有限公司
经　　　销：全国新华书店
开　　　本：185mm×260mm　　　印　张：21　　　字　　数：397 千字
版　　　次：2024 年 9 月第 1 版　　　　　　　　印　　次：2024 年 9 月第 1 次印刷
定　　　价：108.00 元

产品编号：101005-01

在现代临床医学决策和支持系统中，检验医学数据与临床诊疗背景的交互发挥着重要作用。当信息技术与现代化数智分析技术结合，检验医学的海量数据汇集成为医疗"大数据"的一部分，其所发挥的直接作用与潜在的二次应用价值都备受瞩目。2024年国务院政府工作报告明确将"以患者为中心改善医疗服务，推动检查检验结果互认"，这是"互认"首次被写入政府工作报告，展现了我国建立信息互通、资源共享的医疗协同网络，减少重复检查检验，提高医疗资源利用效率的决心和初衷。目前，单一中心、单一系统的检验报告、审核、结果分析与解读模式已无法满足发展的需求。构建基于人工智能的检验医学大数据挖掘及知识提炼服务，将有助于最大限度地发挥检验结果的作用，从深度和广度方面促进对疾病的理解，提升诊疗价值。

在当前背景下，由赵秀英、郭玮两位检验医学领域的专家主导编写的《医学检验数据应用与分析》一书，深入解析了检验数据的来源及其整合应用，并为检验数据的应用构建了医、教、研、管体系框架，同时融入了统计学、公共卫生和伦理学的思维。该书的出版恰逢其时满足了时代的需求，促进了检验医学与数据科学的协同发展，无疑将对临床医学的跨学科研究与应用产生积极的推动作用。

中国工程院院士

清华大学临床医学院院长

清华大学附属北京清华长庚医院院长

2024 年 6 月

序 二

随着科学技术的快速发展，我国的医学检验在近几十年中经历了从手工操作为主的模式向自动化、信息化检测模式的巨大转变，检测工作量因此而急剧增加，并积累了大量的检测数据。然而这些数据最初并未得到更多的重视和科学的开发应用。近年来，随着大数据和人工智能技术的不断进步，检验医学领域的专家、学者对大量检验数据的发掘、整理和分析产生了浓厚的兴趣，积极会同信息化专家、学者共同进行了许多探索和努力，在提高检测质量、提升工作效率、深入了解疾病病理生理机制，以及为临床医生和患者提供更多有价值的信息等方面取得了很多令人瞩目的成果。

赵秀英和郭玮两位检验医学专家主持编写的《医学检验数据应用与分析》一书为希望进行复杂检验数据分析的检验医学专家提供了信息领域的基础和进阶专业知识。同时，该书也为信息专家展示了检验领域中需要改进的临床问题、痛点和难点，这将有助于促进跨学科的相互学习交流和有效合作。随着大数据和人工智能技术的不断进步，检验医学的数据应用和分析将迎来更加广阔的发展空间。该书将成为连接检验医学和信息化的桥梁，助力二者在检验医学数据分析领域取得更加卓越的成就，为推动检验医学向更高水平的发展贡献力量。

复旦大学附属中山医院教授

中华医学会检验医学分会名誉主任委员

2024 年 6 月

前　言

　　我们正处于一个大规模生产、分享和应用数据的时代。技术的进步和医疗保健系统的日益完善促进了临床检验的飞速发展，检验数据为临床诊疗提供高达60% ～ 70% 的证据，为疾病的筛查、诊断、治疗和预后分析提供了全过程的参考。随着个人电子健康记录和医疗信息系统的完善，医学检验相关数据的数量和种类正在呈指数级增长，这些数据在公共卫生管理系统、电子报告支持系统、医疗机构各类信息系统、健康管理机构、各种登记报告系统、大型设备中间体软件，甚至是搜索引擎、App 或移动设备控制系统之间流动，这些数据集（Data set）经过科学、合理、安全利用可以更好服务于人类的健康事业。所谓"大数据（Big data）"，其定义始于 21 世纪初，最初学术界对大数据公认的"3V"定义包括：大量数据（Volume）、高速访问分析特征（Velocity）和多样性（Variety），其中多样性指跨个人和数据类型的异质性。此后在"3V"基础上又更新为"6V"定义，增加了：真实性（Veracity），指大数据可能来自不同的来源，处理大数据时需要考虑数据的真实性和可信度；链接性（Valence），指大数据相互连接随时间越来越大，导致数据关系越来越复杂；低价值密度（Value），指大数据的价值密度 = 数据的价值 / 数据总量。不断积累的医学检验数据恰好符合以上"6V"的定义和特点。

　　机器学习和人工智能一方面带来医学实践的根本变革，另一方面也引发对数据资源使用和再分配的关注，包括检验医学数据在内的医疗大数据的整合及应用，国内外医疗科技公司正纷纷在医疗大数据和精准医疗领域进行布局。医疗大数据尽管自带光环，但在开发和应用实施阶段仍面临许多问题。首先，系统和科学的数据积累，以及恰当的研究方法非常必要。大数据应用面临着因数据凌乱而影响分析可信度的现实情况，需要从源头有效规划和设计，使"海量"数据集合变身为真正的"大数据"，方可使这类"大数据"对人群的流行病学分析、疾病诊断、健康预测甚至是医疗资源的分配及管理发挥长久作用，成为数据科学（Data science）的组成部分。国务院 2016 年发布《关于促进和规范健康医疗大数据应用发展的指导意见》，顺应数智技术发展趋势，是推动医疗大数据规范、融合共享的前瞻性布局。其次，数据安全保障需要提上日程，大数据意味着数据流动与交汇，也意味着前所未有的风险和挑战。大数据中包含大量的个人敏感信息，如个人资料、医疗记录等。在运行数据分析时务必考虑隐私保护的问题，并采用相应的技术进行数据脱敏和隐私保护处理，有学者建议为大数据的定义追加"隐私性"的概念,可见"隐私"于大数据的重要性。

医学检验数据与众多医疗数据交织形成医疗大数据,在数据收集和使用时应关注以下环节。①数据质量及结构:大数据应用与研究需要前瞻性。临床检验数据属于多模态数据,打通多模态数据,构建整合—治理—融合的数据体系,将临床诊疗、医学检验、影像、病理、超声、蛋白质组和基因组分析等宏观到微观、多源异构的多模态数据进行集成、治理、加工和应用,使沉睡数据交通流动,在过程中规范修正,才能使之成为高质量数据。②掌握有效的数据应用和管理方法:以确保准确性、可靠性和数据隐私。机器学习或人工智能的分析方法都是基于数据的长期分析方法,不可一蹴而就。随着临床科研受到关注,应用临床检验数据进行科学分析开始受到重视,临床流行病学和大数据分析、应用统计的理论可以填补这方面不足,对检验数据的应用感兴趣的同道有必要加强对这部分知识的学习与实践。③科学性、前瞻性地做好风险评估和风险管理:医疗数据分析与使用需要获得数据提供者的信任,同时研究者应恪守职业道德,严守数据源的隐私,在此基础上,结合科技和算法对数据进行加工和处理,以避免暴露患者隐私。

因为关注到医学检验数据应用的模式变化和现存的问题,首先,我们在此书中深入探讨了医学检验数据的来源、数据结构的底层逻辑,介绍了实验室数据应用和研究的传统方法,以及新的应用场景和分析方法;其次,我们探讨了科学利用检验医学大数据的策略和实践经验,尤其强调了不同场景下的分析方法、数据管理和质量保证,以期最大限度地提高基于检验医学数据的研究结果的有效性;再次,将检验医学数据应用拓展到更广泛的医疗健康和公共卫生领域也是数据时代的实践之一,从疾病监测到传染病暴发时的预测建模,再到精准医疗的实践,检验医学数据在制定对人群具有深远影响的政策和干预措施方面发挥着至关重要的作用。笔者结合了真实世界的例子,说明实验室数据如何为循证医学的决策提供信息,并在更深远的范围内改善人类健康;最后,在处理敏感的医学实验室数据时,伦理及道德是首要考虑因素。随着数据科学家、临床医生和政策制定者越来越多地利用临床数据集,直面与解决在医疗数据使用过程的伦理困境变得势在必行。尊重患者隐私、获得知情同意和隐私保密均适用于但似乎又不足以满足医疗大数据的应用前提,笔者在此探讨了数据伦理的现况、解决思路和框架,以推动负责任和透明的检验医学数据应用。

笔者对检验医学数据应用及分析有着切身实践,通过对数据底层逻辑、数据收集及应用、分析方法和检验医学数据更新应用的论述,以及伦理学的困境与突破的讨论,以提供一个整体和多维度的视角,借此推动检验医学数据的应用,使得基于数据的研究能够抵达促进人类健康的彼岸。在此衷心感谢所有编委,是他们用宝贵的时间、见解和学术经验成就了本书,正是这些对临床检验数据应用有内在驱动和责任感的同道的参与，并积极落实到实践中，使得这本著作得以面世。本书的出版更得益于北京市临床重点专科项目与北京市高层次公共卫生技术人才建设项目的资助，由衷感谢魏来教授在百忙之中对书稿的悉心审阅。

　　希望本书能够成为临床医生、研究人员、政策制定者和对临床检验数据应用感兴趣的同道、学者的参考资料，使检验医学数据的价值应用成为改变大众医疗和健康状况的催化剂。

2024 年 5 月

目　录

## 第一章

临床检验信息系统及数据分类、结构与应用

第一节　检验信息系统结构及功能

一、检验信息系统概念

检验信息系统（laboratory information system，简称 LIS）是医疗信息管理系统中的重要组成部分。LIS 是专门为医学实验室设计和开发，用于管理和协调科室内的各项工作，LIS 也承担了检验结果与医疗、管理相关信息汇集的功能。LIS 的设计基础来源于科室实际业务流程及管理流程，结合实验室质量控制标准，通过 LIS 可规范人员操作、报告作业、数据流向及利用，以及过程管理和记录等各项作业，从而实现实验室的规范化和信息化，协助科室提高工作效率。

LIS 是所有检验医学数据产生的基础，因此 LIS 的设计需具有开放体系结构，结合先进数据库技术，保障软件性能稳定及数据安全。LIS 还需具备良好的人机交互界面，前瞻性嵌入与其他功能交互界面，易扩充、易维护，以快速适应实验室灵活多变的需求，更好地为实验室在医疗、教学、科研提供帮助。

二、检验信息系统的用户角色

LIS 包含了多种用户角色和使用场景，需要区分各个角色的使用授权，需要在权限管理设计上进行功能模块划分。常见的科室角色划分包括患者、检验技师、检验医师、护理人员、事务人员、实验室主管、系统管理员等（表 1-1-1）。

患者：使用场景主要在门诊、急诊，由患者自主操作完成的功能主要包括采血预约登记、检验报告自助打印、在线报告查询等。

表 1-1-1　检验信息系统功能权限划分表

角色名称	功能权限
患者	自助功能：登记采血、打印检验报告
检验技师	标本登记、条码管理、标本收件、标本检验与实验管理、报告签发、质控管理等
检验医师	检验医嘱开立、报告签发、科室管理、工作量管理等
护理人员	标本登记、标签管理、标本采集、标本交接等
事务人员	标本登记、标本交接、标本收件、退费管理、异常登记、试剂管理等
实验室主管	标本及报告全流程功能、功能权限管理、字典维护、仪器管理等
系统管理员	系统配置及维护、异常处理、仪器接口连接等

检验技师：是实验室重要角色，使用功能涉及标本全流程管理，包括标本登记、条码管理、标本收件、标本检验与实验室内管理、报告签发、质控管理等。

检验医师：负责临床医嘱组合设定、检验医嘱开立、报告解读、报告签发、科室管理、科研教学等工作。

护理人员：为患者提供采血服务、登记服务，同时在门诊、急诊与标本运送人员进行标本交接，进行门诊、急诊异常处理等。

事务人员：在部分实验室设立该岗位，协助完成科室日常事务性工作，包括标本登记、标本交接、标本收件、异常处理、退费管理、试剂领取等工作。

实验室主管：该角色主要为实验室负责人，包括技师主管、科室主任等，可依实验室需要进行更细层次划分，如单独设立技术组主管。该角色负责实验室日常管理与运营，包括标本全流程分析、报告结果验证、分组权限分配、科室字典维护、仪器管理等。

系统管理员：该角色为 LIS 提供者设立，主要工作内容为检验信息系统的日常运维、系统配置、异常问题处理、系统安全监控、仪器设备接入等工作。

三、检验信息系统的功能设计

（一）LIS 的功能关联

作为医疗信息管理系统（HIS）中的一个子系统，LIS 是医疗数据产生的重要来源。LIS 也需要与其他医疗子系统紧密结合，以保障医疗全流程数据、功能的完整性与可靠性（图 1-1-1、表 1-1-2、图 1-1-2、表 1-1-3）。

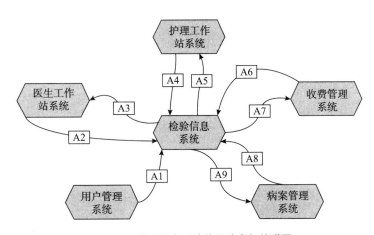

图 1-1-1　检验信息系统的医院内部关联图

表 1-1-2　LIS 与医疗子系统关联图接口说明

标号	名称	说明
A1	人员信息及权限控制	用户管理系统提供检验系统各角色的人员信息及相应具有功能操作的权限
A2	检验申请	医生工作站系统可开立检验医嘱，开立时需要按照检验系统提供的统一格式进行填写，申请系统可自动带入病患基本信息或者可以手工输入病患基本信息
A3	检验项目字典、检验报告、危急值	检验信息系统提供检验项目字典，供检验申请时选择；医师可以查看自己病患的检验报告；推送危急值到开单医师
A4	标本采集信息	护理工作站可进行检验医嘱的确认，根据检验内容进行标本采集工作，记录采集人、采集时间等信息
A5	标本状态、危急值、检验报告	护理工作站可以查看自己负责病患的检验报告。标本状态等信息；LIS 推送危急值通知到护理站
A6	缴费状态	LIS 可以从医疗收费管理系统获取检验缴费状态，避免漏费
A7	缴费项目	检验信息系统向医疗收费管理系统提供检验项目信息，用于其计算检验费用
A8	已归档检验报告	病案管理系统将一定时间之前的历史报告上传到归档服务器
A9	病历查询	检验信息系统可以提供病历查询以便获取与报告相关的诊断、用药等信息

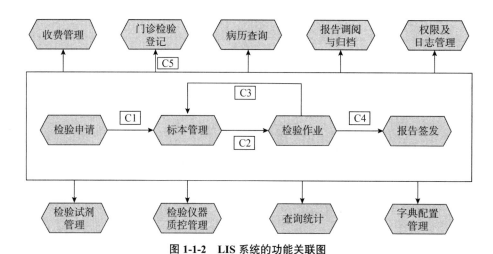

图 1-1-2　LIS 系统的功能关联图

表 1-1-3　检验信息系统功能关联图接口说明

标号	名称	说明
C1	申请表单	临床医生在医生工作站中开立检验申请医嘱，LIS 将其转换为检验申请单；同时允许 LIS 在特殊情况下进行表单开立功能
C2	分组编号、完成预处理的标本	标本核收，部分标本进行分组编号
C3	检验后，标本的存储、销毁	检验工作结束后，对标本进行归档存储，以便于复检；超过存储期限的标本按照规定予以销毁；可实现全程标本条码管理
C4	检验数据	检验工作完成之后，由检验设备生成的原始数据或手工记录的数据被记录在 LIS 中
C5	门诊病患	门诊病患在缴费后需要去门诊标本采集处登记，再按指引完成标本采集和送检

（二）检验信息系统功能

LIS 设计需要基于医疗机构实际业务流程进行程序信息化，实现大部分检验工作的自动化、条码化、无纸化、收费实时化，从而提高实验室的工作效率，使管理得以客观记录及流程无缝衔接，这与检验数据产生密切相关。

1. 标本管理

检验标本管理指标本从产生到出库的全流程管理，包括了标本条码生成、标本采集、标本交接及送运、标本收件、标本上机、标本归架存储、标本异常登记、标本出库等各个功能管理。在设计各功能模块时，需向使用者提供合理化、便捷化操作界面，来记录当前操作的时间、操作人（操作人姓名及 ID）、操作地点、电脑 IP 或检验设备名称、标本异常问题等详细信息。确保每一个时间节点可溯源至对检验前、中、后质量管理的要素。

1）标本条码生成

标本条码产生地点及方式不同，LIS 需要支持从医嘱系统获取申请信息，并提供接口供其他系统调用，以实现 LIS 抓取到条码生成时的操作人员、时间、地点等信息（表 1-1-4、图 1-1-3）。

表 1-1-4　LIS 抓取标本条码生成时机的说明

标本来源	医嘱来源	标本条码生成时机
门诊来源	门诊医生工作站系统	门诊条码在医院的抽血柜台 / 窗口产生，使用 LIS 标本登记功能，根据医生开立的医嘱申请单，进行登记。一个申请单产生一个标本条码、生成一份报告
急诊来源	急诊医生工作站系统	急诊条码在急诊科产生，由急诊护士根据医生下达的医嘱申请，进行登记生成条码。登记后回传登记相关信息至 LIS
住院来源	住院医生工作站系统	住院条码在各个病区产生，使用护士工作站系统操作，由住院护士根据医生下达的医嘱申请，进行登记生成条码。登记后回传登记相关信息至 LIS
体检来源	体检系统	体检条码在体检系统产生，一般调用 LIS 提供接口进行。LIS 根据体检系统传入医嘱项目根据知识库分单，打印条码，并记录相关信息在 LIS 保存
院外来源	其他 LIS	院外标本需提前生成院外条码，但在实验室 LIS 接收时，通过信息系统对接，通过网络接口或存储介质等方式进行交互。再生成本实验室条码，并从院外接口获取院外标本基本信息保存至 LIS

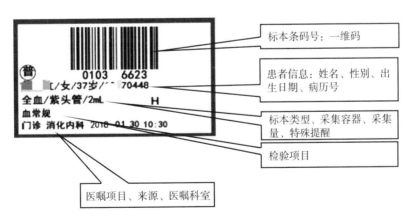

图 1-1-3　检验信息系统标本条码说明

实验室条码一般采用 3cm × 5cm 大小标签，条码产生格式及内容包括：①采用一维码，该条码格式因检验仪器上机识别所决定；②患者信息（姓名、性别、出生日期、病历号）用于患者辨识；③医嘱信息（医嘱项目、医嘱科室、来源）；④标本采集要求（标本类型、采集容器、采集量、特殊提醒）；⑤检验项目等（图 1-1-3）。

2）标本采集

不同标本来源的标本采集地点不同。LIS 需向其他系统提供采集信息更新接口，由其他系统调更新写入采集信息，包括操作人员、采集时间、采集地点等信息。

3）标本交接及运送

标本交接及运送指标本从采集地送往实验室的交接过程记录，包括采集地送出、实验室交接接收。除了少数实验室实现物流系统传输样本外，标本交接及运送多由第三方公司负责，需要 LIS 与交接系统进行对接，或由 LIS 提供交接功能，以实现交接记录在 LIS 中记录。

也可由运送人员在交接系统进行标本批量扫码，扫码过程中系统提示标本所属患者、项目、采集容器、标本类型等，交接人员在扫码过程中发现异常可及时与护士沟通协调。批量扫码后，可生成打包码，系统记录打包码与标本对应关系。

实验室交接时间，指运送人员把标本送达实验室的时间，一般由运送人员至实验室指定地点扫码。交接系统一般提供两种方式：一种为打包码扫码实现整包接收；另一种为标本逐个扫码，实现精准送达。

标本送出与实验室接收两个环节是检验前的重要环节，也是样本闭环管理的重要节点。

4）标本收件

标本收件指实验室人员将标本收入实验室的操作。LIS 便捷化收件功能可实现收件人员在 LIS 指定位置批量扫码将标本收入实验室。在收件过程中 LIS 可进行校验或特殊操作，包括特殊项目提醒、住院状态提醒、感染项目提醒、项目重复性校验、护理撤销校验、急件提醒、收费校验提醒、住院无纸化计价等。

5）标本上机

标本上机指标本在仪器上机扫码的时间节点记录，LIS 与仪器实现双向传输时，可实现该功能。

6）标本归架

标本归架指利用 LIS 功能，实现记录标本完成检测后在标本架归档位置记录，并记录归架时间、地点、人员等信息（图 1-1-4）。

7）标本出库

一般临床检验标本保存一段时间后，需要按要求进行销毁出库操作。LIS 在归架记录功能中，可嵌入标本出库操作，操作人员可选择整盒出库或单管出库。

8）标本异常登记

异常登记涵盖整个标本处理流程，在各环节出现异常时，进行 LIS 异常登记。记录异常原因、操作、时间点等内容。如标本拒收、标本采集错误、容器错误、仪器异常等。

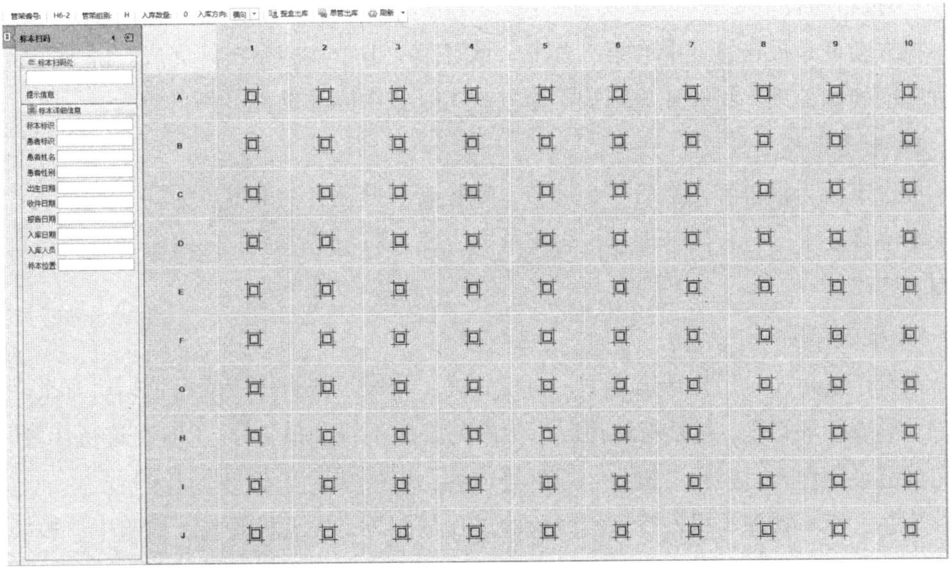

图 1-1-4　标本归架示例图

2. 报告管理

检验报告管理指实验室内全流程报告管理，实现报告过程的追踪和管理，包括了结果录入、结果 Recheck、报告验证、报告审核、报告作废、项目报警管理等各个功能管理。报告管理每一个时间节点对实验室检验中、检验后指标都具有重要作用。

1）报告录入

实验室报告录入一般包括手工录入、仪器录入两种方式。

（1）手工录入：指检验人员通过 LIS 手工录入结果至系统，LIS 按照字典设置，判断结果正常或异常，保存至系统。

（2）仪器录入：指由仪器直接传回结果给 LIS，由 LIS 接收后按照字典设置，判断结果正常或异常，保存至系统。同时记录仪器名称、代号、录入时间、仪器项目报警等信息。

（3）报告录入界面：需满足技师录入习惯，根据实验室系统建设标准、电子病历评级标准，需提供完整报告信息、完整项目信息等。如申请信息、闭环信息（报告全流程时间节点信息）、报告项目信息（中文名称、英文名称、缩写、结果值、单位、上次结果、趋势、高低值、参考区间、危急标识）、输入人员、验证人员、审核人员。

2）报告结果

结果（Recheck）指 LIS 可以展示检验项目的历次传输结果，方便进行比对分析。内容包括历次结果输入时间、传输结果、传输仪器、高低判断、仪器报警、稀释浓度、原始值等内容。

3）报告验证

报告验证是报告签发中的第二环节，该环节一般由实验室技师完成。部分实验室经过验证规则梳理，将验证规则知识库嵌入 LIS 或中间体软件，可自动验证。

4）报告审核

报告审核为报告签发最后一个环节，审核者与验证者一般不可为同一人，或者需要依据法规要求进行权限管理。报告审核后，需进行电子签名，同时患者可实现自助查询及打印。

5）报告作废

报告作废是在一定特殊情况下，将报告终止作废。报告作废应有依据、有批准、有记录形成闭环管理，包括特殊情况产生的与临床不符合报告等。LIS 在进行作废时，需完整记录操作人、时间、机台、原因等内容，以便实验室定期统计分析。

总之，标本管理与报告管理组成检验工作的闭环，实现检验前、检验中、检验后的全流程管理。优秀的 LIS 应具备根据各时间节点的记录，提供完整的闭环查询工具以供需要时查询（图 1-1-5）。

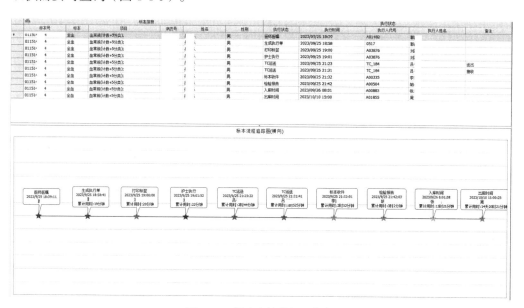

图 1-1-5 标本全流程闭环查询

3. 危急值管理

"危急值"指当异常检验结果出现时，表明患者可能正处于有生命危险的边缘状态，需临床医生及时介入处理。因事件紧急性，需 LIS 提供灵活快速的处理功能，供检验技师发出危急值。同时 LIS 需与医生工作站、护士站系统进行对接，实现危急值的闭环管理。

1）危急值报告内容

检验日期、患者姓名、病案号、科室床号、检验项目、检验结果、复查结果（必要时）、临床联系人、联系电话、联系时间、报告人、备注等项目（表1-1-5）。

表 1-1-5 LIS 对危急值的闭环管理

时机	LIS 处理方式	时间节点
仪器传回	实时提醒达到危急值，实验室大屏显示	产生时间
检验录入	录入界面显著提醒，结果达到危急值范围	产生时间
检验确认	检验科确认危急值，并于 LIS 发出危急值通知，两种方式：①短信；②信息系统	发出时间
危急值响应	护理站电脑弹窗锁屏提醒医护处理，处理后可解锁	响应时间
	如临床未处理，实验室人员电话通知，LIS 记录该通知	响应时间
医生处理	反馈危急值处理措施	结案时间

2）LIS 对危急值判定依据

危急值一般由检验科与临床科室在行业推荐意见指导下，进行协商管理。LIS 需提供灵活方式，包括按区间设定、按性别设定、按年龄设定、按科室设定、按诊断设定等。

4. 权限管理

LIS 系统权限管理指实验室管理人员依实验室内部业务及管理需要，按需分配 LIS 相关功能模块的使用权。

LIS 的权限分配一般要细化到功能菜单级，如采血护士仅分配标本登记、标签管理、标本采集、标本交接功能。不对抽血护士开放报告签发、查询统计相关功能。

LIS 在特殊情况下，需将权限细化到按钮级，如报告审核签发，在技师满足报告签发资格时，由实验室主管将功能授权给相应技师。

5. 统计分析

查询统计分析是 LIS 的基础功能，LIS 根据各功能模块存储的基础数据，包括申请记录、采集记录、检测结果、质控结果、仪器报警、收费记录、异常记录等全流程数据，根据查询分析条件，自动生成统计分析报告，为实验室提供管理依据（表1-1-6）。

统计分析一般分为几个方面，包括工作件数、时效、品管指标、结果相关等。需要 LIS 根据实验室需要，提供灵活可配置的界面供实验室人员查询及分析。

表 1-1-6 某三级医院 LIS 系统统计指标

分类	统计指标
工作件数	收件件数统计
	收件张数统计
	工作量统计
	不同来源送检统计
	年度统计
时效	检验人员工作时效统计
	个人急诊时效统计
	项目时效统计
	项目时效明细
	危急值标本 / 项目时效统计
品管指标	KPI 指标统计
	临检常规指标统计
	采血时效统计
	门诊等候时间统计
	医疗质量指标统计
结果相关	异常登记比例统计
	异常登记明细查询
	报告作废比例
	报告修改比例
	微生物报告修改比例

6. 字典维护管理

字典维护管理主要指 LIS 中基础字典设置，包括申请项目字典维护、报告项目字典维护、申请项目与报告项目对照、采集信息维护、检验套组的维护、参考区间设定、标本字典设定、容器字典设定、计算项目维护、用药对检验结果干扰的维护、诊断与结果相互影响的维护、项目特殊提示维护、项目与性别适用性维护等。

检验字典的设置直接影响到临床医嘱开立、标本条码打印内容、报告判定等环节，该功能一般仅开放给实验室主管。事实上，检验字典中检验项目的名称及单位标准化对于检验数据的分析、统计及检验结果的互认等具有关键作用，对检验数据分析和信息传输非常重要。

7. 检验仪器管理

检验仪器管理指 LIS 针对各种检验仪器对接、通道、质控等进行开发的功能模块，主要包括检验仪器建档、仪器通道号维护、检验仪器质控维护、仪器质控查询。

1）检验仪器建档

LIS 对实验室所有仪器提供的建档功能，记录所有仪器品牌、实验室仪器代号、仪器归属部门、仪器所属专业组等信息。建档后，仪器在实验室可进行通道维护、质控维护等功能操作。

2）仪器通道号维护

LIS 与实验室各个仪器对接时，需要设定双方通道号。通道号指双方唯一标识一个报告项目的字段，通过通道号的设定，可以使 LIS 与仪器解析对方项目含义。

3）检验仪器质控维护

LIS 提供仪器质控维护功能，包括质控品批号建立、质控品水平与项目设定、质控品水平的明细。一个质控批号可包含多个质控水平，针对不同质控水平设置不同参数。

4）仪器质控查询

LIS 与仪器对接口，可实时接收仪器传回质控结果。根据质控批号与水平的设定，绘制质控图供检验师查看，如有异常及时处理（图 1-1-6）。

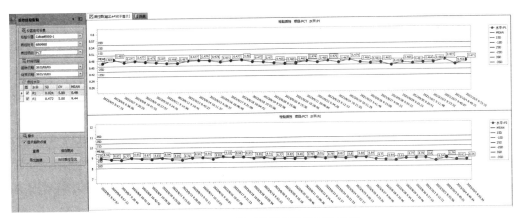

图 1-1-6　LIS 辅助仪器质控管理的示例

8. 仪器连线

仪器连线主要指通过某种方式将实验室检验仪器与 LIS 进行对接，实现数据交互。仪器连线是 LIS 的重要组成部分，在实验室引进或汰换仪器时，需要 LIS 工程师第一时间配合对接，实现数据交互，以提高实验室工作效率。

1）仪器与 LIS 的交互方式

仪器与 LIS 的数据传输有两种方式，分别是单向传输与双向传输，主要受仪器端决定（表 1-1-7）。仪器与 LIS 的交互方式常见有四种，分别是串口通信、网络通信、共享文件和数据库方式（表 1-1-8）。

表 1-1-7　仪器与 LIS 的数据传输方式

类型	仪器 --> LIS	LIS --> 仪器
单向传输	支持	不支持
双向传输	支持	支持

表 1-1-8　仪器与 LIS 的交互方式

交互方式	通信协议
串口通信	ASTM、HL7、自定义
网络通信	ASTM、HL7、自定义
共享文件	ASTM、HL7、自定义
数据库方式	数据表、视图

（1）串口通信：串口（COM：cluster communication port），通过串口线实现仪器与 LIS 接口电脑物理连接，一条信息的各个数据被逐位按顺序传送的通信方式。RS232 标准是目前实验室连线中最常用的一种串行通信接口。ASTM 标准的使用在串口通信中较为常见。

（2）网络通信：一般使用 TCP/IP 或 UDP 建立 Socket 长连接。通信建立后，LIS 与仪器间交互最常见的为使用 HL7 标准进行交互，进行数据传输。

（3）共享文件：该方式依赖于网络环境，一般在仪器端工作站建立共享文件夹，由 LIS 主动访问获取，文件格式及内容均由仪器厂商定义，LIS 按定义规则解析，达到数据交互的目的。常见的共享文件如文本文件、Excel 文件、CSV 文件、XML 文件等。

（4）数据库方式：数据库方式的对接一般要求仪器或 LIS 一方向对方开放数据库表或者视图，通过访问数据表或视图来获取双方数据。从安全角度看，不推荐此类方式的对接。

2）仪器接口架构

仪器接口架构在设计时一般分为四层，分别是界面、数据交互、驱动、数据库访问。LIS 在进行仪器连线时，可形成统一接口界面、数据交互（串口、网口、共享文件三种方式可形成各自统一交互）以及数据库访问（同一数据库）。在后续实验室新进或汰换仪器时，仅根据仪器接口连线要求，开发驱动程序即可实现快速接入（图 1-1-7）。

3）仪器接口部署

检验类仪器接口部署的交互方式（表 1-1-9）。

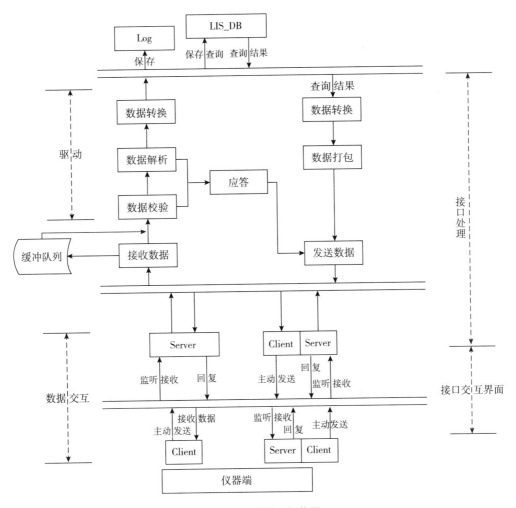

图 1-1-7　仪器接口架构图

表 1-1-9　检验类仪器接口部署的交互方式

交互方式	部署方式
串口通信	1. 实验室本地部署
	2. 通过 Nport 转换后，服务器集中部署（依赖现场网口）
网络通信	服务器集中部署
共享文件	服务器集中部署
数据库	实验室本地部署

（三）电子病历评级对 LIS 系统功能要求

1.电子病历评级背景

电子病评级全称是电子病历系统应用水平分级评价，由国家卫生健康委员会负责管理全国分级评价工作，具体工作由国家卫生健康委员会医院管理研究所承担。电子病历系统应用水平分级评价是医疗机构信息化建设中的重要评级指标之一，本着"以评促建、以评促改、以评促用"的原则，使各医疗机构信息化水平不断提升。国家三级公立医院绩效考核、地区医院等级评审等工作均将电子病历评级工作明确为相关考核指标。电子病历系统应用水平划分为9个等级，每一等级的标准包括了电子病历各个局部系统的要求，以及对医疗机构整体电子病历系统的要求（图1-1-8）。

等级	内容	
0级	未形成电子病历系统	初级数据采集
1级	独立医疗信息系统建立	
2级	医疗信息部门内部交换	
3级	部门间数据交换	中级信息共享
4级	全院信息共享，初级医疗决策支持	
5级	统一数据管理，中级医疗决策支持	
6级	全流程医疗数据闭环管理，高级医疗决策支持	高级智能支持
7级	医疗安全质量管控，区域医疗信息共享	
8级	健康信息整合，医疗安全质量持续提升	

图 1-1-8　电子病历系统应用水平的 9 个等级

2. 电子病历评级标准（4级及以上）对 LIS 功能的要求

1）4 级的要求

要求 LIS 与上、下游临床业务系统实现数据共享，数据内容包括但不限于医嘱申请、护理执行、缴费管理、项目信息、标本信息、采集要求、报告内容、危急值等。对于常用字典，如标本、容器、项目等需实现全院统一来源。如图1-1-1关联图所示，检验系统需与临床多系统实现数据交互与共享，全院平台或 LIS 需统一标本、容器、项目字典，供多系统调用（图1-1-9、图1-1-10）。

检验系统功能建设需实现完整报告体系及数据质量、完整危急值管理、报告内容的初级决策，如异常值的高低标记，历史值的比对与趋势，以及与检验仪器的数据交互等（图1-1-11、图1-1-12）。

2）5 级总体要求

在 4 级要求基础上，需要统一数据管理和实现中级医疗决策。LIS 需实现所有数据，包括但不限于申请数据、标本数据、报告数据的统一管理，实现检验项目开立时，可调阅患者重要病历数据。与临床交互实现数据可引用与利用，如病历引用、会诊引用等。

LIS 需实现更进一步的医疗决策，如针对特殊项目的结果，可依据年龄、性别、生理周期等单个或组合判断异常标记，同时反馈上、下游临床系统查阅与分析

（图 1-1-13 ～图 1-1-16）。

电子病历 5 级要求 LIS 使用科室能完成标本异常管理以及仪器质控管理，对于不同申请项目需建立基本知识库：包括标本类型要求、容器要求、核对要求等。

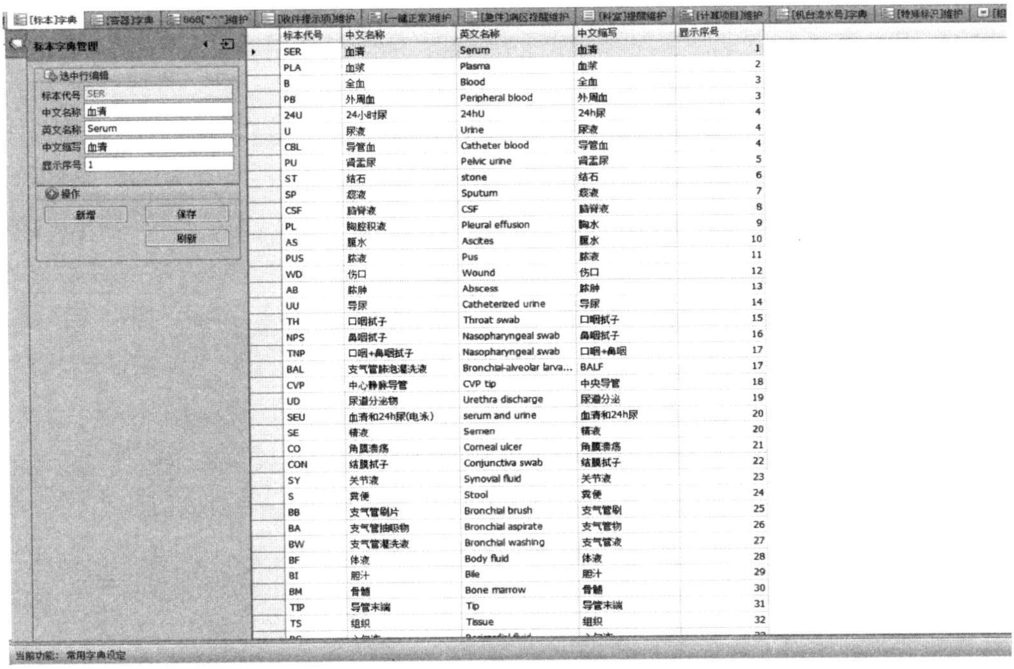

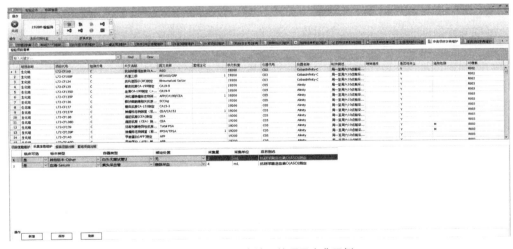

图 1-1-9　LIS 中统一的标本字典示例

图 1-1-10　LIS 中统一的项目字典示例

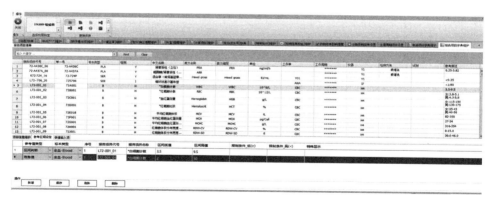

图 1-1-11 LIS 实现参考区间/检验结果异常/危急值判断

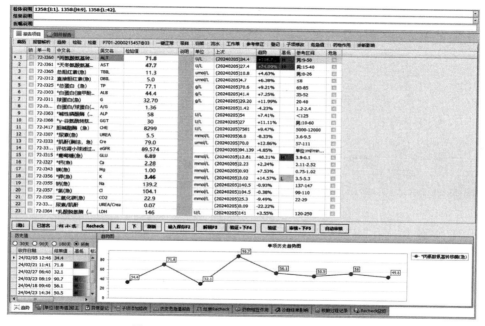

图 1-1-12 LIS 可支持检验结果历史趋势显示

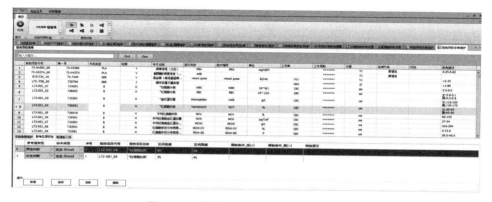

图 1-1-13 按性别进行项目参考区间判定

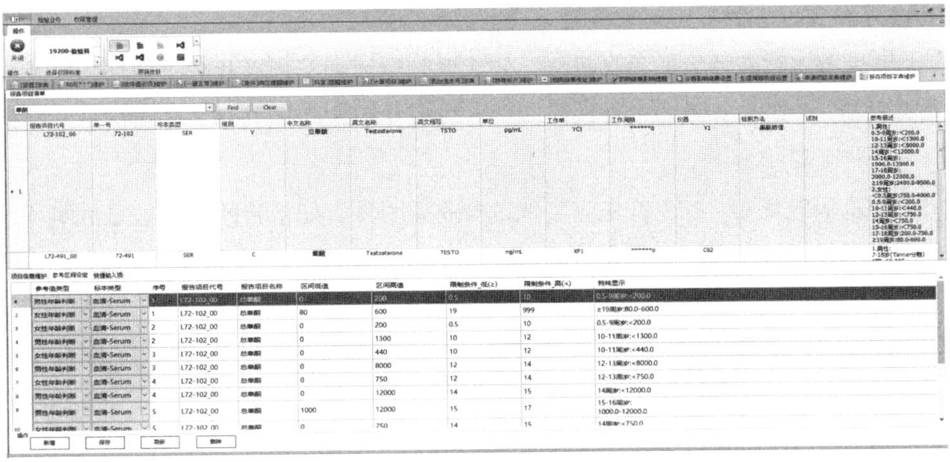

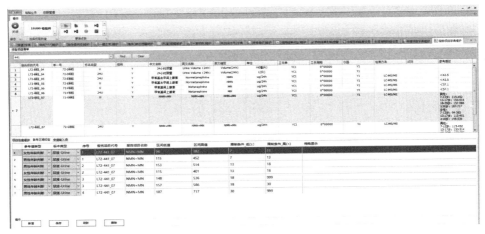

图 1-1-14 按年龄进行参考区间判定

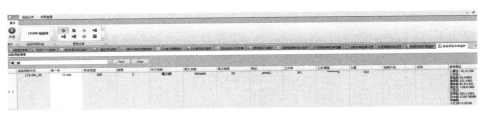

图 1-1-15 按性别与年龄组合进行参考区间判定

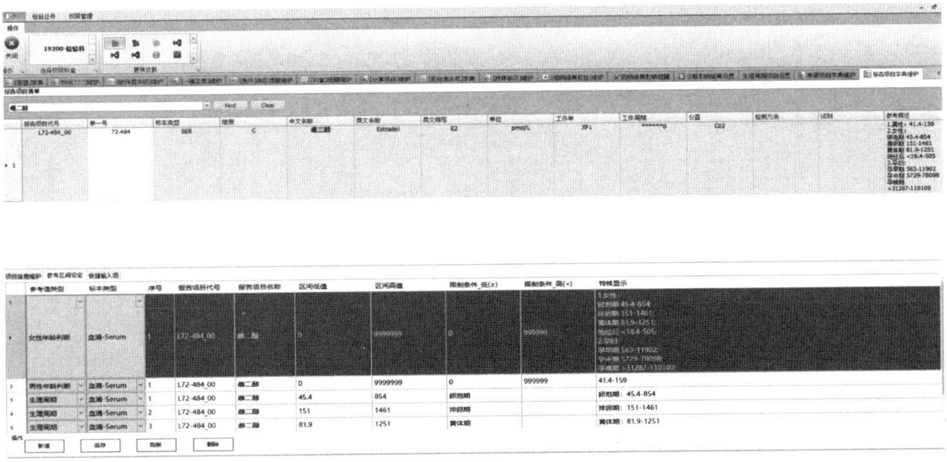

图 1-1-16 按生理周期实现项目参考区间判定

3）6级及以上等级对 LIS 的要求

6级是单体医院评级的最高等级，要求医院全流程实现医疗数据闭环，以及高级别决策支持。7级与8级要求在医院间、区域医疗单位实现共享，要求信息健康档案整合与医疗质量提升。

针对高等级评审，LIS 首先应实现自身业务闭环，如报告闭环、危急值闭环、异常标本数据闭环等（图 1-1-17）。

LIS 有必要建立智能化、规则化知识库。建立与临床系统、其他系统的智能知识库，如某些检验项目的性别管控、年龄管控，结果与用药冲突提醒，结果与诊断的异常提醒等（图 1-1-18、图 1-1-19）。

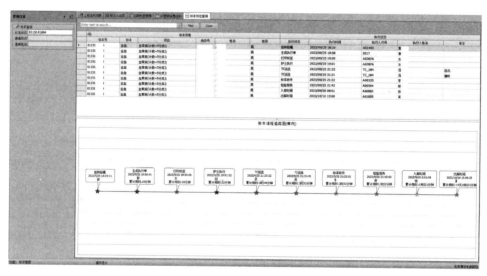

图 1-1-17　标本全流程闭环查询

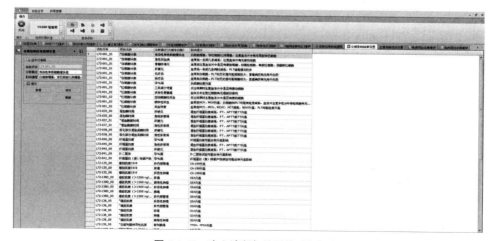

图 1-1-18　建立诊断与结果校对知识库

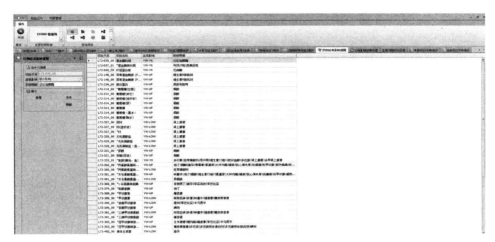

图 1-1-19　建立药物对检验结果影响的知识库

7 级要求检验系统与区域医疗机构或实验室实现数据实时协同，包括数据共享、数据区分、委外处理、报告回传机制等。LIS 需建立全流程的可对应性，保障数据共享转换的完整性，包括不限于申请数据、报告数据、质控数据、患者信息等内容。

8 级要求检验系统具备统计分析系统内标本全流程、报告全流程记录，并依据数据进行治疗管理分析与控制。可获取区域实验室质量相关数据，并实现与本实验室数据进行比对分析、指标对比等功能。

四、结语

检验信息系统（LIS）是检验数据应用及分析的起点，本节重点介绍了 LIS 的功能，LIS 实现检验数据与电子病历系统交互应用的重要节点及实现方法，同时介绍了国家电子病历评级标准中 4 级以上标准所对应 LIS 建设要求。本节应用的图、表均来自本单位 LIS 研发和应用的实践经验，LIS 建设应结合各自单位的业务状况，以流程与管理制度为指导，符合临床、实验室的业务需求来开发设计或优化提升。

（毕重阳）

第二节　中间体软件

一、中间体软件及其主要功能

中间体软件（middleware），亦简称为中间体或中间件，是连接 LIS 与流水线设备之间的桥梁软件，它的主要作用是实现 LIS 与流水线设备之间的数据交换和通信，从而确保检验流程的顺畅与高效。

（一）中间体软件的特点

中间体软件简单说就是流水线的"大脑"，是连接仪器和实验室 LIS 的重要组成，智能控制、智能预警、流程管理、智能决策构成中间体软件的四个基本功能。在没有中间体的情况下，仪器和 LIS 通过双向的方式进行连接，可以实现结果传输、仪器报警判断等功能，但较难实现更复杂的功能，如流程控制、自动稀释、自动比对等。

LIS 和仪器双向，较少能实现自动审核，同时对于 LIS 以及 LIS 的服务器配置有着很高的要求。当有中间体软件时，可以实现自动校对、关联及审核检验结果，还可以对异常结果进行分析，通过报警的形式发给 LIS，LIS 做简单的识别后即可实现一系列复杂功能。

（二）中间体软件的功能

（1）数据通信与交换：与 LIS 和流水线设备进行实时数据通信，确保信息的准确传递。

（2）设备端流程优化与控制：通过流水线上样本检测流程设置管理、样本智能调度，样本跟踪、结果管理、质控管理、模块内模块间负载均衡管理等，实现流水线上样本检测的高效运行。

（3）监控功能：作为全流程信息管理，可实现通信异常提醒、试剂更换提醒、样本超时提醒、样本异常提醒、危急值提醒、数据备份等监控功能。

（4）信息整合：中间件能够整合来自不同系统的信息，为检验人员提供全面的数据视图。

（5）智慧化高级功能：自动质控、自动审核、智能血清质量方案、绿色通道、自动比对、智能试剂装载、基于患者数据的实时质量控制等。

二、中间体软件的工作原理

常见中间体软件可以连接并管理流水线上的全自动生化分析仪、全自动免疫分析仪，甚至可以拓展连接血常规、凝血分析仪、尿液分析仪等自动化设备。基于总控核心"大脑"，实现流水线上流程的智能化控制。随着市场上流水线厂家逐渐增多，各大流水线厂家也都在不断完善和开发更多的中间体软件功能，以提升检验科的智能化水平。下面以某医院实验室使用的生化免疫流水线的中间体软件 Infinity 为例，介绍中间体软件的工作原理、架构、功能等信息。

Infinity 是一款基于 B/S（Brower/Server）架构软件，客户端使用适配的浏览器，打开中间体软件。这种架构模式，将部署软件需要的核心部分，集中到服务器上。简化了软件使用过程中维护、部署的步骤。借助中间体软件将仪器数据与 LIS 进行数据链接，提供数据交互，这里展示了 Infinity 中间体流水线网络拓扑图（图 1-2-1）。

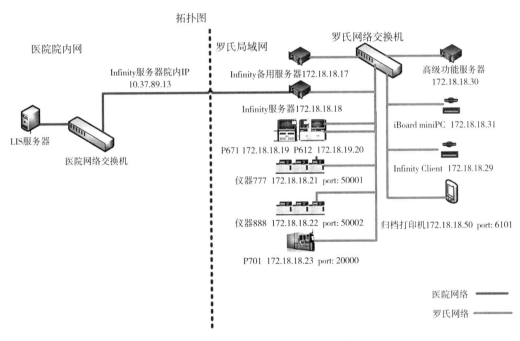

图 1-2-1 Infinity 中间体流水线网络拓扑图

（一）中间体软件与 LIS 的交互方式

中间体软件与 LIS 交互的方式是通过一系列预设好的 HL7 消息，以扩展名为 HL7 的文件，进行信息交互。

（二）LIS 发给中间体的消息内容

LIS 发送给中间体软件的消息内容包括但不限于样本申请信息、样本申请复查信息、带稀释倍数的样本申请信息、检验申请信息取消等。以样本申请信息为例进行说明，文件内容包含全部字符。

（三）中间体软件发送给 LIS 的消息内容

中间体软件发给 LIS 的消息内容包括但不限于前处理仪器进样区扫描样本条码生成的信息、前处理仪器出样区分配标本位置生成的信息、前处理生成的样本归档信息、分析仪扫描样本条码生成的信息、患者样本结果信息、QC 结果信息。

LIS 接口程序识别中间体传来的消息，根据操作手册进行解析，对照出特定的字段，下面以患者样本结果信息为例，演示中间体软件发送给 LIS 的消息（图 1-2-2），LIS 再解析特定位置的字符实现数据的校验和传输。

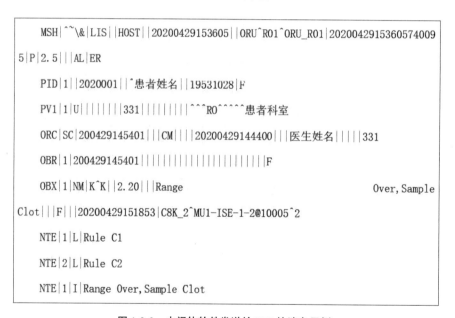

图 1-2-2　中间体软件发送给 LIS 的消息示例

三、中间体软件应用举例

基础的检验流程：样本上机、离心、血清质量识别、开盖、血清量判断、条码扫描、细分类、上机检测、结果判断、稀释（按需）、复查（按需）、报告审核、样本存储归档等。中间体软件管理着检验的全流程，并实现多个步骤的智能化，下面以几个实例介绍如下：

（一）自动稀释

基于中间体软件，可以实现自动稀释功能，自动稀释功能实现方式多种多样，更重要的是可以根据科室实际情况定制化实施不同的稀释需求。

情形 1：项目结果超限，样本自动从后处理返回仪器做稀释。

情形 2：特定项目，首次上机自动做稀释，根据检测结果再次做原倍，或者做更高倍数的稀释。

情形 3：特定科室、特定项目、上机自动做稀释等。

（二）智能血清质量监测

血清质量对于检测结果有着重要的影响，在常规操作中，往往需要检验科工作人员人工肉眼判断样本的血清质量是否合格，检验科每天需检测的样本量巨大，几乎无法做到每个样本一一检测。基于中间体软件以及前处理的拍照功能，可以实现智能血清质量检测功能。

智能化的流程如下：样本上机前处理→样本拍照→通过与图片库进行图片比对，智能判断血清质量（正常、溶血、脂血、黄疸），之后再分层对样本进行处理。

（1）正常样本：进入后续分析环节，上机检测。

（2）严重溶血/黄疸样本：自动挑出，放到前处理出样区的错误区，等待人工处理。

（3）轻度脂血样本：通过 infinity 指令，加做血清指数，辅助判断脂血程度。

通过上述流程，即可实现样本的血清质量监测功能，提升了检测质量，避免问题样本进入分析环节，减少试剂的浪费，提升了检测效率；又可以针对不合格样本，将其在第一时间挑出，并联系到患者进行重新采血，提升了检验科工作效率及医疗质量。

（4）人工智能血清质量监测：随着人工智能技术的兴起与应用，在现有方案的基础上，将血清样本图片与图片标准库比对的环节进行了优化，引入人工智能，通过机器学习功能，可以提升血清图片判断的准确度，并且可细分血清的异常为轻度、中度、重度溶血/脂血/黄疸，或者根据科室需求细分血清质量程度，做到更细致的血清质量分类，或结合实际工作提升血清图片识别的精准度。

（三）智能试剂加载

由于流水线体量大，传统加载试剂需要多个工作人员，逐台仪器检查试剂余量和添加试剂，主观性较强且存在一些潜在风险。有些项目可能多加，导致试剂在机时间增长，影响稳定性，并多占试剂仓；有些项目可能试剂添加不足，导致延长检测时间。

基于中间体软件，可以搭载智能试剂加载系统，实现试剂加载智能判断。举例中的系统可支持 2 种计算逻辑，使用动态计算得到的预估数量、使用默认的预估数量，在每天加载试剂之后，可以在电脑端，导出加载记录，实现加载记录电子化存档。智能试剂加载的优势包括节省试剂申领时间、减少试剂在机时间、加载数量精准、节省时间和人力成本。

（四）自动化性能比对

传统的试剂性能比对，是由操作人员在 LIS 筛选符合条件的样本号，再去样本储存冰箱获取样本；各种数据格式，如截图、拍照、原始数据导出、不同项目 / 时间段测试、易混淆与遗漏；检测后的数据需人工处理，手工录入 Excel 计算，或者导入 Excel 计算，自制图表，判断是否通过验证。基于中间体软件，可以开发自动性能比对系统，操作人员可以根据工作需求由软件自动制订比对计划、自动选取样本、自动检验并生成比对报告，一键完成比对工作，可明显节约人工操作。

（五）自动质控

检验项目的传统质控方式是工作人员每天使用质控架进行质控。中间体软件自动质控功能和流程：仪器自动开机→软件发送命令→后处理自动取出质控品→质控品上机检测→质控品自动存入后处理冰箱→质控结果传给 LIS。

自动质控全过程不需人为干预，与传统质控相比有以下优点：

（1）降低质控成本：人工质控模式下，每个工作日要单独加质控后测试质控，每次加质控样本除了吸样量外还要留出无效量。实现自动质控后，质控物加载在冷藏区，不需要每个工作日都加质控，这样质控物可以每 7 天更换一次，可节省原模式无效量所耗费的质控，同时也可节省原手工质控模式的耗材消耗。

（2）质控结果相对稳定：避免因人为误差、污染、室温停留时间过长等导致质控结果不理想。

（3）缓解样本早高峰的压力：自动质控可设定在清晨，这样首批样本上机时间可提前 60 分钟，极大限度缓解样本早高峰的压力，缩短样本周转时间。

（4）减少工作人员压力：自动质控真正做到了"人未到，事已毕"，工作人员到岗后，直接检查质控结果无问题，即可开始检测样本，省去人工质控的工作环节。

（六）自动审核

基于中间体软件和 LIS，可以实现样本自动审核，实现自动发放检验报告。自动审核需要基于实验室运行数据，由检验科工作人员需根据日常审核报告经验，制订一版自动审核初始化规则；再利用已开发的自动审核云平台模拟软件，模拟近一年的样本数据，类比多达800万条的科室数据，可以得到初步的审核通过率、项目结果分布频次、项目delta check分布频次等。在此基础上，再次确定适用于用户的合理的审核范围、delta check规则，以及其他逻辑规则。此后再利用云平台模拟软件进行模拟。

经过数次迭代验证，制订最终符合医院患者群体和临床习惯的自动审核规则，并在中间体软件上进行配置。通过一年的实践，使用医院流水线的生化项目自动审核通过率已达到75%以上。

（七）外挂大屏幕实时监控及提醒

（1）工作流程监控及提醒：通过在实验室安装大屏幕实现对流水线工作的实时监控，可以监控整个流水线实时的运行状态，包括签收样本数量、分析样本数量、归档样本数量、样本周转时间达标率、样本周转时间中位数、第90位百分位数的样本周转时间等。根据实验室的判定标准，可设置样本报告超时提醒，便于整体报告时效的达成。

（2）仪器状态监控及提醒：监控仪器报警，及时发现一些严重的报警，避免仪器异常停机。当试剂达到设定的警戒线，也可弹框提醒操作老师尽快补充试剂，避免在检测过程中因试剂不足而影响检测流程。同时还可监控仪器实时负载状况、样本量，主要分为检测样本数和总样本数，监控仪器实时测试量负载。

（3）大屏幕提醒危急值提报：可以显示具体哪个样本、哪个项目报了危急值，以及这个样本当前的具体位置，便于复测。类似提醒还可以伴有声音，提醒操作人员及时跟进与临床进行危急值的通报。

四、结语

本节介绍了中间体软件的特点与功能，以中间体软件的工作原理及中间体软件的工作效果为实例。从中间体软件的自动稀释、血清质量监测、智能试剂加载、自动性能比对、自动质控、自动审核及智慧大屏实时监控等功能介绍了其对实验室效率提升的作用。中间体软件对实现仪器及LIS数据交换，以及理解检验医学数据的分布和来源有一定意义。

（李润青）

第三节　检验信息系统的数据应用

一、检验信息系统（LIS）的数据来源

如第一节所述，LIS 数据来源包括医嘱数据、患者数据、采集数据、收费数据、仪器数据等，这些数据在 LIS 中互相关联共同构成一份完整的检验报告。

（一）医嘱数据

医嘱数据主要包括样本类型、开单时间、开单医生、开单科室、就诊类型、紧急程度、诊断信息、用药信息、病历信息等。

（二）患者数据

患者数据主要指患者开单时刻的基本信息，包括姓名、性别、出生日期、年龄、门诊病历号、住院床号，以及诊断信息等。

（三）采集数据

采集数据是指各来源医嘱的执行采集信息，包括采集时间、采集人员、采集地点、转运信息等。

（四）收费数据

收费数据包括患者付费方式、费别、缴费判断等。

（五）仪器数据

仪器数据主要指仪器向 LIS 发送的报告数据，主要包括报告项目、报告项目结果、异常标记、报警、稀释倍数、分析时间等，LIS 依据业务要求保存需要内容。

二、为临床诊断提供诊疗依据

检验数据在临床中提供了重要的治疗依据，帮助医生做出准确的诊断、选择适当的治疗方案，并监测治疗的疗效和预后评估，这也是检验数据最为重要的作用。

（一）疾病诊断

实验室检验结果包括临检、生化、免疫、微生物学等各种检验数据。这些数据单独或集合为临床提供很多有价值的诊断信息。例如，血液常规检验可以确定患者是否贫血或感染；凝血检验可以发现患者凝血因子缺乏、凝血功能异常，以及血栓及止血功能的异常；血液生化血脂对肝炎、肾炎和代谢病的诊断必不可少；尿液的生化可以发现早期肾功能损伤等。

（二）治疗选择

检验数据可以帮助医生选择最合适的治疗方案。如患者发热、咽痛合并白细胞明显升高提示可能是上呼吸道感染，此时必要的抗菌治疗可以快速改善病情；如果黑便的患者有便潜血阳性和血红蛋白明显减低，则提示患者有消化道出血，并需要迅速明确诊断和纠正以上症状；基因检测可以帮助确定某些药物对患者的疗效和副作用；对发现器官占位的患者，进行合理的肿瘤标志物组合检测，有助于诊断并帮助医生决定是否适合靶向药物治疗。

（三）疗效监测

在治疗过程中，检验数据可被用来监测患者的疗效和治疗反应。例如，血液标本可以检测药物浓度或治疗后的炎症标志物水平，以评估治疗的效果。

（四）预后评估

一些检验数据可以帮助医生评估患者的预后情况。例如，肿瘤标志物检测可以提供有关癌症患者的肿瘤治疗效果和预后的信息，从而指导治疗计划。

（五）管理及服务评价

检验数据汇总分析对医院管理及服务评价有很高的价值，例如发现样本采集和运输的时间差，可以及时沟通和改善样本送检，从而提高检验质量；例如质控管理可以提供实验室互认信心和整体质量等。

（六）与一系列外部机构的管理系统信息对接

以耐药细菌监测及重点传染病报告的信息支持为例：

1. WHONET 细菌耐药监测数据

WHONET 是世界卫生组织（WHO）开发并推荐的用于管理细菌实验结果和数据

分析的软件。病原微生物耐药已经成为人类健康的重大威胁，我国也成立了中国细菌耐药监测网络组织 CHINET，要求三级医院微生物组参与网络上报系统，形成全国性微生物耐药的动态数据。WHONET 作为实现对各单位数据标准化管理的软件，LIS 需按 WHONET 软件要求，进行异构系统间的数据对接或者"交互"。

一般先从 LIS 单项导出供 iLabLink 转换的文件格式，支持 Txt、Csv 格式。导出文件内容包括标本编号、病历号、姓名、性别、年龄、科室、标本类型、结果日期、细菌名称、抗生素名称、药敏方法、药敏结果、判读结果、耐药表型等。

2. 重点传染病检测数据上报

新型冠状病毒肺炎防控期间，为了提高防控效果和减少防控对社会的影响，各医疗机构及实验室需实时上报共享新型冠状病毒感染核酸检测结果，该结果再与多种疫情防控软件和出行 App 实时关联。以北京市为例，在贯彻落实《北京市关于贯彻落实国家进一步推进新型冠状病毒肺炎核酸检测能力建设的实施方案》时，由市卫生健康委员会和市经济和信息化委员会牵头组织，联合工作组利用大数据和人工智能新技术，建设了核酸检测统一信息平台。这就要求医疗机构及实验室通过 LIS 实现与平台数据的实时对接，包括核酸检测记录上报、采样数据上报等。

LIS 数据的应用实例，可以为今后其他传染病上报、流行病防控提供借鉴依据。

三、检验数据为科研教学提供数据支撑

检验数据在教学和科研领域提供了重要的数据支撑。

（一）案例教学和实践

教学中使用真实的检验数据可以帮助学生理解相关概念和知识，并将其应用于实际情境。通过分析和解释检验数据，学生可以加深对学科原理和实践的理解。

（二）科研设计的依据和思想验证

检验数据可以直接用于科研分析，也可以作为设计实验方案并验证研究假设的一部分。通过收集和分析检验数据，研究人员可以得出结论、发现新的规律，并推动学科的进展。

这部分应用见本书第四章第七节，在此不再赘述。

（三）数据分析和统计

检验数据是进行数据分析和统计的基础，可以应用各种统计方法和模型，探索数

据之间的关系和趋势。这有助于研究人员提取有用的信息、得出结论，并支持他们的研究发现。

（四）学术论文和发表成果

研究人员可以使用检验数据来支持他们的观点、证明研究结果的可靠性，并与其他学者共享他们的研究成果。

（五）质量控制和标准化研究

在教学和科研中，检验数据可以用于质量控制和标准化的目的。通过监测和比较检验数据，可以评估实验室、设备或方法的准确性和一致性，确保结果的可靠性和可重复性。

四、检验信息系统的发展趋势

在医疗领域中，检验数据在临床诊断、治疗依据、科研转化等方面都是必不可少的数据支撑。检验信息系统的优劣决定了检验数据的质量与完整性，从系统功能建设、数据处理、数据利用、数据安全等方面考虑，检验系统的发展方向包括以下几点：

（一）LIS 与其他系统整合建设

LIS 是医疗信息管理系统中的一个子系统，数据来源于上游各个系统。LIS 建设目标是要与其他医疗系统进行无缝对接，保障业务数据的连续性与完整性。从产品化角度考虑，LIS 可利用集成平台、Web API、数据库等技术手段，实现系统整合的可配置、可复用。

（二）LIS 全流程智能化

从患者角度与检验人员实际工作角度出发，结合业务实际，开发或引入智能化工具，提升患者与实验室人员体验。

1. 从患者服务角度

如智能伴诊、采血预约、排队提醒、采血知识推送、报告推送服务、报告解读服务、报告获取下载等全流程节点的智慧化功能建设。

2. 从检验人员角度

要考虑实验室工作环节兼容和开放并存，如自动贴管与分管、自动收件、气送物流传输、标本交接等检验前功能建设；报告自动验证、自动审核等检验中功能建设；

数据分析、数据提取、科研教学、数据统计等检验后功能建设。

3. 从临床医护患者角度

随着智慧化、自动化、数字化的功能引入与建设，LIS 实现了大幅降低人为错误，提高工作效率。在医护端，通过提供自动提醒、医嘱套组、历史结果比对等提升医疗安全及医疗品质；在患者端，也可通过智能伴诊等服务，从而提升患者就诊体验与满意度。

4. 从管理者角度

随着移动技术、流水线实验室的普及，LIS 的移动化将成为建设趋势。通过移动终端实现检验室整体状况监控、仪器状态监控、报告的移动签发、危急值提醒等，已经可以实现远程办公，利于实验室管理和质量监督。

（三）临床检验智能知识库建设

临床检验相关知识库建立与应用，对医疗质量提升和临床科研非常必要。实验室人员需合理利用临床数据、检验数据、就诊数据等，总结实验室知识内容，通过 LIS 实现知识库建设。

1. 临床知识库

临床知识库提供医嘱开立合理性判断、检验项目解读指导、结合指南进行 LIS 智能化建设的指导，将检验数据综合利用，提供临床关注的计算指标，如估算肾小球滤过率（eGFR）、肝纤维化评分指数（FIB4）（图 1-3-1）。

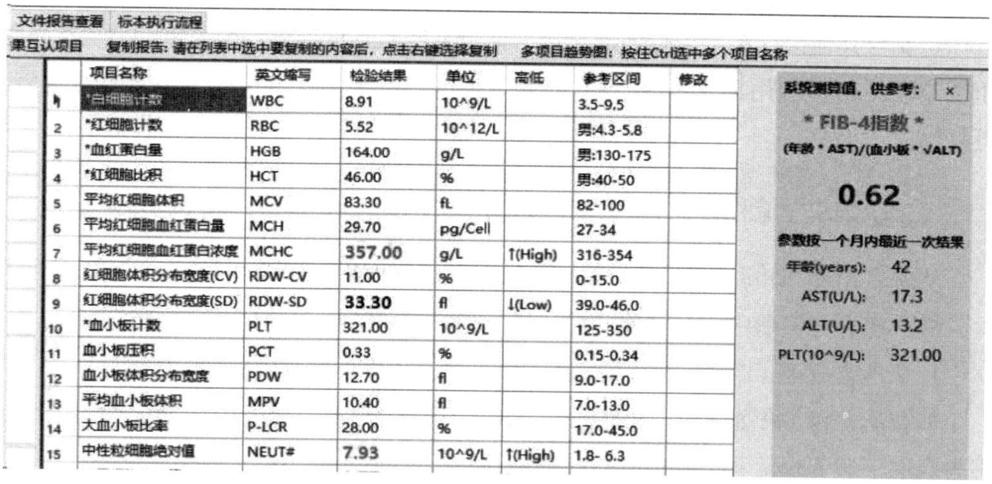

	项目名称	英文缩写	检验结果	单位	高低	参考区间	修改
	*白细胞计数	WBC	8.91	10^9/L		3.5-9.5	
2	*红细胞计数	RBC	5.52	10^12/L		男:4.3-5.8	
3	*血红蛋白量	HGB	164.00	g/L		男:130-175	
4	*红细胞比积	HCT	46.00	%		男:40-50	
5	平均红细胞体积	MCV	83.30	fL		82-100	
6	平均红细胞血红蛋白量	MCH	29.70	pg/Cell		27-34	
7	平均红细胞血红蛋白浓度	MCHC	357.00	g/L	↑(High)	316-354	
8	红细胞体积分布宽度(CV)	RDW-CV	11.00	%		0-15.0	
9	红细胞体积分布宽度(SD)	RDW-SD	33.30	fl	↓(Low)	39.0-46.0	
10	*血小板计数	PLT	321.00	10^9/L		125-350	
11	血小板压积	PCT	0.33	%		0.15-0.34	
12	血小板体积分布宽度	PDW	12.70	fl		9.0-17.0	
13	平均血小板体积	MPV	10.40	fl		7.0-13.0	
14	大血小板比率	P-LCR	28.00	%		17.0-45.0	
15	中性粒细胞绝对值	NEUT#	7.93	10^9/L	↑(High)	1.8- 6.3	

图 1-3-1　专科个性化知识服务（提供肝纤维化评分指数 FIB4 计算）

2. 专科知识库

专科知识库提供进行临床诊断与检验结果符合性判断、临床用药与检验结果符合性判断，自动验审报告知识库等（图 1-3-2）。

	锁	单一号	中文名	英文名	检验值	说明	单位	上次	趋势	高低	参考区间	危急
1		72A001	*白细胞计数	WBC	11.27		10^9/L	(20240326)8.54	+31.97%	H	3.5-9.5	
2		72B001	*红细胞计数	RBC	3.78		10^1...	(20240326)3.88	-2.58%	L	女:3.8-5.1	
3		72C001	*血红蛋白量	HGB	117.00		g/L	(20240326)115	+1.74%		女:115-150	
4		72D001	*红细胞比积	HCT	34.00		%	(20240326)33.6	+1.19%	L	女:35-45	
5		72E018	平均红细胞体积	MCV	89.90		fL	(20240326)86.5	+3.93%		82-100	
6		72F001	平均红细胞血红...	MCH	31.00		pg/Cell	(20240326)29.6	+4.73%		27-34	
7		72G001	平均红细胞血红...	MCHC	344.00		g/L	(20240326)342	+0.58%		316-354	
8		72H001	红细胞体积分布...	RDW-CV	13.10		%	(20240326)12.9	+1.55%		0-15.0	
9		72J001	红细胞体积分布...	RDW-SD	43.20		fl	(20240326)41.7	+3.60%		39.0-46.0	
10		72I001	*血小板计数	PLT	308.00		10^9/L	(20240326)315	-2.22%		125-350	
11		72K001	血小板压积	PCT	0.29		%	(20240326)0.257	+12.84%		0.15-0.34	
12		72L001	血小板体积分布...	PDW	9.60		fl	(20240326)15.7	-38.85%		9.0-17.0	
13		72M001	平均血小板体积	MPV	9.40		fl	(20240326)8.2	+14.63%		7.0-13.0	
14		72N001	大血小板比率	P-LCR	19.40		%	(20240326)13.9	+39.57%		17.0-45.0	
15		72D002	中性粒细胞绝对值	NEUT#	8.37		10^9/L	(20240326)6.47	+29.37%	H	1.8-6.3	
16		72E002	淋巴细胞绝对值	LY#	2.26		10^9/L	(20240326)1.71	+32.16%		1.1-3.2	
17		72F002	单核细胞绝对值	MONO#	0.59		10^9/L	(20240326)0.32	+84.38%		0.1-0.6	
18		72G002	嗜酸性粒细胞绝...	EOS#	0.04		10^9/L	(20240326)0.03	+33.33%		0.02-0.52	
19		72H002	嗜碱性粒细胞绝...	BASO#	0.01		10^9/L	(20240326)0.01	0.00%		0.00-0.06	
20		72T015	中性粒细胞百分比	NEUT%	74.20		%	(20240326)75.8	-2.11%		40-75	
21		72C015	淋巴细胞百分比	LY%	20.10		%	(20240326)20.1	0.00%		20-50	
22		72D015	单核细胞百分比	MONO%	5.20		%	(20240326)3.7	+40.54%		3-10	
23		72E015	嗜酸性粒细胞百...	EOS%	0.40		%	(20240326)0.3	+33.33%		0.4-8.0	

当前开单诊断	项目代号	项目名称	可能对结果的影响提示
孕18周	L72-001_01	*白细胞计数	白细胞轻度升高

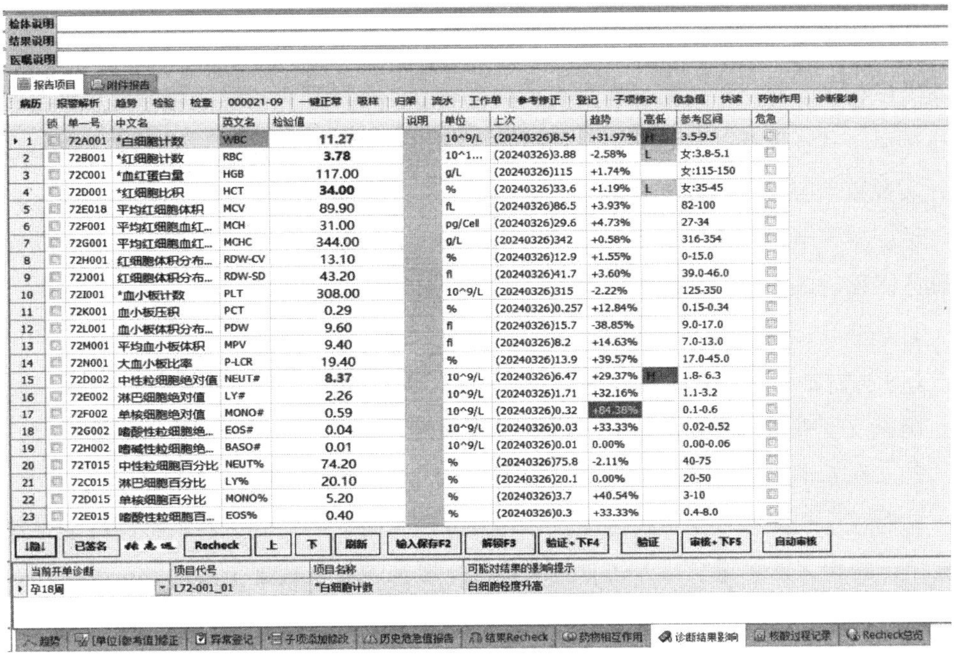

图 1-3-2　临床诊断与检验结果的符合性判断

3. 集成知识库

外部知识库的集成与应用，如临床辅助决策支持系统 CDSS、医疗知识工具等（图 1-3-3）。

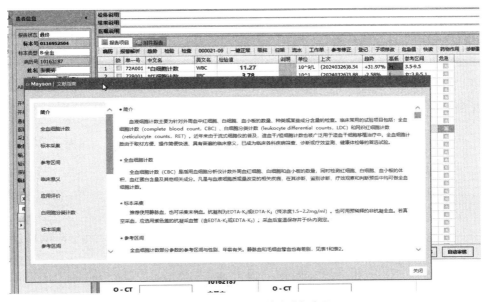

图 1-3-3　外部知识库的集成与应用

（四）区域互联互通与数据共享

《电子病历系统应用水平分级评价标准（试行）》《医院智慧服务分级评估标准体系（试行）》等文件，指导医疗机构内部建立一个标准化、集成化的信息平台，支撑机构运转和各业务部门协同，又通过在医疗机构之间建立互认的标准化集成信息平台，实现数据与业务的集成共享。

例如检验结果互认，要求各医疗机构通过信息化技术手段实现结果互认，功能嵌入临床医疗行为之中，LIS 在做互联互通与数据共享时应考虑以下问题。

1. 基础数据的准备与对照

LIS 需做好项目对照标记及与区域唯一标识码对照。在对照时还需确认项目是否通过国家或省级室间质评，同时考虑项目检验的方法、仪器是否满足对照要求。

2. 互联互通中的校验思考

检验互认校验通常发生在医生工作站开立医嘱时，需要避免对就诊高峰诊疗效率的影响。可以采取增量方式，每日定时提前下载区域互认数据至本地。在医生开立医嘱时采用本地校验，同时应设立校验开关，发生异常时暂时关闭，避免影响患者正常诊疗，也可满足互联互通需要。

3. 在不影响正常业务情况下将互认结果上传

医疗机构的互认结果上传时，应考虑上传程序独立于 LIS，与正常的生产业务互不影响。

五、结语

本节重点介绍了 LIS 数据的使用场景，如在临床、教学、临床研究等方面的利用。作者也结合当前的检验结果互联、互通的需要，提出了 LIS 建设的未来发展趋势。分析了满足电子病历等级评审和检验结果互联互通需要的功能和数据处理方案。

（毕重阳）

参考文献

［1］ZAKARIA A M, GIUSE D A. LabTalk/2: a middleware approach to HIS integration[J]. Proc Annu Symp Comput Appl Med Care, 1995: 121-126.

［2］JONES J B. A strategic informatics approach to autoverification[J]. Clin Lab Med, 2013. 33(1): 161-81.

［3］ADNAN M, PETERKIN D, MCLAUGHLIN A, et al. HL7 Middleware Framework for Laboratory Notifications for Notifiable Diseases[J]. Stud Health Technol Inform, 2015, 214: 1-7.

［4］STARKS R D, MERRILL A E, DAVIS S R, et al. Use of Middleware Data to Dissect and Optimize Hematology Autoverification[J]. J Pathol Inform, 2021, 12: 19.

［5］RIBEN M. Laboratory Automation and Middleware[J]. Surg Pathol Clin, 2015, 8(2): 175-186.

［6］温冬梅，张秀明，王伟佳，等 . 临床实验室生化免疫自动审核系统的建立及应用 [J]. 中华检验医学杂志 , 2018, 41(2): 141-148.

［7］LIN X, CHENG B, CAI Y, et al. Establishing and evaluating an auto-verification system of thalassemia gene detection results[J]. Ann Hematol, 2019, 98(8): 1835-1844.

［8］电子病历系统应用水平分级评价标准（试行）, 2018, 12.3.

第二章

检验数据的整合应用

第一节 临床检验数据整合的背景

一、临床检验数据整合的价值

数据整合贯穿于医生对患者病情预防、诊断、治疗以及预后的全流程。检验医学通过近年来信息化、自动化和新技术的驱动发展,检验项目和检测总量都在飞速地上升。在这样的背景下,实验室工作人员在保证检测结果的质量,以及临床医生面对大量检验结果需要做出决策时,仅依靠人力整合大量信息做出合理的判断将变得极其困难。

如何在这样的海量数据中,有效地将数据筛选并整合,需要通过信息化、自动化、智能化的应用实现,而数据整合技术就是这个过程的关键的第一步。未来的医学信息系统应该实现在遇到每一个医疗事件时,都能将相关数据自动进行个性化的研究和分析,并实时将分析和研究结果反馈应用到临床上。在这样的医学发展指导方向上,数据整合和数据分享对医学信息化发展将变得尤其重要。

在这样的前提下,了解数据整合相关技术的原理是检验人员在设计、建立以及使用检验医学实验室智能化应用时对数据传输理解的基础。数据整合技术成为检验医学科学研究、信息化、大数据以及人工智能技术的基础技术之一。数据整合技术应该在提高临床决策效率和准确性、促进个体化医疗、增强患者安全、降低医疗成本、促进多学科合作以及增加患者参与中发挥至关重要的作用。

本章在第一节重点介绍数据整合技术的相关定义和技术要点;在第二节介绍临床检验医学数据的来源;在第三节介绍临床检验数据整合的具体方法以及数据标准;在第四节介绍数据整合可以服务的检验医学智能化应用;在第五节介绍数据整合技术面临的困境和发展方向。

二、数据整合的定义和相关概念

（一）数据来源

如第一章所述，检验医学相关数据来源有许多可能，其中 LIS、HIS、检测仪器、中间体软件、物流系统、财务系统以及人员管理系统等。在国家级以及区域检验信息系统中，数据源来自区域内不同医院和科室的信息系统。不同的数据来源为检验医学实验室智能化发展提供了基础。

（二）数据标准

数据整合技术是基于数据仓库和互联网技术的数据处理技术。数据整合是通过软件系统，自动化地将分布在不同数据库或数据仓库中，具有不同数据结构或者不同数据表现的已有数据进行整合以用于后续的分析和应用。数据标准是保证不同系统之间数据传输一致性的重要机制。医学数据有多种不同标准以保证不同种类的医疗数据在不同信息系统间以及不同机构间的互联互通。医学数据标准包括定义数据传输、安全、内容以及编码的数据标准。

常用的标准，例如①医学信息标准化组织（Health Level Seven International，HL7）制定的 HL7 V2；② CDA 等定义医疗内容的标准；③由世界卫生组织（World Health Organization，WHO）等定义医学数据编码的标准，提出的 International Classification of Diseases（ICD）；④检验高度相关的有早期的美国材料与试验协会（American Society for Testing and Materials，ASTM）对检验数据的传输标准；⑤由雷根斯基夫研究所（Regenstrief Institute）提出的 LOINC 检验编码标准。

（三）数据安全

医疗数据安全涉及患者、医疗机构以及社会各方面的利益，保证医疗数据安全是至关重要的。近年来，数据安全被提高到了前所未有的新高度。医疗数据是高度敏感数据，涉及患者个人隐私，而患者基因相关数据泄露也严重影响国家安全。由于医学信息数据安全受到高度重视，这在一定程度限制了目前不同机构间数据分享和传输，但是也给信息技术以及数据安全领域的学者和产业提供技术升级和发展机会，使得未来的信息系统更加高效和安全。

关于数据安全与伦理的讨论详见本书第七章。

（郭 玮 段昕岑）

第二节 临床检验数据整合的数据源

在实施临床检验数据整合前，理解数据源，清楚每个数据源数据的特点，有助于选择适合的数据整合方法、数据转化流程以及数据提取和传输方式。对于不同层级的检验数据，数据来源也有层级的区别。通常层级越低的数据存在越多的细节，而层级越高的应用和信息系统所需的数据为这些细节的汇总。我们可以将临床检验数据层级分为临床检验实验室内部数据、实验室外部数据、区域检验中心数据，以及未来可能实现的国家级检验数据平台。本节将具体介绍每个层级的数据源以及每个数据源的数据特点。

一、临床检验实验室内部数据

内部数据指实验室内部流程所需记录的数据，虽然有部分数据是由实验室外数据获取，但是这里我们将那些支持检验实验室检测全流程的数据都定义为实验室内部数据。根据 ISO 15189 医学实验室 – 质量和能力的要求，实验室全流程管理将检测分析过程分为检验前、检验中和检验后三个流程，并提出影响检测结果的 5 个关键要素为"人、机、料、法、环"，检测流程和每一个要素产生的数据都应由信息系统记录。

（一）检验前数据

检验前是整个检验检测流程的开始，由大量繁复的人工操作组成，是最容易出错的检验过程。检验信息化和自动化的发展，在检验前管理发挥了巨大的作用，化验单开立通过信息系统、条码标签、样本传输管道和机器人、自动分拣机、自动前处理机都起到了降低检验前错误风险的作用，提高了检验前的工作效率。同时，在引入这些先进系统时也有更多的数据需要收集以保证检验质量。检验前数据源主要由以下几方面组成。

1. 患者信息

信息系统在接受检测开单申请后，应获取患者的基础信息，如姓名、性别、出生日期、识别号等。

2. 样本采集

收集样本信息、样本识别号样本采集时间、样本包含的检测项目等。

3. 样本运输

样本运输的相关信息，包括样本运输时间、接收时间、运输途中的温度、突发情况等。

4. 样本状态

记录接收时样本形状、判断样本是否符合检测标准等信息。

5. 样本储存

不能及时进行检测和分析的样本储存状态，以及存储时间等。

检验前阶段对于整个实验室检验流程的成功至关重要。任何在这个阶段发生的错误，如采样错误、样本污染或不恰当地存储，都可能导致结果的不准确，从而影响患者的治疗和医疗决策。因此，强调并维护检验前数据的准确性和完整性是医学实验室的一个核心任务。

（二）检验中数据

分析流程是检验工作的核心，是产生患者结果数据的流程。在这个阶段中，数据的管理和记录尤为重要，因为它关乎检测结果的准确性和可靠性。检验中的数据主要包括：

1. 检测仪器和设备

包括仪器的型号、序列号、维护记录、校准日期和结果、启动和关闭时间等。

2. 试剂和耗材

记录使用的试剂的批号、有效期、储存条件、开封和使用日期等。

3. 检测方法和程序

确定使用的一系列标准操作程序（SOPs）等。

4. 质量控制数据

对于每次检测，都应该有质量控制样本的测试结果，以确保仪器和方法的性能在可接受的范围内。

5. 实验室检测人员信息

记录进行检测的技术人员的姓名和资格，以及他们的工作轮班时间。

6. 检测结果

对于每个样本，记录原始数据、计算值、解释和任何异常或问题。

7. 设备故障和维修记录

如果在检测过程中出现任何设备故障或问题，需要详细记录，并在解决后记录维修情况。

8. 环境条件

记录实验室的温度、湿度和其他可能影响检测结果的条件。

检验中的数据要求严格、详细和准确，因为它直接关系到检测结果的质量。对数据的记录和管理也要符合相应的国家或国际标准，以确保实验室的服务质量和结果的可靠性。

（三）检验后数据

检验后阶段是医学实验室检验流程的最后阶段，主要涉及对实验室检测结果的报告、解释、存档和跟进。这个阶段确保医生和其他医疗专业人员能够接收、理解并据此做出临床决策。检验后数据涵盖以下几个关键方面：

1. 结果报告

结果报告包括实验室结果的格式（例如，纸质版、电子、App 获取版）、报告的时间和日期、报告的接收者等。

2. 结果的解释

对于某些复杂或不常见的检测，报告可能包括结果的解释或注释，帮助接收者理解其临床意义。

3. 数据存储和归档

确保检测结果被妥善存储和归档，以备将来查询或审核。这包括电子和纸质记录的存储、备份和保护。

4. 数据的可访问性

保证授权的医疗专业人员能够轻松地访问和查询实验室结果。

5. 结果的跟进

对于异常或处于临界值的结果，可能需要及时通知相关医生，并进行进一步的跟进和处理。

6. 满意度调查

定期收集医生、护士和其他医疗专业人员对实验室服务的反馈和评价，以评估满意度和提供改进建议。

检验后阶段对于整个实验室检验流程的价值至关重要，因为它确保实验室数据能够被有效地转化为临床实践和患者护理。正确、及时和明确的报告是此阶段的核心要求，同时也要确保数据的完整性、安全性和可访问性。

（四）"五"管理要素相关数据

1. 人（Human Resources）

（1）员工资质数据：每位员工的学历、专业、资格证书、培训记录等。

（2）绩效评估：员工的工作绩效、出勤记录、错误记录、客户反馈等。

（3）培训和发展：员工培训的计划、培训的内容、培训的效果评估等。

2. 机（Machinery/Equipment）

（1）设备清单：实验室内所有仪器和设备的列表、规格、购买日期、保修信息等。

（2）维护和校准：每件设备的维护日程、校准记录、维护和修理的费用等。

（3）设备性能：设备的运行状态、错误记录、效率等。

3. 料（Materials）

（1）耗材库存：实验室所有耗材的库存信息、有效期、供应商信息等。

（2）耗材使用记录：每次实验或检测所使用的耗材量、批号、使用日期等。

（3）物流和供应：耗材的订购、收货、存储、分发的记录。

4. 法（Methods/Processes）

（1）检验流程：每项检测的标准操作程序、步骤、时间、费用等。

（2）质控程序：实验室的内部和外部质控程序、质控结果、质控的频率和方法等。

（3）标准和指南：实验室所遵循的国家或国际标准、指南、最佳实践等。

5. 环（Environment）

（1）实验室环境：温度、湿度、空气质量、照明等的记录和控制。

（2）安全和健康：实验室的安全规章、事故记录、员工的健康检查记录等。

（3）环境影响：实验室产生的废物处理、能源消耗、环保措施等。

以上数据对于实验室的管理者提供了了解实验室的运行状态、识别潜在的问题、制订改进计划的机会，并确保实验室能够提供高质量、有效和安全的服务。

（五）数据源载体

1. 检验仪器

在临床实验室的分析仪器中，除了通常传输到实验室信息系统（LIS）的标准结果及其伴随信息外，还会在其操作过程中生成各种其他内部数据和元数据，以下是这些数据的概述。

（1）反应曲线：许多分析仪生成反应曲线以描述反应随时间的变化。例如，在动力学测定中，可能会跟踪吸光度的变化率来定量分析物。

（2）光度或吸光度数据：使用比色法的仪器会捕获特定波长的光吸光度。

（3）阻抗图：使用基于阻抗方法的仪器，如某些细胞计数器，分析仪可以生成细胞通过检测孔时电阻抗变化的图表。

（4）质谱图：质谱图可以提供关于分子的各种信息，包括它的质量、结构和化学组成。通过与已知物质的质谱图进行比较，可以鉴定和定量样品中的未知物质。

（5）仪器诊断：许多分析仪进行自我诊断并捕获关于其自身性能的数据。

（6）温度日志：精确的温度控制对许多分析是至关重要的。尤其是涉及孵育步骤的分析仪经常记录温度数据。

（7）试剂量跟踪：一些分析仪可以跟踪板上容器中剩余的特定试剂的体积。

（8）缓冲液和废物水平：仪器可能会监视和记录板上废物容器或特定缓冲液的水平。

（9）压力或真空数据：依赖流体学的仪器可能会记录有关压力或真空水平的信息。

（10）样品黏度或完整性测量：在某些高级分析仪中，可能会在主分析之前进行初步测量以评估样品的质量或黏度。

（11）图像数据：一些现代分析仪，尤其是涉及血液学、电泳、质谱、微生物学或病理学的仪器，可能会捕获信号、细胞、细菌或组织的图像。这些图像数据对实验室技术人员、厂家工程师，甚至检验质量管理和溯源来说是非常有价值的，特别是在故障排除、验证新测试或监控设备的持续性能时。专业人员可能会直接从仪器中访问此数据，以更深入地研究特定的分析或结果。

2. 中间体软件

如第一章第二节，中间体软件是 LIS 和检验仪器之间的桥梁，其中可能涉及的医疗数据包括但不限于：

（1）基本信息：包括患者的唯一标识、样本的唯一标识、检测项目。

（2）工作流程管理：

①样本路径：确定样本应该发送到哪个检验仪器或工作站进行检测；

②样本优先级：例如常规、加急等。

（3）数据校验：

①原始数据：从检验仪器获得的原始检测结果；

②校正数据：经过算法或其他方法校正后的检测结果。

（4）质量控制数据：

①质控结果：从各个检验仪器获得的质控样本的检测值；

②质控统计：例如 Levey-Jennings 图表等。

（5）审核与复测功能：例如设定的最大 / 最小值阈值，超过这些值的检测结果需要被标记或者重新检测。

历史数据对比：与前一个结果或平均值对比。

（6）设备管理：

①仪器状态：如在线、离线、维护中等；

②仪器故障和错误代码：如果有仪器出现故障，中间件可记录相关的错误代码或描述。

（7）集成和接口管理：

①数据转换：例如将检验仪器的特定格式转换为 LIS 可以接受的格式；

②连接状态：记录与 LIS 或其他系统的连接状态。

（8）日志和审计：

①用户操作日志：谁在什么时候进行了什么操作；

②数据传输日志：数据何时从中间体软件传送到 LIS 或其他系统。

中间体软件还提供了多种提高实验室效率和质量的功能，在选择和使用中间体软件时，实验室需要考虑其与现有系统和设备的兼容性、所提供的功能和长期的支持服务。

二、临床实验室外部数据

临床实验室除了需要处理内部数据（如样本信息、测试结果等）外，还会与外部的各种数据源进行互动，以保证工作的完整性，这些系统也是检验数据的来源。以下是一些临床检验实验室可能需要处理的外部相关数据。

（一）医疗信息及医疗管理系统

LIS 和 HIS 都是医疗机构中的关键信息系统，但它们的功能和目的有所不同。为了实现流程自动化，提高工作效率，这两个系统之间需要进行频繁的数据交换。以下是 LIS 与 HIS 之间的典型数据交换情景：

1. 患者信息

当患者在 HIS 中进行登记或预约时，相关的患者信息（如患者 ID、姓名、性别、生日等）可能需要传输到 LIS 以确保实验室测试的正确性。

2. 检验申请

医生在 HIS 中为患者下达的检验申请需要传输到 LIS，以便实验室人员知道需要进行哪些测试。

3. 样本状态更新

当样本在实验室处理过程中的状态发生变化（如已收到、正在测试、已完成等），这些状态更新可能需要反馈给 HIS，以便医生和医疗人员了解样本的处理进度。

4. 检验结果

一旦实验室完成了检测并验证了结果，这些结果需要传输回到 HIS，以便医生查看并进行诊断。

5. 费用和计费信息

实验室完成的检测可能需要计费。LIS 可以将与检测相关的费用信息传输到 HIS

的计费模块。

6. 质量控制和异常报告

如果某些检测结果超出了正常范围或需要特别关注，这些信息可能需要传输到 HIS 以便医生采取适当的行动。

HL7 是最常用的医疗信息交换标准之一，经常用于 LIS 和 HIS 之间的数据交换，具体会在下一节进行介绍。此外，为了保证数据的完整性、准确性和及时性，数据交换过程中还需要考虑数据校验、加密和其他安全措施。

（二）医院财务和医保系统

医院财务和医保系统负责处理与医疗服务相关的费用、账务和医保赔付等。为了实现完整的医疗服务流程和确保患者的费用准确无误，LIS 需要与医院的财务和医保系统进行数据交互。以下是 LIS 与医院财务和医保系统之间的典型数据交互情景。

1. 检验费用提交

当 LIS 中完成某项检验后，与此相关的检验费用需要传输到财务系统进行计费。

2. 患者账户信息

LIS 可能需要访问或接收患者的账户信息，来确保收费准确。

3. 医保验证和赔付

一些检验可能涉及医保支付，LIS 需要与医保系统交互，验证患者的医保资格并确定支付金额。

4. 费用调整与退款

当某些检验被取消或更改，可能涉及费用调整或退款，LIS 需要传输相关信息到财务系统。

5. 未付款和逾期付款通知

财务系统可能会发送未付款或逾期付款的通知给 LIS，以便跟踪和管理。

6. 财务报告与统计

财务系统可能需要 LIS 提供的数据来完成月度、季度或年度的财务报告和统计。

LIS 与财务和医保系统的数据交互不仅需要技术支持，还需要有一套明确的流程和政策指导，以确保数据的准确性和完整性，防止财务纠纷和误解。

此外，考虑到涉及财务和个人隐私的敏感性，数据交换过程中需要加强数据安全和隐私保护，例如使用数据加密技术。

（三）医院物流系统

LIS 与医院物流系统的数据交互是为了确保实验室能够有效和及时地处理样本，

以及确保所需的设备、试剂和耗材得到充足的供应。LIS 与医院物流系统之间可能存在的数据交互情境如下。

1. 样本物流

跟踪样本从收集地点（例如病房、门诊或其他部门）到实验室的流程。这包括样本的收集、运输、接收和存储。

2. 试剂和耗材库存管理

实验室需要大量的试剂和耗材来完成检测任务。LIS 可以监控这些库存的消耗，当库存低于设定的最小值时，会发送请求到物流系统进行补货。

3. 设备维护和校准日程

通过 LIS 与物流系统的交互，可以计划和跟踪设备的维护和校准工作，确保设备始终处于良好的工作状态。

4. 医疗废弃物和危险品处置

实验室产生的各种废弃物，包括有害的化学品和生物危害垃圾，可以借助 LIS 协助跟踪和管理这些废物的处置流程。

5. 紧急订单

在某些情况下，实验室可能需要紧急订购某些物资。此时，LIS 可以发送紧急请求到物流系统。

6. 质量控制

实验室需要定期进行质量控制。LIS 可以跟踪这些活动，并与物流系统交互，以确保所需的质控样本和试剂得到充足的供应。

为了确保上述数据交互顺畅，LIS 与医院物流系统需要建立明确的交互协议，并确保数据的完整性、准确性和安全性。此外，随着医疗信息技术的发展，物联网技术也越来越多地应用于实验室和物流管理中，进一步提高了数据交互的实时性和准确性。

（四）POCT 以及患者可穿戴检测设备数据

LIS 与临床即时检验设备（point-of-care testing，POCT）以及可穿戴设备的数据交互，旨在获得及时、准确并连续地监控患者的健康状态，并在 LIS 中集中管理这些数据。以下是 LIS 与 POCT 以及可穿戴设备之间的数据交互情境。

1. 即时数据上传

POCT 和可穿戴设备可以在测试或监测结束后立即将数据上传至 LIS，为医护人员提供实时信息。

2. 患者身份验证

在进行任何形式的测试或监测之前，确认患者身份是至关重要的。LIS 可以提供一个框架，用于验证和确认患者的身份，确保数据的准确性。

3. 质量控制

LIS 可以存储和跟踪 POCT 设备的质量控制数据，确保测试结果的可靠性。

4. 设备校准和维护信息

LIS 可以存储设备的校准和维护历史，以确保设备始终处于良好的工作状态。

5. 预警和报警

对于可穿戴设备，如果某些指标超出正常范围，可以立即在 LIS 中设置报警，以便医护人员能够迅速采取行动。

6. 历史数据查看

LIS 提供了一个中心化的数据库，医护人员可以查看患者的历史数据，这对于诊断和治疗计划的制订至关重要。

7. 数据整合

LIS 可以整合来自 POCT、可穿戴设备以及其他来源的数据，提供完整的患者健康概览。

上述数据交互，需要确保 LIS、POCT 和可穿戴设备之间的网络连接是安全和稳定的。此外，考虑到涉及患者隐私的数据，需要采取加密和其他安全措施来保护数据的隐私和完整性。

（五）受委托实验室数据

LIS 与受委托实验室信息系统进行数据交互，主要目的是确保样本的正确性、及时性和数据的完整性。交互内容可包括以下常见信息。

1. 样本信息

包括患者的基本信息、样本类型、采集时间、采集者、样本状态等。

2. 测试请求

明确列出所需的所有测试，这可能包括测试代码、测试名称、特殊处理要求等。

3. 样本运输和跟踪

包括样本的发送时间、接收时间、运输条件、运输者等。

4. 测试结果返回

委托实验室完成测试后，会将测试结果发送回主实验室的 LIS。

5. 质量和控制数据

有时，委托实验室也可能提供与样本测试相关的质量控制数据。

6. 费用和计费信息

涉及财务交易的详细信息，例如测试费用、折扣、付款方式等。

7. 异常和问题报告

如有任何问题或异常，委托实验室应及时通知主实验室。

8. 报告格式和模板

委托实验室可能有其专用的报告模板，需要模板和格式信息也可能交换。

为了确保这种数据交互的准确性和及时性，主实验室和受委托实验室之间需要建立一套明确的交互协议和标准。此外，为了保护患者隐私和数据安全，这些数据交互应当遵循相关法律法规，并采取必要的加密和安全措施。随着技术的发展，许多受委托实验室与主实验室之间的数据交互现在已经实现了自动化，从而减少了人为错误，并提高了效率。

（六）区域和国家级平台临床检验数据来源

区域和国家级平台的建设是以检验结果互认为主要目标建立，主要目的是患者数据在不同医疗机构间的互联互通，这些平台数据和数据来源主要如下。

1. 检验结果数据

各级医疗机构（如三甲医院、区域医院、社区医疗中心等）的实验室，各种生化、免疫、血液、微生物等检验的结果数据。

2. 患者基本信息

医疗机构的病历系统，包括患者的姓名、性别、年龄、身份证号、联系方式等基本信息。

3. 检验方法和设备信息

医疗机构的实验室所用的检验方法、检验设备型号、设备参数设置、检测标准等。

4. 试剂信息

实验室的库存管理系统。试剂的名称、批号、有效期、存储条件等。

5. 室间质评数据

通过多个实验室对同一批标准样品进行检测后所产生的数据集。这些数据集是对实验室检测能力、准确性和一致性的直接反映。

6. 质控数据

医疗机构进行的内部质控和外部质评。质控样本的检测值、质控品范围、质控评价等。

7. 费用和医保信息

医疗机构的财务和医保部门。检验项目的费用、医保报销信息等。

8. 教育和培训资料

学术机构或教育培训机构的标准化操作程序、最佳实践指南、培训视频等。上述数据来源保证了平台能够全面、准确地支持检验结果互认的目标，并满足各方面的实际需求。同时，内部培训的数据的保密性和隐私权也是平台必须考虑的重要因素。

（郭　玮　段昕岑）

第三节　临床检验数据标准

标准化的数据能够保证信息在各种系统和软件平台之间的一致性、可靠性和兼容性。目前国内并没有具体的法律和政策要求医疗机构和企业按照某数据标准进行软件开发，大多数医疗机构的信息系统可能由多个供应商共同支持，这也激发供应商按照通用的数据标准进行互联互通。本节只介绍各类医药数据标准中的代表，阐述数据标准对于数据整合的目的、作用以及实施方法。

一、数据传输标准

数据传输标准是数据信息在不同信息系统间传输的语言、结构和数据类型，是建立数据整合应用的关键。HL7 是最早提出医疗数据传输标准的机构之一，经过早期的迭代之后形成了 HL7 V2 的数据标准，并逐渐成了目前世界上最为通用的医学数据标准。随后 HL7 先后提出了基于 XML 技术的 HL7 V3 以及目前最新的 HL7 FHIR 标准。由于 HL7 V3 对医疗数据过于复杂，限制了 HL7 V3 的推广。HL7 FHIR 对目前 API 技术的支持有充分的可扩展性，是目前前沿医疗信息软件和系统首选的信息传输标准。影像数据逐渐成为医学数据以及检验医学数据的重要组成部分，随着信息技术、硬件算力、图像采集技术、图像分析计算的不断发展，图片数字化、标准化为更加智能的图像应用提供了可能。医学数字影像和通信（digital imaging and communications in medicine，DICOM）标准为医学影像数据提供了相应的数据传输标准。这里将具体介绍 HL7 V2、HL7 FHIR 和 DICOM 数据传输标准。

（一）HL7 V2

HL7 V2 是一个广泛应用的医疗信息数据传输标准，该标准使用分隔文本对信息进行转码，将医疗信息转化为较为简洁的文本，并通过文件的方式将数据在不同系统和软件间进行交互。一条 HL7 V2 的信息主要分为 4 个主要子结构：

（1）消息（Message）：整体的信息单元，例如患者注册或者实验室结果。

（2）段（Segment）：消息中的构建块，包含特定类别的数据，如患者信息（PID）。

（3）字段（Field）：段中的单元，每个字段都有特定的意义，例如名字或日期。

（4）分量（Component）：用于进一步细分字段的元素。

（5）传输文本：以下是一条虚拟的 HL7 V2 用于传输患者葡萄糖检测数据的文本案例（图 2-3-1）。在该案例中"MSH"段描述消息的元数据；"PID"段提供了患者的识别和其他相关信息；"OBR"段描述检测相关的详细信息；"OBX"段提供了检测结果，案例中描述了葡萄糖水平为 110 mg/dL，该结果是在正常范围。

```
MSH|^~\&|LAB|MEDCENTER|EHR|MEDCENTER|202308291230||ORU^R01|123456789|P|2.3
PID|||PATID5678^5^M11||DOE^JANE||19701215|F|||123MAIN ST^^ANYTOWN^ST^12345-
6789||(555)555-5555|||S
OBR|1|123456^LAB|MCM^1234567890||GLUCOSE^LabCorp|||202308291200||||||||123456
^DOCTOR^JANE^Q||MCM|F||||202308291230||LabCorp||||202308291245|SERUM
OBX|1|NM|GLUC2.2^Glucose Lvl|1|110|mg/dL|70-110|Normal|||F
```

图 2-3-1　HL7 V2 文本传输示例

通过该案例我们可以发现，虽然分隔符文本可以高效地传输医疗信息，但是如果由未经过专业培训的医疗人员直接阅读，会令人难以理解。而且分隔文本只能较为有效地传输文本数据，对于图片等数据则缺乏支持。软件对分隔符文本的读取也有严格的要求，因此 HL7 V2 的扩展性较弱。

（二）HL7 FHIR

HL7 FHIR 是快速卫生互操作资源（fast health interoperability resources），为了快速部署医疗应用数据传输与交互的全新标准。FHIR 将所有医疗过程中的信息都列为数据实体，包括患者、检测、手术以及药物等。这些资源可以单独或者联合使用以满足不同的场景。FHIR 也有极大的灵活性，资源开发人员可以根据机构独特的业务模式扩展资源库。并且，FHIR 的互操作性可以通过 API 实现，极大地提升了不同医疗系统和软件之间的互操作的可能，这包括数据的更新，订阅等功能。FHIR 也支持使用 JSON（javaScript object notation）数据传输格式，提高了数据易读性和扩展性。同一条患者葡萄糖检测数据通过 JSON 方式可以由以下形式传输（图 2-3-2）。

从该信息可以发现，JSON 较分隔符文本有更强的可读性，一个未经过严格训练的医疗人员或软件开发人员也可以直接通过 JSON 文件理解信息的内容。并且 FHIR 支持网络连接的方式直接连接到所需要的下一层次的资源，这样就可以有效地传输图片等非文本数据。

```json
{
  "resourceType": "Observation",
  "id": "glucose-test-result",
  "status": "final",
  "category": [
    {
      "coding": [
        {
          "system": "http://terminology.hl7.org/CodeSystem/observation-category",
          "code": "laboratory",
          "display": "Laboratory"
        }
      ]
    }
  ],
  "code": {
    "coding": [
      {
        "system": "http://loinc.org",
        "code": "1554-1",
        "display": "Glucose"
      }
    ],
    "text": "Glucose Tolerance Test"
  },
  "subject": {
    "reference": "Patient/PATID5678",
    "display": "JANE DOE"
  },
  "effectiveDateTime": "2023-08-29T12:30:00Z",
  "valueQuantity": {
    "value": 110,
    "unit": "mg/dL",
    "system": "http://unitsofmeasure.org",
    "code": "mg/dL"
  },
  "referenceRange": [
    {
      "low": {
        "value": 70,
        "unit": "mg/dL",
        "system": "http://unitsofmeasure.org",
        "code": "mg/dL"
      },
      "high": {
        "value": 110,
        "unit": "mg/dL",
        "system": "http://unitsofmeasure.org",
        "code": "mg/dL"
      }
    }
  ]
}
```

图 2-3-2　HL7 FHIR JSON 文本实现血糖传输示例

FHIR 除了 JSON 数据格式外，还支持 XML 数据格式。XML 是互联网发展中重要的数据传输结构，HL7 V3 就是通过 XML 格式进行文本传输（图 2-3-3），以下是同一条数据 XML 的表达方式。

```xml
<?xml version="1.0" encoding="UTF-8"?>
<ClinicalDocument xmlns="urn:hl7-org:v3">
    <realmCode code="US"/>
    <typeId root="2.16.840.1.113883.1.3" extension="POCD_HD000040"/>
    <templateId root="2.16.840.1.113883.10.20.22.1.1"/>
    <id root="123456789"/>
    <code code="30954-2" displayName="Study Report"
    codeSystem="2.16.840.1.113883.6.1" codeSystemName="LOINC"/>
    <title>Glucose Test Result</title>
    <effectiveTime value="202308291230"/>
    <recordTarget>
        <patientRole>
            <id extension="PATID5678" root="2.16.840.1.113883.19.5"/>
            <patient>
                <name>
                    <given>JANE</given>
                    <family>DOE</family>
                </name>
                <administrativeGenderCode code="F"
                codeSystem="2.16.840.1.113883.5.1"/>
                <birthTime value="19701215"/>
            </patient>
        </patientRole>
    </recordTarget>
    <component>
        <structuredBody>
            <component>
                <section>
                    <code code="1554-1" displayName="Glucose"
                    codeSystem="2.16.840.1.113883.6.1" codeSystemName="LOINC"/>
                    <title>Glucose Tolerance Test</title>
                    <text>Glucose Level: 110 mg/dL (Normal Range: 70-110)</text>
                    <entry>
                        <observation classCode="OBS" moodCode="EVN">
                            <code code="GLUC2.2" displayName="Glucose Lvl"
                            codeSystem="2.16.840.1.113883.6.96"/>
                            <value xsi:type="PQ" value="110" unit="mg/dL"/>
                            <referenceRange>
                                <observationRange>
                                    <value xsi:type="IVL_PQ">
                                        <low value="70" unit="mg/dL"/>
                                        <high value="110" unit="mg/dL"/>
                                    </value>
                                </observationRange>
                            </referenceRange>
                        </observation>
                    </entry>
                </section>
            </component>
        </structuredBody>
    </component>
</ClinicalDocument>
```

图 2-3-3　HL7 XML 文本传输示例

可见，XML 由于有严格的数据表达结构，虽然可以清晰地通过属性包含不同层级的数据元，但导致数据较为冗长，而且也仅仅支持对文本的传输，缺少对图片等非文本信息的支持。因此，目前 JSON 是 FHIR 标准较为推荐的数据传输格式。

（三）DICOM

DICOM标准成为医学图像和相关信息传输的国际标准。随着信息技术、硬件算力、图像采集技术、图像分析计算的不断发展，图片数字化、标准化为更加智能的图像应用提供了可能。DICOM 数据标准支持多模态的数据模式，定义了图像的标准化报告形式，可保证数据在不同机构间传输的完整性和安全性，同时也提供进一步扩展的可能。

以下是 DICOM 的主要特点和组件：

（1）多模态支持：DICOM 医学成像技术涵盖了各种成像模式，如放射学、核医学、超声和磁共振成像等。

（2）文件格式：DICOM 定义了一个特定的文件格式用于存储医学图像和相关信息。这种文件格式通常具有 .dcm 扩展名。

（3）网络通信：DICOM 规定了用于图像和其他医学信息的通信协议。这包括了患者信息的查询、图像的检索、打印命令等。

（4）数据完整性和安全性：DICOM 支持安全传输，包括数据加密和用户身份验证。

（5）结构化报告外：除了图像信息外，DICOM 还定义了结构化报告的标准，这些报告可以与图像数据关联，提供对图像的解释或诊断。

（6）扩展性：DICOM 是一个模块化的标准，这使得它可以适应不断发展的医学成像技术。

（7）匿名化：为了保护患者隐私，DICOM 提供了一种方法来匿名化数据，以便在不泄露患者身份的情况下共享或分析。

二、文档标准

文档标准是定义结构化文档内容的标准。传统的医疗文档如手术记录和出院小结，都是人工录入的非结构化文本。同一个患者的手术记录由不同的医生撰写，不同要点的表达位置和用词可能都会有一定差异，在使用这些信息时，极大增加有效信息的获取难度。文档标准定义了常用医疗文档的标准化结构，这样不同的医务人员在录入同一信息时，能保证数据的一致性。目前最为常用的是由 HL7 组织发布的 CDA （clinical document architecture）标准，国内也有基于 HL7 CDA 标准进行本土化的文档标准。HL7 CDA 标准是基于 XML 的文档结构，下面是一个简化的检验报告单的案例（图 2-3-4）。

```xml
<?xml version="1.0" encoding="UTF-8"?>
<ClinicalDocument xmlns="urn:hl7-org:v3">
    <realmCode code="CN"/>
    <typeId root="2.16.840.1.113883.1.3" extension="POCD_HD000040"/>
    <templateId root="2.16.840.1.113883.10.20.22.1.1"/>
    <id root="1234567890" extension="ABC12345"/>
    <code code="18776-5" displayName="Laboratory report"
    codeSystem="2.16.840.1.113883.6.1" codeSystemName="LOINC"/>
    <title>检验报告单</title>
    <effectiveTime value="20230825"/>
    <confidentialityCode code="N" codeSystem="2.16.840.1.113883.5.25"/>
    <languageCode code="zh-CN"/>
    <recordTarget>
        <!-- 患者信息 -->
    </recordTarget>
    <author>
        <!--检测者的信息，例如医生或实验室技师 -->
    </author>
    <component>
        <structuredBody>
            <!-- 检验项目1 -->
            <component>
                <section>
                    <title>血液检验</title>
                    <entry>
                        <observation>
                            <name>白细胞计数</name>
                            <value value="6500" unit="cells/mm^3"/>
                            <referenceRange>
                                <observationRange>
                                    <value low="4000" high="11000"
                                    unit="cells/mm^3"/>
                                </observationRange>
                            </referenceRange>
                        </observation>
                    </entry>
                    <!-- 其他检验项目 -->
                </section>
            </component>
            <!-- 检验项目2 -->
            <!-- 其他检验部分 -->
        </structuredBody>
    </component>
</ClinicalDocument>
```

图 2-3-4　HL7 CDA 检验报告单示例

　　这个 XML 结构中主要展示了文档的基本元数据（如代码、标题和时间）以及检验报告的主要内容。但在实际应用中，还需要包含许多其他元素和属性，例如更详细的患者信息、检测信息、签名、参考区间等。

三、医学术语编码标准

由于不同地区机构的医学发展、语言、文化差异，导致部分医学术语互不相同。医学术语编码标准用于统一全球范围内术语，并将术语转化为计算机可读编码，易于医疗信息系统和机构间数据一致性和互操作性建设。目前常用的疾病分类编码为世界卫生组织发布的 ICD 编码。对于检验机构最重要的编码是 logical observation identifiers names and codes （LOINC），LOINC 是专门用于实验室检测和其他相关医疗过程的编码标准。而 systematized nomenclature of medicine-clinical terms （SNOMED-CT）是一个广泛使用的综合性编码标准，用于描述所有医疗相关的术语。这里将具体介绍这三种不同的标准。

（一）ICD

ICD 是由 WHO 创建和维护的国际疾病分类系统。它为疾病、异常健康状况和死因提供了一个标准化的命名和编码系统。最初的目的是统计死因。随着时间的推移，它的应用已经扩展到各种健康状况和医疗干预。ICD 经过多次修订，以反映医学知识和实践的最新进展，目前最新的 ICD 标准是 2018 年推出的 ICD-11。ICD 的编码结构是为了对疾病和健康状况进行细致和系统化分类，其编码结构由字母、数字、句点后数字和附加编码组成。

以广泛使用的 ICD-10 为例，每个代码的首字母表示主要的疾病或健康问题类别，如 C 表示"恶性肿瘤"、E 表示"内分泌、营养和代谢疾病"、I 表示"循环系统疾病"。

随着字母后的两位数字表示疾病的更具体的子类，例如，I10 表示"原发性高血压"而 I11 是高血压性心脏病。

在某些代码中，句点后跟一到两位数字，为了提供关于特定疾病或状况的更多细节。例如，I11.0 代表高血压性心脏病伴有（充血性）心力衰竭，而 I11.9 代表高血压性心脏病，不伴有（充血性）心力衰竭。这些编码使医疗提供者能够更准确地描述患者的状况，从而为他们提供最佳的医疗护理，并确保他们接受适当的治疗和关注。

除了基本的 ICD-10 代码外，还有一些附加编码，通常用于描述外伤和中毒的外部原因、疾病的病因等。这些编码通常以 Y 或 Z 开头。例如，Z91.81 表示患者的个人史表明对肥胖手术的不良反应。

（二）LOINC

LOINC 标准的初衷是为了标准化检验测试的名称，但后来也扩展到了许多其他临床领域，用于临床多项监测指标的交互与共享。LOINC 编码包含 6 大主要属性，包括分析物、属性、时间特点、样本、测量尺度和方法。首先，所有检验项目都会被赋予一个 LOINC 号码，以指代定义的检验项目。分析物或者成分定义了该项目的分析物，或者观察物。属性则定义了结果的类型和性质。时间特点定义了检测的时间，如空腹血糖需要制订空腹这个时间特点。系统则定义了具体的标本类型，如血清或者尿液。方法定义了该检测项目的检测方法。标尺主要用于定义结果定量的单位和定性的结果表达方式。

以空腹血糖为例，其 LOINC 编码如下所示：

LOINC Code：1558-6

Description：Glucose ［Mass/volume］ in Serum or Plasma - Fasting

可见，LOINC 编码并不一定对每一个结构都有清晰的定义，由于葡萄糖测定可能存在多种检测方法，并且这些方法具有一定的互换性。

（三）SNOMED-CT

SNOMED-CT 是一个综合性、多学科的医疗术语体系，它被设计为电子健康记录系统中支持所有医疗健康数据的编码，涵盖了临床医学的各个方面，包括疾病、诊断、手术、药物、体征、症状等。SNOMED-CT 由 SNOMED International 维护，目前已经成为全球最全面、精确且具有互操作性的医疗术语体系。SNOMED-CT 具有清晰的层次结构、实体间关系和扩展性。

对于检验项目 LOINC 和 SNOMED-CT 存在一定的差异，LOINC 用于定义标准化的检验检测项目，而 SNOMED-CT 是在电子病历中标准化地定义进行检验检测这个过程。

例如血清空腹血糖检测在 SNOMED-CT 中的编码：SNOMED-CT Code：16708-7006；Description：Serum fasting glucose measurement。

这里就没有空腹血糖检测项目相应的信息，这些信息需要进一步从 LOINC 编码获取，两者在标注患者空腹血糖时通常是一起使用以完整表达。LOINC 和 SNOMED-CT 编码也有相应的转码工具或者映射库。

对于疾病编码，ICD 和 SNOMED-CT 也有相应的映射关系，例如 ICD-10 中 I10 代表原发性高血压，在 SNOMED-CT 中的对应则为 SNOMED-CT Code：59621000；Description：Essential hypertension。

四、其他医学数据相关标准

（一）数据安全

医学数据涉及个人的健康信息和隐私，因此重要的医学数据标准都有专门涉及数据安全性的要求。在我国，国家制定了《个人信息保护法》和《数据安全法》，严格要求医疗机构保护患者数据安全，违反医学数据安全要求，导致患者医学信息泄露是违法行为。除了法律要求外，医疗机构可根据 ISO/IEC 27001 标准、IHE（Integrating the Healthcare Enterprise）等国际标准，设计建立数据安全的架构和机制。

（二）数据治理

数据标准是数据治理实施的基础，和数据标准化息息相关的一个概念是数据治理，它是指在组织中用于确保数据的可用性、完整性和安全性的总体管理，数据治理是数据整合的关键前提条件。由于信息系统的许多历史遗留原因，一些开发较早的系统没有为数据互联互通做准备，导致一个机构中的不同信息系统对数据的定义、数据结构以及数据管理都存在差异，这导致在整合这些不同数据时出现数据不匹配等问题。数据治理是保证各数据源数据的标准、质量、安全，以及数据整合的关键。

（郭　玮　段昕岑）

第四节　临床检验数据整合的方法

大多数业务相关的数据整合功能已经可以通过 LIS 系统完成，客制化需求也可以通过 LIS 实现对未纳入字段的整合。因此，本节并不会详细介绍数据整合的完整理论，而是从关系型数据库数据整合基础出发，根据实验室中在临床、科研中常见的数据整合问题进行讨论，并提供可能的数据整合方法。

一、关系型数据库内数据整合

LIS 通常使用关系型数据库（RDBMS）来管理和存储临床实验室数据。关系型数据库中的数据信息分散地保存在不同表中，需要标准数据查询语言（standard query language，SQL）对数据进行整合和查询。SQL 是成熟的数据库语言，有着大量教材和参考资料，本书不具体介绍 SQL 的使用方法，仅以临床检验实验室中可能的数据分析案例的数据提取为例进行解释。

（一）案例一

1. 案例介绍

假如我们希望分析检验前样本送检和预处理时间对患者血钾影响的关系，可以通过 LIS 的患者信息表（patient table）（表 2-4-1）、标本信息表（specimen table）（表 2-4-2）和结果表（result table）（表 2-4-3）进行数据整合，获得相应数据对该问题进行分析。

表 2-4-1　患者信息表（patient table）

patient id	name	age	gender
1	张三	35	男
2	李四	42	女
3	王五	28	男

表 2-4-2　标本信息表（specimen table）

specimen id	patient id	sampling time	testing time
A1	1	2023-08-29 08：00：00	2023-08-29 10：00：00
A2	2	2023-08-29 09：00：00	2023-08-29 11：00：00
A3	3	2023-08-29 10：00：00	2023-08-29 12：00：00

表 2-4-3　结果表（result table）

specimen id	test name	result
A1	血钾	4.5
A2	血钾	5.0
A3	血钾	4.7

2. 数据关系建立和整合

SQL 代码示例及解读。

SELECT：选择我们要从数据库中提取的字段或列（图 2-4-1）。

（1）SELECT 子句：这个子句告诉数据库我们想要获取哪些数据。SELECT 字段来源及意义：

```
SELECT
    p.PatientID,
    p.Name,
    p.Age,
    p.Gender,
    s.SamplingTime,
    s.TestingTime,
    TIMESTAMPDIFF(HOUR, s.SamplingTime, s.TestingTime) AS TestPrepTime,
    r.Result AS BloodPotassiumLevel
FROM
    PatientTable p
JOIN
    SpecimenTable s ON p.PatientID = s.PatientID
JOIN
    ResultTable r ON s.SpecimenID = r.SpecimenID
WHERE
    r.TestName = '血钾';
```

图 2-4-1 案例一 SQL 代码示例

p.PatientID，p.Name，p.Age，p.Gender：这些字段来自"Patient Table"，分别代表患者的 ID、姓名、年龄和性别。s.SamplingTime，s.TestingTime：来自"Specimen Table"，表示标本的采样时间和检测时间。TIMESTAMPDIFF（HOUR，s.SamplingTime，s.TestingTime）AS TestPrepTime：这是一个函数，计算从采样时间到测试时间之间的差异（小时数），结果命名为 TestPrepTime。最后，我们想要获取血钾检测的结果，通过 r.Result AS BloodPotassiumLevel：表示从"ResultTable"得到的血钾结果，并命名为 BloodPotassiumLevel。

（2）FROM 子句：这告诉数据库我们要从哪个表中获取数据。在这里，我们使用了一个叫作 PatientTable 的表，并为它设置了一个别名 p。

（3）JOIN 子句：这是用来将不同的表连接在一起的。在这个查询中，SpecimenTable s ON p.PatientID=s.PatientID 语句将 PatientTable 和 SpecimenTable 连接在一起，通过它们共同拥有的 PatientID 字段。同时，ResultTable r ON s.SpecimenID = r.SpecimenID 也将 SpecimenTable 和 ResultTable 连接在一起，通过它们共同拥有的 SpecimenID 字段。

（4）WHERE 子句：这个子句用来筛选我们想要的数据。在这里，我们只选择了血钾测试的记录，即 r.TestName ='血钾'。

通过上述查询，我们从三个表中提取了相关的信息，并通过 PatientID 和 SpecimenID 连接了它们。这样，我们可以得到一个整合后的表格，其中包含每个患者的血钾测试结果，以及相关的采样和测试时间（表 2-4-4）。

表 2-4-4 整合的关系型数据结果

patient id	name	age	gender	sampling time	testing time	testprep time（hours）	blood potassium level
1	张三	35	男	2023-08-29 08：00：00	2023-08-29 10：30：00	2.5	4.5
2	李四	42	女	2023-08-29 09：00：00	2023-08-29 12：15：00	3.25	5.0
3	王五	28	男	2023-08-29 10：00：00	2023-08-29 10：45：00	0.75	4.7

可以看到，在同一关系型数据库中，数据的整合主要是通过"JOIN"语句实现。"JOIN"语句有不同的类型以满足不同的数据要求。这里将通过案例介绍"INNER JOIN""LEFT JOIN""RIGHT JOIN"以及"FULL JOIN"四种常见的"JOIN"类型。

（二）案例二

1. 案例介绍

假如我们需要研究患者的空腹血糖值和其用药信息的关系。我们将从患者信息表、血糖结果表和用药信息表进行展示不同 JOIN 类型的差异（表 2-4-5 ~ 表 2-4-7）。

表 2-4-5 患者信息表（patients）

patient_id	patient_name	birth_date
1	张三	1980-01-01
2	李四	1990-01-01
3	王五	1985-02-01
4	赵六	1982-03-01

表 2-4-6 血糖结果表（blood_sugar_tests）

test_id	patient_id	test_date	fasting_glucose_level
1	1	2023-08-01	6.5
2	2	2023-08-05	5.5
3	3	2023-08-10	7.0

表 2-4-7 用药信息表（medications）

medication_id	patient_id	medication_name	start_date	end_date
1	1	药物 A	2023-07-01	2023-08-15
2	2	药物 B	2023-08-10	NULL
3	4	药物 C	2023-08-02	2023-09-02
4	5	药物 D	2023-08-12	2023-08-30
5	6	药物 E	2023-08-14	NULL

2. INNER JOIN（或者 JOIN）

返回两个表中都有的行。如果一行中的列在另一张表中没有对应的行，则该行不会出现在结果中。只有张三和李四同时在两个表中有数据，因此结果表（表 2-4-8）中只保留了张三和李四的数据。INNER JOIN 函数可以在不同的数据处理环境和语言中实现，图 2-4-2 展示了 INNER JOIN 在 SQL、Python 以及 R 语言中的代码案例。

表 2-4-8　INNER JOIN 结果

patient_name	test_date	fasting_glucose_level	medication_name
张三	2023-08-01	6.5	药物 A
李四	2023-08-05	5.5	药物 B

```
SQL代码：
SELECT p.patient_name, bst.test_date, bst.fasting_glucose_level,
m.medication_name
FROM patients p
INNER JOIN blood_sugar_tests bst ON p.patient_id = bst.patient_id
INNER JOIN medications m ON p.patient_id = m.patient_id;

Python代码（Pandas）：
import pandas as pd
df_inner=df_patients.merge(df_blood_sugar,on='patient_id').merge(df_medicatio
ns, on='patient_id')

R代码（dplyr）：
library(dplyr)
inner_join_df <- patients %>%
  inner_join(blood_sugar_tests, by = "patient_id") %>%
  inner_join(medications, by = "patient_id")
```

图 2-4-2　INNER JOIN 代码案例

3. LEFT JOIN

返回表 2-4-5 中的所有行，即使表 2-4-7 中没有匹配的行，匹配结果中的相关列将为空 /NULL。由此输出表 2-4-9，其中所有患者都显示，但只有与之匹配的数据显示出来，这里我们不会看到药物 D 和药物 E，因为使用它们的患者（5 号和 6 号）在 patients 表中不存在。LEFT JOIN 代码案例见图 2-4-3，LEFT JOIN 合并后数据结果见表 2-4-9。

4. RIGHT JOIN

和 LEFT JOIN 相似，但是返回表 2-4-7 的所有数据，并合并表 2-4-5 中与之匹配的数据（由于大多数数据库中的 LEFT JOIN 使用更为普遍，RIGHT JOIN 的效果可以通过调换表的位置和使用 LEFT JOIN 来实现）。由表 2-4-10 可见，王五虽然在 patients 和 blood_sugar_tests 表中有数据，但是他没有匹配的用药记录，因此在使用 RIGHT JOIN 的结果中不会出现。药物 D 和 E 的使用者（5 号和 6 号）在 patients 表中不存在，但是由于我们使用了 RIGHT JOIN，这些药物仍然在结果中显示出来，代码见图 2-4-4，合并后结果见表 2-4-10。

```
SQL代码:
SELECT p.patient_name, bst.test_date, bst.fasting_glucose_level,
m.medication_name
FROM patients p
LEFT JOIN blood_sugar_tests bst ON p.patient_id = bst.patient_id
LEFT JOIN medications m ON p.patient_id = m.patient_id;

Python 代码:
df_left = df_patients.merge(df_blood_sugar,
on='patient_id',how='left').merge(df_medications, on='patient_id',
how='left')

R 代码:
left_join_df <- patients %>%
  left_join(blood_sugar_tests, by = "patient_id") %>%
  left_join(medications, by = "patient_id")
```

图 2-4-3　LEFT JOIN 代码案例

表 2-4-9　LEFT JOIN 合并后数据结果

patient_name	test_date	fasting_glucose_level	Medication name
张三	2023-08-01	6.5	药物 A
李四	2023-08-05	5.5	药物 B
王五	2023-08-10	7.0	NULL
赵六	NULL	NULL	药物 C

```
SQL代码:
SELECT p.patient_name, bst.test_date, bst.fasting_glucose_level,
m.medication_name
FROM blood_sugar_tests bst
RIGHT JOIN patients p ON p.patient_id = bst.patient_id
LEFT JOIN medications m ON p.patient_id = m.patient_id;

Python 代码:
df_right = df_patients.merge(df_blood_sugar,
on='patient_id',how='right').merge(df_medications, on='patient_id',
how='right')

R 代码:
right_join_df <- patients %>%
  right_join(blood_sugar_tests, by = "patient_id") %>%
  right_join(medications, by = "patient_id")
```

图 2-4-4　RIGHT JOIN 代码示例

表 2-4-10　RIGHT JOIN 合并后数据结果

patient_name	test_date	fasting_glucose_level	medication_name
张三	2023-08-01	6.5	药物 A
李四	2023-08-05	5.5	药物 B
赵六	NULL	NULL	药物 C
NULL	NULL	NULL	药物 D
NULL	NULL	NULL	药物 E

5. FULL JOIN（或 OUTER JOIN）

返回所有患者的数据，所有血糖测试的数据，和所有药物的数据，不论它们之间是否有匹配的记录。在 FULL JOIN 结果中（表 2-4-11），药物 D 和 E 都显示出来了，尽管使用它们的患者在 patients 表中不存在。FULL JOIN 的代码示例见图 2-4-5，合并后数据结果见表 2-4-11。

```
SQL代码:
SELECT p.patient_name, bst.test_date, bst.fasting_glucose_level,
m.medication_name
FROM patients p
FULL JOIN blood_sugar_tests bst ON p.patient_id = bst.patient_id
FULL JOIN medications m ON p.patient_id = m.patient_id;

Python 代码:
df_full = df_patients.merge(df_blood_sugar, on='patient_id',
how='outer').merge(df_medications, on='patient_id', how='outer')

R 代码:
full_join_df <- patients %>%
  full_join(blood_sugar_tests, by = "patient_id") %>%
  full_join(medications, by = "patient_id")
```

图 2-4-5　FULL JOIN 代码示例

表 2-4-11　FULL JOIN 合并后数据结果

Patient_name	test_date	fasting_glucose_level	medication_name
张三	2023-08-01	6.5	药物 A
李四	2023-08-05	5.5	药物 B
王五	2023-08-10	7.0	NULL
赵六	NULL	NULL	药物 C
NULL	NULL	NULL	药物 D
NULL	NULL	NULL	药物 E

二、数据库间的数据整合方法

从上一节中的例子可以看出，数据的匹配是需要有标准的唯一标识才能将数据从不同表格中提取并整合的。对于一个数据库，通常数据有统一标准或者规则，数据识别号匹配的问题较少出现。但在不同信息系统间，由于患者无统一的唯一标识，常常导致无法将同一患者的信息在不同数据库之间进行匹配。另外，在数据表中各机构定义也会存在差异，例如在一个表中患者姓名由"Name"标识，但在另一个系统中则为"Pat_Name"，而"Name"却表达了药物名称。在这样的情况下，如何快速匹配相同的表结构也是十分关键的。

这些不同层面问题的本质是实体的匹配问题，如何通过不同的方法将相同实体的不同表达进行匹配是数据库之间数据整合的关键。

（一）字符串匹配

在医学数据库中，数据和表结构描述通常以字符串的形式储存，由于数据录入规则不同、录入错误以及表达方式的不同，可能代表同一实体在不同数据库存储为不同的字符串。通过字符串匹配实现同一实体的匹配是医学数据整合的基础方法。

值得注意的是，大多数常用的字符串匹配方法是基于英语和罗马字母语言发明的，不一定能适用于中文的字符串匹配，因此本部分将着重介绍支持中文字符串匹配的方法。通常字符串匹配有四类方法，即基于序列（sequence-based）的匹配方法、基于集合（set-based）的匹配方法、基于混合（hybrid）的匹配方法以及基于音值（phonetic）的匹配方法。其中，基于音值的匹配方法更加适合于英文的字符串匹配，其余三类方法都有适用于中文的匹配方法。

这里将以案例介绍几种常用的字符串匹配方法。

1. Jaro-Winkler 距离

Jaro-Winkler 距离是 Jaro 距离的变种，是一种基于序列的匹配方法，用于衡量两个字符串的相似性。Jaro-Winkler 距离给予两个字符串前面的公共字符更多的权重，因此它对于诸如人名匹配这样的应用尤为有用。例如，两个中文名字："王小明"和"王小民"。这两个名字都有相同的前两个字符"王小"，所以 Jaro-Winkler 距离会给予它们更高的相似度，因为它们有共同的前缀。

2. Smith-Waterman 算法

Smith-Waterman 算法是一种局部序列比对方法，用于找到两个字符串的最佳局部匹配。该算法使用了动态规划。Smith-Waterman 算法常用于生物信息学，特别是蛋白质或 DNA 序列的比对。比如两个中文短句："我爱吃苹果和香蕉"和"我喜欢吃香蕉和苹果"。尽管两个句子在开始和结束的位置有所不同，但它们都包含"吃香蕉和苹果"这样的局部相似性。使用 Smith-Waterman 算法，我们可以识别出这两个句子之间的局部相似性，并给出相应的得分。

3. Levenshtein 距离

Levenshtein 距离也称为编辑距离，测量将一个字符串转换成另一个字符串所需的最小单字符编辑次数（插入、删除或替换）。值得注意的是，编辑距离越小，两个字符串越相似。

4. Jaccard 相似度

Jaccard 相似度是一种常用于测量两个集合相似性的方法，是一种基于集合的匹配方法。当我们将其应用于字符串时，通常会将字符串分解为字符集或子字符串集（如二元组、三元组等），然后根据这些集合来计算 Jaccard 相似度。此方法特别适用于比较长度不等的字符串，或当需要某种形式的模糊匹配时，例如在处理拼写错误或文档相似性比较时。

5. 余弦相似度（cosine similarity）

余弦相似度是一种常用的方法来测量两个向量之间的相似度，是一种基于集合匹配方法。在文本处理中我们可以使用余弦相似度来测量两个文本字符串之间的相似度。余弦相似度特别适用于文本数据，因为它可以有效地处理文本长度的差异并捕获文本之间的语义相似性。

6. SoftTFIDF

SoftTFIDF（soft term frequency-inverse document frequency），中文词义近似词频 - 逆文档频率，是一种字符串相似度度量，结合了传统的 TF-IDF 方法和某种令牌匹配技术（通常是 Jaro-Winkler），是一种混合匹配方法。它是用于匹配名字、地址和其他短文本的高效和准确的方法。

（二）字符串匹配案例

1. 案例介绍

我们需要将以下字符串与"肺炎"这个实体进行匹配：

肺炎，肺部炎症，肺部感染，肺病感染，心肌梗死，脑出血，肝硬化，肾炎，胃炎。

我们可以通过 python 语言实现除了 softTFIDF（由于 softTFDIF 需要基于大量文本计算）外的 5 种常用方法，这里通过以下代码实现肺炎字符串匹配（图 2-4-6），四种常用字符串匹配方法对肺炎与不同文本匹配结果见表 2-4-12。

```python
from sklearn.metrics.pairwise import cosine_similarity

# Edit Distance (Levenshtein)
def levenshtein_distance(s1, s2):
    m, n = len(s1), len(s2)
    dp = [[0 for _ in range(n+1)] for _ in range(m+1)]
    for i in range(m+1):
        for j in range(n+1):
            if i == 0:
                dp[i][j] = j
            elif j == 0:
                dp[i][j] = i
            elif s1[i-1] == s2[j-1]:
                dp[i][j] = dp[i-1][j-1]
            else:
                dp[i][j] = 1 + min(dp[i][j-1], dp[i-1][j], dp[i-1][j-1])
    return dp[m][n]

# Jaro Distance
def jaro_distance(s1, s2):
    m = len(s1)
    n = len(s2)
    if m == 0 and n == 0:
        return 1.0
    match_distance = (max(m, n) // 2) - 1
    matches = 0
    transpositions = 0
    flagged_1 = []
    flagged_2 = []

    for i in range(m):
        start = max(0, i - match_distance)
        end = min(n, i + match_distance + 1)
        for j in range(start, end):
            if s2[j] == s1[i] and j not in flagged_2:
                matches += 1
                flagged_1.append(i)
                flagged_2.append(j)
                break

    flagged_1 = sorted(flagged_1)
    flagged_2 = sorted(flagged_2)

    for i in range(len(flagged_1)):
        if s1[flagged_1[i]] != s2[flagged_2[i]]:
            transpositions += 1

    if matches == 0:
        return 0.0
    else:
        return (1/3) * ((matches / m) + (matches / n) + ((matches -
        transpositions // 2) / matches))
```

A

图 2-4-6 不同肺炎字符串匹配方法在 Python 环境下的应用代码示例

```
# Jaro-Winkler
def jaro_winkler_distance(s1, s2, scaling=0.1):
    jaro_dist = jaro_distance(s1, s2)
    prefix = 0
    for i in range(min(len(s1), len(s2))):
        if s1[i] == s2[i]:
            prefix += 1
        else:
            break
    prefix = min(4, prefix)
    return jaro_dist + prefix * scaling * (1 - jaro_dist)

# Smith-Waterman
def smith_waterman(s1, s2, match_score=2, gap_cost=1, mismatch_cost=1):
    m, n = len(s1), len(s2)
    score = [[0 for _ in range(n+1)] for _ in range(m+1)]
    max_score = 0
    max_pos = None
    for i in range(1, m+1):
        for j in range(1, n+1):
            match = score[i-1][j-1] + (match_score if s1[i-1] == s2[j-1] else
            -mismatch_cost)
            delete = score[i-1][j] - gap_cost
            insert = score[i][j-1] - gap_cost
            score[i][j] = max(0, match, delete, insert)
            if score[i][j] > max_score:
                max_score = score[i][j]
                max_pos = (i, j)
    if max_pos is None:
        return ("", "", 0)
    aligned_s1, aligned_s2 = "", ""
    i, j = max_pos
    while i > 0 and j > 0:
        current_score = score[i][j]
        if current_score == 0:
            break
        if current_score == score[i-1][j-1] + (match_score if s1[i-1] ==
        s2[j-1] else -mismatch_cost):
            aligned_s1 = s1[i-1] + aligned_s1
            aligned_s2 = s2[j-1] + aligned_s2
            i -= 1
            j -= 1
        elif current_score == score[i][j-1] - gap_cost:
            aligned_s1 = "-" + aligned_s1
            aligned_s2 = s2[j-1] + aligned_s2
            j -= 1
        else:
            aligned_s1 = s1[i-1] + aligned_s1
            aligned_s2 = "-" + aligned_s2
            i -= 1
    return (aligned_s1, aligned_s2, max_score)
```

B

图 2-4-6　不同肺炎字符串匹配方法在 Python 环境下的应用代码示例（续）

```
# Jaccard Similarity
def jaccard_similarity(str1, str2):
    set1 = set(str1)
    set2 = set(str2)
    intersection = set1.intersection(set2)
    union = set1.union(set2)
    return len(intersection) / len(union)

# Cosine Similarity
def compute_cosine_similarity(str1, str2):
    vectorizer = TfidfVectorizer().fit_transform([str1, str2])
    vectors = vectorizer.toarray()
    cosine_sim = cosine_similarity(vectors)
    return cosine_sim[0][1]

# Base name and disease names
base_name = "肺炎"
disease_names_extended = ["肺炎", "肺部炎症", "肺部感染", "肺病感染", "心肌梗死",
"脑出血", "肝硬化", "肾炎", "胃炎"]

# Calculating and presenting results
results = {
    'Disease Name': disease_names_extended,
    'Edit Distance': [levenshtein_distance(base_name, name) for name in
    disease_names_extended],
    'Jaccard Similarity': [jaccard_similarity(base_name, name) for name in
    disease_names_extended],
    'Cosine Similarity': [compute_cosine_similarity(base_name, name) for name
    in disease_names_extended],
    'Smith-Waterman Score': [smith_waterman(base_name, name)[2] for name in
    disease_names_extended],
    'Jaro-Winkler Score': [jaro_winkler_distance(base_name, name) for name in
    disease_names_extended]
}

# Convert results to a dataframe for visualization
df_results = pd.DataFrame(results)
df_results
```

C

图 2-4-6　不同肺炎字符串匹配方法在 Python 环境下的应用代码示例（续）

表 2-4-12　四种常用字符串匹配方法对肺炎与不同文本匹配结果

疾病名称	编辑距离	Jaccard 相似度	余弦相似度	Smith-Waterman 分数	Jaro-Winkler 分数
肺炎	0	1.000	1.0	4	1.000
肺部炎症	2	0.500	0.0	3	0.850
肺部感染	3	0.200	0.0	2	0.625
肺病感染	3	0.200	0.0	2	0.625
心肌梗死	4	0.000	0.0	0	0.000
脑出血	3	0.000	0.0	0	0.000
肝硬化	3	0.000	0.0	0	0.000
肾炎	1	0.333	0.0	2	0.667
胃炎	1	0.333	0.0	2	0.667

2. 应用案例中的术语

1）编辑距离

特点：这种方法计算两个字符串之间的最小编辑操作数，包括插入、删除和替换。

结果观察：与"肺炎"完全匹配的字符串得到了最低的编辑距离 0。随着字符串与"肺炎"之间的差异增加，编辑距离也增加。对于完全不相关的字符串，例如"心肌梗死"，其编辑距离相对较大。

2）Jaccard 相似度

特点：基于两个字符串的字符集的交集和并集来计算相似度。

结果观察：与"肺炎"完全匹配的字符串得到了最高的相似度 1.0。字符串之间的字符重叠越多，Jaccard 相似度越高。对于没有共同字符的字符串，例如"心肌梗死"，其相似度为 0。

3）余弦相似度

特点：基于两个字符串的向量表示来计算它们之间的余弦角。

结果观察：与"肺炎"完全匹配的字符串得到了最高的相似度 1.0。对于其余的字符串，由于我们的实施，余弦相似度都为 0。在某些实践中，它可能更适合处理长文本，而不是短字符串。

4）Smith-Waterman 分数

特点：是一种局部序列对齐算法，可以找到两个字符串之间的最佳局部匹配。

结果观察：与"肺炎"完全匹配的字符串得到了最高的分数。与"肺炎"有共同子序列的字符串得到了较高的分数。对于完全不相关的字符串，例如"心肌梗死"，其得分为 0。

5）Jaro-Winkler 分数

特点：基于两个字符串之间的匹配字符和转置字符来计算相似度，还考虑了字符串的前缀。

结果观察：与"肺炎"完全匹配的字符串得到了最高的分数 1.0。与"肺炎"有更多共同字符的字符串得到了较高的分数。Jaro-Winkler 方法对前缀有偏好，因此它可能会为具有相同前缀的字符串分配较高的分数。

因此，对于短字符串或需要精确匹配的应用，编辑距离和 Smith-Waterman 可能更为合适。对于需要考虑字符串的部分匹配或子序列的应用，Jaro-Winkler 和 Smith-Waterman 可能更有优势。Jaccard 和余弦相似度通常更适合于考虑集合或文本内容的应用。

3. 案例应用的分析

通过案例我们可以看到，不同的字符串匹配方法有着不同的特征和不同的适用情况，在合适的情况下选用最合适的方法是十分重要的。另外，由于字符串匹配较为消耗算力，在选择合适的方法时，需要考虑数据库的数据量。在数据量较大时，应考虑匹配算法的计算复杂度，使用计算复杂度较小的算法以在合理的算力和时间内获得结果。随着人工智能技术的飞速发展，字符串匹配技术也有一定的发展，新的基于机器学习和深度学习的方法也被提出，进一步提高了字符串匹配的准确性，这些方法包括循环神经网络（RNN）、长短时记忆网络（LSTM）、Siamese Networks、BERT、Tf-idf with N-grams 以及 Word2Vec 等方法。深度学习方法往往需要大量的数据和计算资源，但在某些任务上可能传统方法更为有效。

（三）数据库模式匹配

数据库模式匹配是数据库和信息集成领域中的一个核心问题。简单来说，它是一种技术，用于发现两个或多个数据模式（schemas）之间的对应关系。这些对应关系可以是表、属性或列、数据类型等之间的关系。

1. 数据表模式包括的元素

1）表（table）

数据库中存储数据的主要结构，包含行和列。

2）属性或列（attribute/column）

表中的一个字段，表示数据的某个方面。

3）数据类型（data type）

定义了列可以存储的数据类型，如整数、字符串、日期等。

4）主键（primary key）

一个或多个列的组合，唯一标识表中的每一行。

5）外键（foreign key）

一个或多个列的组合，它引用了另一个表的主键。

6）约束（constraints）

用于确保数据的完整性和准确性的规则。

2. 模式匹配不同的医学信息数据库的挑战

1）数据库内涵差异

不同的数据库可能由不同的设计者设计，使用不同的数据模型，并且为不同的应用和目的服务。

2）数据库间存在语义差异

两个模式可能使用不同的术语或命名约定来描述相同的实体或关系。

3）数据库模式大小和复杂性差异

大型数据库可能包含数百或数千个表和属性，使得手动匹配非常困难和耗时。因此，实现自动化的模式匹配十分重要。

4）数据库模式匹配的方法有四类

（1）基于实例的方法：这类方法依赖于数据的实际值来发现模式之间的对应关系。例如，如果两个属性中的大多数值都相同或相似，那么这两个属性可能匹配。

（2）基于结构的方法：这类方法考虑模式的结构特性，如数据类型、键约束、模式图的结构等。

（3）基于语义的方法：这些方法使用外部知识（如本体、词典或知识图谱）来帮助确定模式之间的语义对应关系。

（4）复合方法：这类方法结合了上述多种方法，以提高匹配的准确性。

5）数据库模式匹配案例

假设我们有两个数据模式和虚拟数据，一个是患者的空腹血糖数据，另一个是患者的用药数据。

空腹血糖数据：fasting glucose（表2-4-13）；列：patient_id：患者唯一标识符（数据类型：数值）；tcst date：测试日期（数据类型：日期）；sugar level：空腹血糖水平（数据类型：数值）。

表 2-4-13　空腹血糖数据

patient id	test date	sugar level
001	2023-01-01	5.6
002	2023-01-02	7.2
003	2023-01-03	6.1

用药数据：medication（表2-4-14）；列：p_id：患者唯一标识符（数据类型：数值）；med_date：用药日期（数据类型：日期）；drug name：药物名称（数据类型：文本）；dosage：药物剂量（数据类型：数值）。

表 2-4-14　用药数据

p_id	med date	drug name	dosoge
001	2023-01-01	二甲双胍	500mg
002	2023-01-03	胰岛素	10 units
004	2023-01-02	格列吡嗪	5mg

现在如果需要合并两个表格，存在数据库表头不同的情况，导致不能直接将两个数据库的数据合并的情况，这里将使用不同的方法实现自动化的数据库模式匹配。

（1）基于名称的匹配：通过字符串匹配列名的方法，在这个例子中，patient_id

和 p_id 相似度较高，应该都代表患者的唯一标识符的实体，因此可能是匹配的。同样，test date 和 med date 相似度也较高，应为日期表达实体，因此也可能是匹配的。

（2）基于数据类型的匹配：patient_id 和 p_id 都是文本或数字类型，这进一步证明了它们可能是匹配的。test date 和 med date 都是日期类型，增强了它们匹配的可能性。

（3）基于数据的匹配：通过查看表中的实际数据，我们可以看到 patient_id 和 p_id 中有相同的值，如"001"和"002"，这证实了这两列是匹配的。虽然 test date 和 med date 在名称和数据类型上看起来相似，但它们的数据值可能并不完全相同（例如，某个患者的血糖测试日期可能与用药日期不同）。因此，尽管这两列是相关的，但它们可能不是完全匹配的。

（4）结合外部知识：如果我们有关于医疗数据的外部知识，例如知道患者的 ID 通常是唯一的，并且在不同的表中可能有不同的命名，那么我们可以更有信心地将 patient_id 和 p_id 匹配起来。

基于上述分析，我们可以得出以下匹配关系：

patient_id（表 2-4-13）匹配 p_id（表 2-4-14）。

test date（表 2-4-13）与 med date（表 2-4-14）相关，但可能不完全匹配。

6）数据库模式匹配案例分析

数据库模式匹配是重要的数据整合的方法，为数据集成、数据迁移或数据转换提供清晰的指导，帮助确保数据的完整性和准确性，在实现一些较为复杂的数据整合任务时尤其重要。但是数据库模式的自动匹配涉及大量专业信息开发实际经验，实际应用中遇到的特殊情况也难以用常规方法解决，这些内容超出本书的范畴，因此这里只对数据库模式匹配的原理进行简单的介绍。

（四）数据匹配

数据匹配是寻找描述相同真实世界实体的结构化数据项的问题。与字符串匹配不同，我们试图决定两个不同的字符串是否指向同一真实世界实体，在这里，实体可能由数据库中的一个元组、一个 XML 元素或一组 RDF 三元组表示。例如，我们想确定元组（张三，021-23456789，浦东新区）和（张三，23456789，上海）是否指的是同一个人。在医学数据整合时，许多情况下都会出现数据匹配的问题，比如将不同诊断描述与对应的 ICD 代码相匹配。基本上，数据匹配可以分为两大类：确定性匹配（deterministic）和概率性匹配（probabilistic），根据不同的匹配算法类型，还可以将数据匹配方法分为以下类型。

1. 基于规则的匹配（rule-based matching）

这种方法依赖于预先定义的规则来确定两个记录是否匹配，是确定性匹配的一种。例如，一个简单的规则可能是："如果两个记录中的姓名和地址都相同，则它们是匹配的。"这种方法是直观、易于理解，并能为特定场景提供可靠的匹配，但可能不够灵活，不适应数据变化；并且需要专家知识来制定规则。

2. 基于学习的匹配（learning-based matching）

这种方法使用机器学习技术从已标记的匹配和非匹配样本中学习如何匹配记录。这种方法的实施需要有一个已标记的数据集，然后训练一个分类器来学习匹配模式。它能够适应数据的变化并自动改进匹配准确性，但需要大量的已标记数据；并且训练和预测可能需要较多计算资源。

3. 基于聚类的匹配（cluster-based matching）

这种方法首先将数据分为多个聚类，然后在每个聚类中进行匹配。比如，可以使用 K-means 或其他聚类算法来将数据聚集到几个类别中，然后在每个类别中执行匹配。这种方法减少了计算复杂性，并使匹配在局部范围内更加准确，但是如何选择合适的聚类方法和聚类数量可能是一个问题。

4. 概率性匹配（probabilistic matching）

这种方法为每对记录分配一个匹配的概率得分。这种方法使用统计模型来评估每个字段的匹配概率，并结合这些概率得到总体匹配概率。方法考虑了匹配的不确定性，为决策者提供了匹配的置信度，但计算上可能较为复杂。

由于用于展示的模拟数据集的数据量有限，基于学习、聚类的方法无法使用，因此这里只对规则和简单的概率匹配方法进行展示。

5. 简单数据匹配案例

1）案例任务描述

这里我们将使用案例，通过模拟数据为例对数据匹配逐步介绍。模拟的信息系统 A 保存患者基础信息和空腹血糖监测信息，信息系统 B 存放了患者基础信息和药物使用信息，但是两个信息系统患者 ID 不能直接匹配，现在需要用数据匹配的方法来匹配患者，合并患者的空腹血糖和用药信息（表 2-4-15、表 2-4-16）。

表 2-4-15　信息系统 A（患者基础信息和空腹血糖监测信息）

patient_id_A	patient_name	birth_date	fasting_glucose_level
1	张三	1990-01-01	5.5
2	李四	1985-02-15	6.7
3	王五	1988-05-10	7.0
4	赵六	1995-08-08	5.8
…	…	…	…

表 2-4-16 信息系统 B（患者基础信息和药物使用信息）

patient_id_B	patient_name	birth_date	medication_name
101	张三	1990-01-01	药物 A
102	李四	1985-02-10	药物 B
103	陈七	1989-05-10	药物 C
104	赵六	1995-08-09	药物 D
…	…	…	…

2）匹配过程

（1）确定性匹配算法：确定性匹配通常使用一组确定的规则来找到匹配的患者。这里可以根据 patient_name 和 birth_date 进行匹配，合并匹配到的患者（表 2-4-17）。

表 2-4-17 确定性匹配结果

patient_id_A	patient_id_B	Patient_name	birth_date	fasting_glucose_level	medication_name
1	101	张三	1990-01-01	5.5	药物 A
2	102	李四	1985-02-15	6.7	药物 B
…	…	…	…	…	…

（2）概率性匹配算法：概率性匹配使用数据的统计特性来为每对可能的匹配赋予一个分数，为每个字段（如 patient_name，birth_date）计算一个分数，表示两个记录在该字段上的相似度。将所有字段的分数相加，得到总分。设置一个阈值，选择分数超过阈值的匹配，这里我们只有当 Score 超过 0.90 时才认为这是一个匹配（表 2-4-18）。

表 2-4-18 概率性匹配结果

patient_id_A	patient_id_B	patient_name	birth_date	fasting_glucose level	medication_name	Score
1	101	张三	1990-01-01	5.5	药物 A	0.95
…	…	…	…	…	…	…

（3）复杂数据匹配案例：如果考虑和之前案例中相同的两个信息系统（表 2-4-19、表 2-4-20），但是有着更为复杂的匹配情况，包括重名、名字输入错误、没有出生年月由年龄代替等情况。

表 2-4-19 信息系统 A（患者基础信息和空腹血糖监测信息）

patient_id_A	patient_name	age	gender	fasting_glucose_level
1	张三	33	男	5.5
2	李四	38	女	6.7

patient_id_A	patient_name	age	gender	fasting_glucose_level
3	王五	35	男	7.0
4	赵六	28	男	5.8
5	张三	40	男	6.3
…	…	…	…	…

表 2-4-20　信息系统 B（患者基础信息和药物使用信息）

patient_id_B	patient_name	age	gender	medication_name
101	张三	32	男	药物 A
102	李四	38	女	药物 B
103	陈七	31	男	药物 C
104	赵六	28	男	药物 D
105	张三	40	男	药物 E
…	…	…	…	…

可以看到，在更为复杂的情况下，规则匹配只能匹配到"赵六"一条患者信息（表 2-4-21），而如果使用概率性匹配，并以 0.8 为阈值，那就有 4 条患者信息能被匹配（表 2-4-22），能比规则匹配有更好的性能。

表 2-4-21　确定性匹配结果

patient_id_A	patient_id_B	patient_name_A	patient_name_B	age_A	age_B	gender	fasting_glucose_level	medication_name
4	104	赵六	赵六	28	28	男	5.8	药物 D
…	…	…	…	…	…	…	…	…

表 2-4-22　概率性匹配结果

patient_id_A	patient_id_B	Patient name A	Patient name B	age A	age B	gender	fasting glucose level	Medication name	Score
1	101	张三	张三	33	32	男	5.5	药物 A	0.90
2	102	李四	李四	38	38	女	6.7	药物 B	0.89
3	（无匹配）	王五		35		男	7.0		
4	104	赵六	赵六	28	28	男	5.8	药物 D	0.95
5	105	张三	张三	40	40	男	6.3	药物 E	0.90
…	…	…	…	…	…	…	…	…	…

数据匹配技术正随着大数据、机器学习和人工智能的演进而不断发展。近年来的趋势显示，深度学习在此领域的应用越来越普及，尤其在表示学习和跨域匹配中。

随着多模态数据和实时数据处理需求的增加，半监督和无监督的匹配策略也受到了重视。然而，这些技术的快速发展同时带来了几个挑战，如确保匹配的准确性、提供模型的可解释性、保障数据隐私和安全以及满足大规模数据处理的扩展性需求。总体而言，数据匹配领域正迅速前进，但为达到高效、准确和安全的数据匹配，仍需不断研究和创新。

三、数据库间的数据整合策略

数据库间的数据整合策略是在多个数据源之间建立数据连接、整合和交换的过程，是确保数据的一致性、准确性和可访问性的关键。这种整合对于支持业务智能、数据仓库、数据迁移和其他应用至关重要。早期数据整合的策略主要有提取、转换、加载（ETL）策略和提取、加载、转换（ELT）这两种策略，主要描述了数据整合的流程，不同的流程会产生不同的数据整合范式、技术和方法，有着不同的技术侧重点，也有不同的性能优劣。随着数据储存技术的发展，特别是云技术的发展，数据整合的数据存储策略也有较大的发展，包括数据虚拟化、数据湖、数据联邦等概念被提出，以及处理数据链接的技术问题。在数据调用时，也有包括 API 整合等策略被提出。这里将对这些概念和原理进行简单的描述。

（一）数据整合流程策略

1. ETL（提取、转换、加载）

ETL 是数据整合中最传统的方法，主要应用于数据仓库的建设。其核心思想是从多个源系统提取数据，然后在一个中心处理系统中进行数据清洗和转换，最后将这些数据加载到目标系统（如数据仓库）中。包括提取（extract），即从各种数据源（如关系数据库、文件、API 等）中提取数据；转换（transform），即在一个中心处理系统中对数据进行多种转换操作，如数据清洗、格式转换、合并、聚合等；加载（load），即将转换后的数据加载到目标系统中，通常是数据仓库。

2. ELT（提取、加载、转换）

ELT 是一种新兴的数据整合方法，尤其适用于现代、高性能的数据库系统。与 ETL 不同，ELT 首先将原始数据加载到目标系统中，然后再在该系统内部进行数据转换。ELT 的提取同 ETL 中的提取步骤。但是加载是直接将提取的原始数据加载到目标系统中，这通常是一个高性能的数据仓库或大数据平台，而转换需要等数据被加载到目标系统后，再使用该系统的计算能力进行数据转换。

3. ETL 与 ELT 的异同

ETL 在实施中可能会受到中心处理系统的性能限制，并且在数据转换过程中提供了额外的灵活性。相反，ELT 策略首先将原始数据提取出来并直接加载到目标系统，如高性能的数据仓库或大数据平台，然后在该平台内部进行转换。这种策略充分利用了目标系统的高性能计算能力，尤其是在处理大数据时，可能更快、更高效。选择使用 ETL 还是 ELT 主要取决于数据的量和复杂性、目标系统的性能以及特定的业务需求。

（二）数据整合存储策略

数据整合时，根据不同的硬件和应用需求，对数据的存储有不同的需求，这里将介绍数据联邦、数据虚拟化和数据湖这三种不同的策略。

1. 数据联邦（data federation）

数据联邦是一种数据访问技术，允许用户从分散的数据源查询数据，而无需先将数据整合到一个中心位置。通过这种方式，数据仍然保留在原始位置，但是可以为用户提供一个统一的访问接口。数据联邦通过分布式访问，允许从多个源头直接访问数据，并且是实时从其原始位置检索数据，没有延迟。对于用户来说，数据的物理位置和格式是透明的，他们只看到一个统一的视图。数据联邦可应用于区域实验室间的数据整合，比如检验科通常拥有自己独立的 LIS。数据联邦允许这些实验室之间的系统实时地共享和访问数据，而不需要将数据物理地整合到一个中心位置。这对于实验室间数据实时同步和信息安全重要。

2. 数据虚拟化（data virtualization）

数据虚拟化是较数据联邦更为全面的数据整合策略，他们都是为了实现不同的数据源可以被表示为一个统一的抽象视图，而不是物理整合到一个中心位置。数据虚拟化允许用户和应用程序访问和操作数据，就像它们是存储在一个单一位置的，而不考虑数据的实际存放位置或格式。数据虚拟化涉及更加复杂的计算和数据转换，而数据联邦主要用于数据共享和查询。数据虚拟化由于涉及广泛的数据操作和交付机制，数据虚拟化可能需要更复杂的性能优化策略。数据虚拟化可以快速整合新的数据源而无需物理迁移、避免了物理整合的复杂性和成本。数据虚拟化能够快速适应业务需求的变化。在临床检验实验室，患者 360 度视图为每个患者提供一个包含多个系统（如 EHR、PACS、实验室系统等）数据，是数据虚拟化的重要应用。

3. 数据湖（data lakes）

数据湖是一个集中的存储系统，可以存储大量的原始数据，无论数据是结构化的、半结构化的还是非结构化的。与传统的数据仓库不同，数据湖保留了原始数据，并在需要时进行处理和分析。数据湖能够存储各种格式的数据，从文本、日志到数据库和流数据等，通常使用廉价硬件，如 Hadoop 集群，进行大规模存储。数据湖不需要预先定义数据结构，可以随后进行数据模型化。适用于需要存储大量、多种格式的数据并进行大数据分析的场景，如日志分析、机器学习和深度学习等。在临床检验实验室，数据湖可以用于整合图片、组学数据等非结构或数据量较大的数据，统一的数据储存模式也可以更好地根据法规要求进行合规性管理和存储，同时可以实施严格的数据访问控制，以确保数据隐私。

总之，这三种策略都是为了解决数据整合和管理的挑战。数据联邦和数据虚拟化主要关注如何为用户提供一个统一的数据访问接口，而数据湖关注如何存储和处理大规模的多种格式的数据。选择使用哪种策略取决于临床的特定需求和数据的性质。

（三）API 数据接口整合

1. API 整合策略

通过应用程序接口（API）将不同的软件应用或服务连接在一起，以便它们能够相互通信并共享功能或数据。API 提供了一种标准的方式来访问和使用特定应用或服务的特定功能，无须了解其内部工作原理。通过 API 整合，可以实现多种应用和服务之间的数据流动、自动化工作流程和功能增强。这种整合方式特别适用于现代的分布式、微服务架构和云计算环境，使得不同的服务和应用可以轻松地进行组合，创建出更为强大和灵活的系统解决方案。简而言之，API 整合为临床检验实验室提供了一种高效、可扩展和模块化的方式来构建和扩展其技术基础设施，满足不断变化的业务需求。

2. API 接口在医疗信息系统的应用

在医疗和临床检验实验室，API 整合是重要的发展方向。本章前文提到最新的 HL7 FIHR 就是基于 API 整合设计的医疗数据标准。在医疗信息系统中，API 整合可以起到桥梁的作用，连接不同的软件应用和服务以实现流畅的信息交流和系统互操作。这种整合首先使得 LIS 和电子健康记录（EHR）能够与其他关键医疗系统如药物管理系统、医保系统进行无缝通信。此外，API 还支持患者门户的创建，让患者能够直接访问自己的医疗数据，同时促进了远程监控和移动健康应用中的数据传输，为医生提供了更丰富的患者健康信息。更进一步，API 整合也推进了医疗数据的跨机构共享，提高了医疗服务的连贯性，加强了实时的临床决策支持，并且允许研究人员轻松访问数据，从而加速医学研究。API 还开放了与第三方应用的整合可能性，为医疗组织引入新的功能或服务，同时确保数据传输的安全性和合规性。总的来说，API 整合为医学信息系统带来了前所未有的灵活性和扩展性，满足了现代医疗组织的技术和业务需求。

四、结语

数据整合涉及检验数据的方方面面，检验专家以及信息专家应根据需求，制订需求设计的数据，理解不同数据的结构、存储方式以使用最合适的数据整合方式。对于科研等需求，应使用精度较高，但可能效率较低的方法，保证数据的准确性；而对于服务于日常工作的数据整合任务，则应通过科研模式，摸索效率高的数据整合方法，不断验证后投入使用。准确的数据是后续数据分析和信息服务的首要基础，也是数据工作中工作量最大的部分。

（郭　玮　段昕岑　虞　倩）

第五节　临床检验数据整合应用面临的困境和发展方向

一、数据整合的困境和挑战

（一）数据整合开发模式的局限性

医疗数据整合这种模式依然面临着若干局限性。

（1）由于医疗数据的高度敏感性：严格的隐私和合规要求可能限制了数据的流通和共享，使整合工作变得复杂，见第七章。

（2）医疗领域中的数据格式和标准：这导致整合时需要大量的数据映射和转换工作。一些医疗机构仍使用过时的技术和系统，使其与现代的数据整合工具存在兼容性问题。

（3）医疗数据的复杂性和多样性：如电子健康记录、医学影像、基因数据等都有其特定的数据结构和存储需求。因此，尽管医疗数据整合具有巨大的潜力和价值，但在实际的开发和实施过程中，仍需要克服许多技术和策略上的障碍。

（4）通用型人才的缺乏：虽然本章介绍了可以用于解决部分问题的方法，但是这些数据整合方法许多停留于理论，这些技术的实施需要有经验的专业信息专家实现，而这样的人才在临床检验领域非常缺乏。而这本书的初衷也是希望引导检验的相关专家对这些复杂的信息技术产生兴趣，也希望让专业信息技术专家看到临床检验数据整合存在的问题和痛点，并提出合理的解决方案。

（二）数据孤岛

目前阻碍临床检验医学实验室数据整合以及后续分析最重要的原因是数据孤岛问题。医疗数据孤岛指在医疗和健康领域，各种医疗数据被存储在不同的系统或数据库中，这些系统之间缺乏有效的交流和整合。数据孤岛问题会造成诸多后果。

（1）在医学研究方面：数据孤岛限制了大规模的、跨机构的医学研究，导致大量研究只能使用个体医疗机构所收集的有限数据，这些数据可能存在一定程度的偏倚，难以转化为准确的医学知识。

（2）在患者诊疗方面：医生可能没有获取患者完整的医疗记录，导致诊断延误或治疗不当；另外，患者可能需要多次提供相同的医疗历史，或者进行重复的检查和检验，提高诊疗成本和社会负担。

二、发展方向

（一）强人工智能应用

在前文中，我们已经可以看到人工智能、机器学习等技术对不同的数据整合方法都有不同的应用。随着人工智能技术的快速进步，数据整合技术正快速与人工智能（AI）结合，开启新的发展方向。在传统的数据整合方法中，需要人为地定义规则、模型和映射来整合不同来源的数据。但在 AI 的驱动下，数据整合变得更为智能和自适应。通过深度学习、神经网络和机器学习算法，系统能够自动识别和解决数据冲突、不一致性和缺失值问题。此外，AI 能够理解复杂的数据语义，实现跨领域、跨语言和跨结构的数据整合。预测模型可以持续优化，使整合过程更加精确。而在知识图谱和语义网络的支持下，整合后的数据能够为复杂的查询、分析和决策提供更深入的见解。简而言之，AI 将提高数据整合的速度和质量，将赋予各种应用和业务场景前所未有的价值。

（二）医疗数据互联互通和数据交易的规范化

通过立法强制医疗数据互联互通或医疗数据交易规范化是解决目前医疗数据孤岛的关键。当前，各方在试图解决医疗数据的孤岛问题时，通常以数据安全难以保证、患者隐私泄露等原因，阻止数据的互联互通。但通过本章其后章节的介绍，数据安全性、数据隐私等问题是可以通过已有成熟的技术手段解决。造成医疗数据孤岛困局有着更深层次的原因，近年来，数据的价值在各行各业凸显，各医疗单位将自身产生的医疗数据作为重要的资产进行保护，形成了严重的医疗数据保护主义，是导致医疗数据孤岛的根本原因。

在完善患者数据安全及隐私的法规和技术手段的基础上，解决医疗数据保护主义应从几个层面实现：首先，从立法层面，可以通过法律手段，在一定程度上保证患者数据隐私等伦理问题前提下，强制要求不同医疗机构实现医疗数据互联互通，允许经过严格审查后具有临床研究资质的机构和研究人员使用这些数据进行科学研究，允许医生在患者许可的前提下，调取该患者在不同医院的就诊电子记录。其次，考虑到个体医疗机构在收集获取医疗数据时需要投入一定的成本，所以同样在一定程度上保证患者数据隐私等伦理问题前提下，将数据赋值，获得认可的研究机构和人员以及患者应可以通过正规的数据交易平台，以合理的数据交易机制获取数据。

三、结语

虽然实现医疗数据互联互通和数据交易有诸多好处，但要实现还有一个重要的痛点。虽然通过技术手段可以实现在一定程度上保证患者数据隐私，但是医疗数据具有较强的可识别性，很难通过技术完全保护公开医疗数据或者可交换医疗数据的可识别个人信息。因此，实现医疗数据互联互通和数据交易，前提还需要社会与机构管理等形成集体认识，选择是否应该牺牲自身一定的隐私权益，交换更高的医疗水平和更加高效的医疗服务。

（王蓓丽　段昕岑）

参考文献

［1］陈鸣，崔巍，陈瑜，等. 检验医学"遇上"人工智能 [J]. 国际检验医学杂志, 2020, 41(5): 513-517.

［2］ARENDT J F H, HANSEN A T, LADEFOGED S A, et al. Existing data sources in clinical epidemiology: laboratory information system databases in denmark [J]. Clinical Epidemiology, 2020, 12(null): 469-475.

［3］RAJEEV D, STAES C J, EVANS R S, et al. Development of an electronic public health case report using HL7 v2. 5 to meet public health needs [J]. Journal of the American Medical Informatics Association, 2010, 17(1): 34-41.

［4］DOLIN R H, ALSCHULER L, BEEBE C, et al. The HL7 clinical document architecture [J].

Journal of the American Medical Informatics Association, 2001, 8(6): 552-69.

[5] HIRSCH J, NICOLA G, MCGINTY G, et al. ICD-10: history and context [J]. American Journal of Neuroradiology, 2016, 37(4): 596-599.

[6] FORREY A W, MCDONALD C J, DEMOOR G, et al. Logical observation identifier names and codes (LOINC)database: a public use set of codes and names for electronic reporting of clinical laboratory test results [J]. Clinical chemistry, 1996, 42(1): 81-90.

[7] 刘桂锋, 阮冰颖, 刘琼. 加强数据安全防护提升数据治理能力——《中华人民共和国数据安全法 (草案)》解读 [J]. 农业图书情报学报, 2021, 33(4): 4-13.

[8] TAITSMAN J K, GRIMM C M, AGRAWAL S. Protecting patient privacy and data security [J]. New England Journal of Medicine, 2013, 368(11): 977-979.

[9] LIMA-OLIVEIRA G, VOLANSKI W, LIPPI G, et al. Pre-analytical phase management: a review of the procedures from patient preparation to laboratory analysis [J]. Scandinavian journal of clinical and laboratory investigation, 2017, 77(3): 153-163.

[10] PLEBANI M. Laboratory errors: How to improve pre-and post-analytical phases? [J]. Biochemia Medica, 2007, 17(1): 5-9.

[11] REICHERTZ P L. Hospital information systems—Past, present, future [J]. International journal of medical informatics, 2006, 75(3-4): 282-299.

[12] KIM J Y, LEWANDROWSKI K. point-of-care testing informatics [J]. Clinics in laboratory medicine, 2009, 29(3): 449-461.

[13] JOHNSON J, KANAGALI V, PRABU D. Third party laboratory data management: Perspective with respect to clinical data management [J]. Perspect Clin Res, 2014, 5(1): 41-44.

[14] MILLER W G, JONES G R, HOROWITZ G L, et al. Proficiency testing/external quality assessment: current challenges and future directions [J]. Clinical chemistry, 2011, 57(12): 1670-1680.

[15] ZOHNER J, MARQUARDT K, SCHNEIDER H, et al. Challenges and opportunities in changing data structures of clinical document archives from HL7-V2 to FHIR-based archive solutions [J]. MEDINFO 2019: Health and Wellbeing e-Networks for All, 2019: 492-495.

[16] OEMIG F, BLOBEL B. An Ontology Architecture for HL7 V3: pitfalls and outcomes; proceedings of the World Congress on Medical Physics and Biomedical Engineering, September 7-12, 2009, Munich, Germany: Vol 25/12 General Subjects, F, 2009 [C]. Springer.

[17] DUDA S N, KENNEDY N, CONWAY D, et al. HL7 FHIR-based tools and initiatives to support clinical research: a scoping review [J]. Journal of the American Medical Informatics Association, 2022, 29(9): 1642-1653.

[18] MUSTRA M, DELAC K, GRGIC M. Overview of the DICOM standard; proceedings of the 2008 50th International Symposium ELMAR, F, 2008 [C]. IEEE.

[19] DONNELLY K. SNOMED-CT: The advanced terminology and coding system for eHealth [J]. Studies in health technology and informatics, 2006, 121: 279.

[20] ABOUELMEHDI K, BENI-HSSANE A, KHALOUFI H, et al. Big data security and privacy in healthcare: A Review [J]. Procedia Computer Science, 2017, 113: 73-80.

［21］ ABRAHAM R, SCHNEIDER J, VOM BROCKE J. Data governance: A conceptual framework, structured review, and research agenda [J]. International journal of information management, 2019, 49: 424-438.

［22］ SEPULVEDA J L, YOUNG D S. The ideal laboratory information system [J]. Archives of Pathology and Laboratory Medicine, 2013, 137(8): 1129-1140.

［23］ GROFF J R, WEINBERG P N, OPPEL A J. SQL: the complete reference [M]. McGraw-Hill/ Osborne, 2002.

［24］ WANG J, LI G, YU J X, et al. Entity matching: How similar is similar [J]. Proceedings of the VLDB Endowment, 2011, 4(10): 622-633.

［25］ HALL P A, DOWLING G R. Approximate string matching [J]. ACM computing surveys (CSUR), 1980, 12(4): 381-402.

［26］ DOAN A, HALEVY A, IVES Z. Principles of data integration [M]. Elsevier, 2012.

［27］ Language Processing Techniques for Educational Applications (NLPTEA 2017), F, 2017 [C].

［28］ WANG Y, QIN J, WANG W. Efficient approximate entity matching using jaro-winkler distance; proceedings of the International conference on web information systems engineering, F, 2017 [C]. Springer.

［29］ XIA Z, CUI Y, ZHANG A, et al. A review of parallel implementations for the Smith-Waterman algorithm [J]. Interdisciplinary Sciences: Computational Life Sciences, 2021: 1-14.

［30］ BEIJERING K, GOOSKENS C, HEERINGA W. Predicting intelligibility and perceived linguistic distance by means of the Levenshtein algorithm [J]. Linguistics in the Netherlands, 2008, 25(1): 13-24.

［31］ NIWATTANAKUL S, SINGTHONGCHAI J, NAENUDORN E, et al. Using of Jaccard coefficient for keywords similarity; proceedings of the Proceedings of the international multiconference of engineers and computer scientists, F, 2013 [C].

［32］ LI B, HAN L. Distance weighted cosine similarity measure for text classification; proceedings of the Intelligent Data Engineering and Automated Learning-IDEAL 2013: 14th International Conference, IDEAL 2013, Hefei, China, October 20-23, 2013 Proceedings 14, F, 2013 [C]. Springer.

［33］ MOREAU E, YVON F, CAPPÉ O. Robust similarity measures for named entities matching; proceedings of the Proceedings of the 22nd International Conference on Computational Linguistics (Coling 2008), F, 2008 [C].

［34］ KIM J Y, SHAWE - TAYLOR J. Fast string matching using an n - gram algorithm [J]. Software: Practice and Experience, 1994, 24(1): 79-88.

［35］ LI L, LI J, GAO H. Rule-based method for entity resolution [J]. IEEE Transactions on Knowledge and Data Engineering, 2014, 27(1): 250-263.

［36］ KÖPCKE H, THOR A, RAHM E. Learning-based approaches for matching web data entities [J]. IEEE Internet Computing, 2010, 14(4): 23-31.

［37］ TRAN Q-V, ICHISE R, HO B-Q. Cluster-based similarity aggregation for ontology matching [J]. Ontology Matching, 2011: 814.

[38] SABTU A, AZMI N F M, SJARIF N N A, et al. The challenges of Extract, Transform and Loading (ETL)system implementation for near real-time environment; proceedings of the 2017 International Conference on Research and Innovation in Information Systems (ICRIIS), F, 2017 [C]. IEEE.

[39] NARGESIAN F, ZHU E, MILLER R J, et al. Data lake management: challenges and opportunities [J]. Proceedings of the VLDB Endowment, 2019, 12(12): 1986-1989.

[40] BUG W, ASTAHKOV V, BOLINE J, et al. Data federation in the Biomedical Informatics Research Network: tools for semantic annotation and query of distributed multiscale brain data; proceedings of the AMIA Annual Symposium proceedings AMIA Symposium, F, 2008 [C].

[41] SUZIC B. User-centered security management of API-based data integration workflows; proceedings of the NOMS 2016-2016 IEEE/IFIP Network Operations and Management Symposium, F, 2016 [C]. IEEE.

[42] MARCOS C, GONZÁLEZ-FERRER A, PELEG M, et al. Solving the interoperability challenge of a distributed complex patient guidance system: a data integrator based on HL7's Virtual Medical Record standard [J]. Journal of the American Medical Informatics Association, 2015, 22(3): 587-599.

[43] MARTINEZ-GARCIA M, HERNÁNDEZ-LEMUS E. Data integration challenges for machine learning in precision medicine [J]. Frontiers in medicine, 2022, 8: 784455.

[44] 吴炯, 潘柏申. 检验"大数据", 我们准备好了吗？[J]. 中华检验医学杂志, 2017, 40(001): 1-3.

[45] MIGUEL CRUZ A, MARSHALL S, DAUM C, et al. Data silos undermine efforts to characterize, predict, and mitigate dementia-related missing person incidents; proceedings of the Healthcare Management Forum, F, 2022 [C]. SAGE Publications Sage CA: Los Angeles, CA.

[46] KOUTKIAS V. From data silos to standardized, linked, and FAIR data for pharmacovigilance: current advances and challenges with observational healthcare data [J]. Drug Safety, 2019, 42(5): 583-586.

临床检验数据的常规统计方法及应用

统计学是一门通过同质事物的变异性，揭示内在事物规律性和实质性的科学，确切地讲，是一门关于客观数据分析的科学，研究数据的收集、整理和分析，包括理论和应用两个方面。

临床检验数据的分析与应用是医学应用统计学的重要方面，同样遵循"目的 – 数据库 – 变量类型 – 变量间关系"模式，以解决实际问题为导向，以建立统计学数据库、分清变量类型为基础，以分析变量与变量间关系为核心，在很多临床工作场景中解决问题。

检验医学是基础生物和自然科学（例如化学、分子生物学、微生物学、免疫学、计量学）与临床医学之间的桥梁和接口。在信息技术、统计学和数据分析领域的新方法引入医学领域时，检验医学一直处于最前沿，随着检验医学的发展，临床检验数据量越来越大，类型越来越丰富，维度越来越繁杂，对于统计学方法需求越来越多。如果在临床工作中能够真正了解临床检验数据的性质和类型，真正理解统计学方法的应用场景，会使我们获取和开辟一些新天地，开创临床实验室工作中的新技术。

第一节　临床检验数据分析前的准备

一、数据的准备

（一）明确数据的使用目的

临床检验数据具有其自身的特点，数据量大，类型丰富，维度繁杂，使用中应该以研究目的为向导，进行合理的研究设计，了解需要解决的实际问题。对于临床检验数据来说，应该明确研究的目的是解决临床检验工作中本身的问题，还是与其他临床数据相结合以解决其他临床科学问题。

根据不同的研究目的，可以进行不同的研究设计，包括研究类型的选择、设计方案的规划、研究总体、样本量、观察指标、随机化分组、抽样方法的确定，以及数据质量控制和统计分析方法选取等，这些都会影响研究结果的可信度和科学价值。因此，正确的统计学分析一定要建立在明确的研究目的和研究设计的基础之上。

（二）建立分析用数据库

临床中采集数据的来源有很多，包括患者登记信息、人口学信息、临床试验数据、健康监测数据、电子病历以及问卷调查等，临床检验数据只是其中的一部分。因此采集的数据要想形成分析用数据库，还需要按照一定的规则建立，以确保不同数据类型的准确性、一致性、可信度和及时性。

分析用数据库的格式一般是除第一行属于观察指标外，其余每一行代表一个观察对象的所有观察指标值（即数据），每一列代表某项观察指标所有观察对象的观察值。为了数据库的通用性，文字数据要标化并转换为数字格式，可在适当位置添加批注。

获取的数据通常是零散的、杂乱的，需要进行合适的数据清理、汇总，清理数据也是研究思路整理的过程，清晰地分析用数据库有助于使观察对象的研究指标一目了然。建立好分析用数据库是正确统计分析的前提和基础，甚至决定了研究结果的成败。

另外，数据的四个维度，即种类（variety）、速度（velocity）、数量（volume）和准确性（veracity）将决定数据库规模，其中种类取决于数据的多样性，数据是结构化、半结构化还是非结构化数据；速度取决于数据生成和累积的速度；数量取决于数据的规模；准确性取决于数据的不确定性水平。因此建立的分析用数据库应该从这几个方面进行评估。

（三）了解数据的性质和类型

由临床检验数据构建分析用数据库，首先，应当明确区分数据库中变量的性质，即因变量与自变量，以及变量的类型，包括数值变量、多项有序分类变量、多项无序分类变量和二项分类变量。同时，还需深入理解数据之间的转化关系等基本信息。这样的做法有助于我们准确选择统计分析方法，从而有效避免混淆变量性质或选择错误的统计分析方法。

在数据库中，变量依据研究目的及其与其他变量的相互作用关系，可被划分为影响变量与结果变量两类。影响变量，又称自变量（X），指的是那些能够自主变动并对结果变量产生影响的因素，而结果变量，又称因变量（Y），则是那些随着影响变量的变动而相应发生变化的量，被视为影响变量作用的结果体现。通常情况下，那些相对固定、不易改变的特性或是易于人为操控的处理因素，常被视作影响变量或影响因素。相对的，那些易于波动、较难精确界定的观察效应或最终状态，则被视为结果变量，作为最终观测结果的体现。值得注意的是，影响变量与结果变量的界定并非绝对，其划分需依据具体的研究目的及实际情境而定。在某些情况下，两者之间的界限甚至可能变得模糊，甚至无须进行明确的区分。

从数据库和数据分析的专业视角出发，变量作为能够体现数据库中数据内在数量关系的要素，在统计计算中扮演着重要角色。不同的研究目的会引导我们构建不同的数据库，进而决定了数据库中所包含的各类变量。在应用统计学中，根据统计分析方法的选择，临床检验数据可被精准地划分为数值变量、多项有序分类变量、多项无序分类变量以及二项分类变量，见表 3-1-1。

表 3-1-1　临床检验数据的不同类型与举例

数据类别	数据类型	等级次序	举例
计数资料	二项分类数据	无或有	隐血（－、＋），性别（男、女），革兰染色（－、＋）
	多项无序分类数据	无	血型（A、B、AB、O）
等级资料	多项有序分类数据	有	尿蛋白（－、＋、＋＋、＋＋＋）
计量资料	数值变量	－	各类检测的定量结果

不同变量可遵循以下顺序转化：从数值变量，到多项有序分类变量，到多项无序分类变量，再到二项分类变量，称为降级转化，但这种转化过程会不断丧失蕴藏的数据信息。

在数据分析过程中，根据研究需要在有关专业理论指导下，各类数据资料间可以相互转化，以满足不同统计分析方法的要求。计量资料在专业理论的支持下，不难转化为计数资料或等级资料。因此，在获取临床检验数据时，应尽可能地获取定量数据，而对于那些原本为计数或等级的资料，在分析过程中，为满足某些统计分析方法的要求，在有关理论和实践的指导下，可以转化为计量资料（指标数据化）。

二、软件的准备

"工欲善其事，必先利其器"，数据分析与统计的软件也是一种工具，称心适手的工具可以带来更高的分析效率。在学习和工作中，大家接触和听说过很多数据分析与统计软件，这些软件有商业软件、共享软件，也有免费软件。不同的软件各有特点，可以选择一种或几种软件进行数据分析与统计，或在数据分析的不同阶段采用不同的软件。但是因为学习不同软件需要花费大量的时间，因此如何选择适合自己喜好和需求的软件，是一种谨慎的策略。

（一）Excel

Excel 是美国微软公司开发的办公软件 Microsoft office system 中的电子表格系统，是目前应用最为广泛的办公室表格处理软件之一。Excel 具有数据处理、函数运算、数据库、图表制作等功能，进行统计分析时具有易得、快速、直观、简单、运算可视等优点，是建立数据库并进行常用统计分析的好工具。尤其是在数据收集、初步清理、趋势观察等方面非常有效，是与其他专业统计软件配合使用的好帮手。

（二）社会科学统计软件包（SPSS）

社会科学统计软件包（statistical package for the social science，SPSS）是 20 世纪 60 年代末由美国斯坦福大学的三位研究生研制，1975 年由芝加哥 SPSS 总部推出的专业统计软件。SPSS 软件最大的特点是采用菜单操作，方法齐全，图形与表格绘制较为方便，结果输出直观易懂，但是其在统计分析功能方面略显逊色，特别是难以同时分析处理多个数据文件，不如编程语言式统计软件灵活自由，对于大数据分析能力有限。

（三）统计分析系统（SAS）

统计分析系统（statistics analysis system，SAS）由北卡罗来纳大学的两位生物统计学研究生编制，1976 年由 SAS 软件研究所正式推出。SAS 针对专业用户进行设计，采用编程语言，其最大特点是分析模块调用，功能强大，深浅皆宜，简短编程即可同时对多个数据文件进行分析。

（四）Stata

Stata 统计软件由美国计算机资源中心 1985 年研发，是一款集数据分析、数据管理以及绘制专业图表等多种功能于一体的统计分析软件，它提供了数据科学和推理，数据处理、探索、可视化、统计、报告和可重复性所需的一切，适用于各种领域的研究人员，包括社会科学、生物统计学、健康科学、流行病学、心理学和经济学。

（五）R 语言

"R"语言（http:// www.r-project.org/）由新西兰奥克兰大学的 Ross Ihaka 和 Robert Gentleman（R&R）在 1993 年开发的一种编程语言，是一种集数据、统计、图形分析为一体的工具。R 是现今最受欢迎的数据分析和可视化平台之一。R 是一个开源项目，在很多操作系统上都可以免费使用。基本的安装就提供了数以百计的数据管理、统计和图形函数。但是，R 的学习曲线较为陡峭，因为它的功能非常丰富，相应的帮助文件也很多，很多功能都是由独立贡献者编写的可选模块提供，要掌握 R 的所有功能，可以说是具有挑战性的。因此，可以根据需要学习相应的功能。

（六）Python

Python 是由荷兰数学和计算机科学研究学会的 Guido van Rossum 于 20 世纪 90 年代初设计，提供了高效的高级数据结构，还能简单有效地面向对象编程。Python 语法和动态类型，以及解释型语言的本质，使它成为多数平台上写脚本和快速开发应用的编程语言，随着版本的不断更新和语言新功能的添加，逐渐被用于独立的、大型项目的开发。众多开源的科学计算软件包都提供了 Python 的调用接口，例如著名的计算机视觉库 OpenCV、三维可视化库 VTK、医学图像处理库 ITK。而 Python 专用的科学计算扩展库就更多了，它们为 Python 提供了快速数组处理、数值运算以及绘图功能。

（七）Graphpad Prism

Graphpad Prism 是一款集生物统计和科技绘图于一体的数据处理软件。它可以直接输入原始数据，自动进行基本的生物统计，产生高质量的科学图表。虽然在数据统计分析方面的功能不如 SAS 和 SPSS 强大，但是其具有的功能非常实用。具体应用及软件可以在 GraphPad Prism 中国官网（www.graphpad-prism.cn）得到。

（八）Origin

Origin 是由 OriginLab 公司开发的一个科学绘图、数据分析软件，其支持各种 2D/3D 图形。Origin 中的数据分析功能包括统计、信号处理、曲线拟合以及峰值分析。Origin 的绘图功能是基于模板的，其提供了几十种 2D/3D 绘图模板，并且允许用户自己定制模板，可以与各种数据库软件、办公软件、图像处理软件等方便地连接。

（九）MedCalc

MedCalc 软件是一个专门为医学工作者设计的医学计算器，功能齐全，可以帮助医生快速做出普通的医学计算，从而对症下药。提供超过 76 种常用的规则和方法，包括患者数据、单位参数、费用计算等。易于学习，快速且可靠，并且包括 220 多种统计测试、过程和图形。

（李　江）

第二节　临床检验数据常规统计方法

统计方法是指有关收集、整理、分析和解释统计数据，并对其所反映的问题做出一定结论的方法，统计方法可以通过已知的观测数据去分析随机现象的数据规律，可以帮助我们分析数据的不确定性。统计方法包括了两大部分：描述统计（descriptive statistics）与统计推断（statistical inference）（图 3-2-1）。描述统计可以帮助我们读懂数据，提供数据的基本信息。统计推断可以对数据进行推论，并进一步给出推理性结论，其中参数估计可以用"样本数值"估计"总体数值"，假设检验可以验证一个想法或者假设的研究问题。统计方法的选择如图 3-2-2 所示。

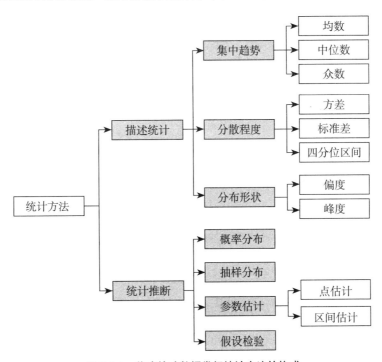

图 3-2-1　临床检验数据常规统计方法的构成

一、描述统计

描述统计是指用统计指标和适当的统计图表来描述数据资料的分布规律及其数量特征，即利用收集的数据，通过一些统计方法来反映数据的特点。

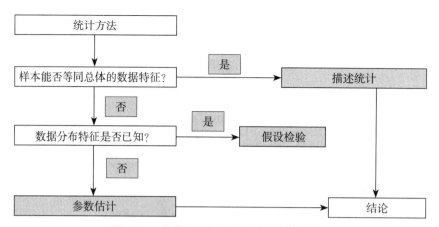

图 3-2-2　临床检验数据常规统计方法的选择

在分类变量的情况下，可以描述离散值的简单计数（如一组数据中男性和女性的数量和百分比）；在连续变量时，可以使用集中趋势和分散程度等统计量来描述（如不同性别组的年龄均值和标准差）。在临床检验工作中，可以利用临床检验质控数据的集中趋势、分散程度等特征来制定质控规则，并通过图表对收集的数据进行必要的可视化，进一步综合概括和分析得出数据的客观规律，如绘制质控图；利用重复测量的检验数据评估检测系统的精密度和正确度；利用参考人群的数据分布特征建立参考范围等。

（一）数值法

数值法进行统计描述就是用不同的统计量从不同的维度描述数据的特征，如描述集中趋势可以用平均数、中位数、众数；描述离散趋势可以用四分位区间、方差、标准差；还可以进行相关关系的描述，如正相关关系、负相关关系等。

根据统计量的产生途径，可以分为参数法和非参数法。参数法统计量是基于已定义公式的推导和计算，例如算术平均值、几何平均值、标准差等。非参数法统计量是从数据中直接计数得到的，例如第 50 百分位的中位数、第 25 百分位与第 75 百分位的四分位区间等。

根据数据的不同类型和特征，在进行数据分析时，需要采用正确的描述统计方法，对于计数资料可以采用率或构成比描述；对于符合正态分布的计量资料可以采用参数法的均数和标准差表示；对于不符合正态分布的计量资料可以采用非参数法的中位数和四分位数间距表示。

（二）图表法

图表法也称为描述统计的可视化，就是利用不同的图形和表格从不同的维度描述数据特征，进行可视化显示。例如描述数据的构成，可以用饼图、漏斗图、金字塔图；描述数据的联系，可以用散点图、气泡图、雷达图；描述数据的趋势，可以用折线图；描述数据的分布，可以用柱状图、箱式图、小提琴图等。

数据的可视化，重要的是理解图形含义，正确表达数据特征。图形不是越炫酷越好、越复杂越好，而是适当地结合不同的图形表达数据的特征。

二、统计推断

统计推断是从总体中随机抽取一个或几个样本，通过样本信息了解总体特征，是在对样本数据进行统计描述的基础上，对统计总体的未知数据特征做出以概率形式表述的推断。统计推断的结果通常是为了得到下一步的分析策略。

参数估计（parameter estimation）和假设检验（hypothesis testing）是统计推断的两个组成部分，也是统计学的核心内容。它们都是利用样本对总体进行某种推断，但推断的角度不同，使得它们在观察性研究、实验性研究以及预测评价方面有着截然不同的应用。

在临床检验工作中，经常会遇到类似的问题，例如，一组研究对象的某个标志物水平是否与另一组研究对象的标志物水平不同？某个新的检测方法和传统检测方法是否一致？诊断效能是否优越？某种标志物与疾病状态是否相关？是否可以预测或诊断疾病的发生、发展及预后？我们该如何判别和证明这些信息和想法的真伪呢？

这一类以"判断"为输出结果的问题，可以统一归纳为假设检验问题，按照假设检验的流程进行处理，可以从数据的差异与一致性、相关与回归、时间因素、重复测量等对数据的影响等方面进行统计分析，实现不同的研究目的。

探索数据之间的关系，是一切研究的基础，抛开研究目的分析数据是毫无意义的，但不关注数据的特征，设计研究目的也是盲目的。如何理解数据，找出数据之间的关联，根据数据特征选择合适的统计方法，是分析数据间关系的关键。不同类型数据间关系的分析应该选择适合的统计方法。

在临床检验工作中，参数估计和假设检验也有许多不同的应用场景，例如检验结果报告对于疾病的诊断就是利用了参数估计中点估计的原理；质量管理工作中利用区间估计建立检验项目的参考值区间、室内质控规则以及评估检验结果的不确定度；实验室认可工作中利用假设检验进行不同检测平台和检测方法的一致性评价；临床诊疗工作中利用假设检验构建诊断和预测模型等。

（一）参数估计

参数估计指用样本指标值（统计量）推断总体指标值（参数）。参数估计包括点估计（point estimation）和区间估计（interval estimation）两种情况。

点估计是用样本统计量的某个取值直接作为总体参数的估计值。区间估计是在点估计的基础上，按预先给定的概率（1-α）所确定的包含未知总体参数的一个范围，通常是由样本统计量加减估计误差得到，该范围称为参数的可信区间或置信区间（confidence interval，CI）。

（二）假设检验

假设检验是一种基本的统计推断形式，用来判断样本与样本，样本与总体的差异是由抽样误差引起还是本质差别造成的。

可以根据研究问题的需要对所研究的总体作某种假设，记作原假设（H0）；选取合适的统计量，这个统计量的选取要使得在假设 H0 成立时，其分布为已知；由实测的样本，计算出统计量的值，并根据预先给定的显著性水平进行检验，作出拒绝或接受假设 H0 的判断。

假设检验可以简单地看作是一门关于变量与变量之间关系分析的科学。常用的假设检验方法非常丰富，根据变量类型的不同，变量特征的差异，需要选择不同的统计方法。如果首选统计方法的条件不合适，一般可以通过降级转化选择"低"一级的统计方法或其他统计方法。

变量与变量之间的关系可以从不同的方面去阐述，如数据间的比较、数据间的趋势以及数据间的关系。例如数据之间的一致性和相关性。一致性和相关性是临床实践中广泛应用的两个概念，用以评估变量之间关系的存在和强度。数据之间的相关性与一致性有密切的关系，但统计学本质上是不同的概念，需要采用不同的统计量进行描述（图 3-2-3）。

1. 比较分析

例如前面我们提到统计方法经常提出的一个假设问题是："一组研究对象在某些特征上是否与另一组研究对象不同？"这个问题可以归结为两个群体的数据集中趋势的比较，以及每个群体在中心值上的分散程度分析。

当数据满足假设条件时，如足够的数据量、相同的数据分布（方差齐）、独立的数据构成，两组计量资料最常用的组间比较方法是学生 t 检验；但是当数据的假设无效时，则可以使用非参数检验来进行组间比较，例如 Wilcoxon 秩和检验；当数据为离散数据，不能用分布来表示，可以采用四格表描述，使用卡方检验、Fisher 确切检验等方法进行组间比较。

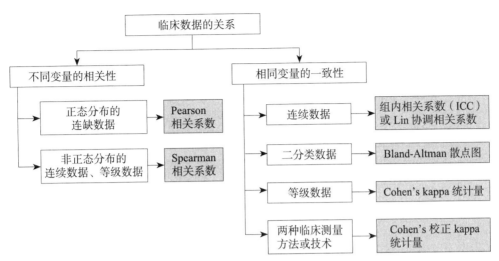

图 3-2-3　临床数据关系假设检验方法的选择

当要比较两个以上不同组的数据时，可以采用为方差分析（analysis of variance，ANOVA），这种情况下的假设 H0 是所有组的平均值相同，假设 H1 是并非所有的平均值都是相等的（有些可能相同，但有些可能不同）。这时数据也应该满足随机抽样，相互独立，正态分布，方差齐等条件，当不满足这些理想条件时，可以使用其他方法进行比较。例如曼 - 惠特尼检验（the Mann-Whitney test）、Wilcoxon 秩和检验和 Kruskal-Wallis 秩和检验等非参数检验方法。

2. 趋势分析

在临床检验工作中，经常会遇到判别两组数据之间是否存在某种关联，并估计这种关系强度的问题，例如生化检验项目制订标准曲线时所需的吸光度与浓度关系，不同生物标志物之间的关系，以及生物标志物与临床症状和结局的关系等。

最广义的相关性就是衡量数据之间的关联。在相关性数据分析中，一个数据变量幅度的变化与另一个数据变量幅度的变化相关联，要么是在相同方向（正相关），要么是相反方向（负相关）。

在进行相关性分析前，首先需要根据数据类型和分布特征，选择合适的方法（表 3-2-1）。例如，Pearson 相关性是两个正态分布随机变量之间线性关联的度量；Spearman 秩相关则描述了两个变量之间的单调关系，适用于非正态分布的连续数据或有序数据，对异常值相对稳健。

进行相关性分析时，应注意以下几点：应避免利用相关性推断因果关系；相关性分析不适合进行一致性评价；应辨别相关与回归的区别和联系，相关用于说明两变量之间的关系方向和密切程度，没有主次之分，回归更进一步用于定量刻画两变量在数值上的依存关系，可以依据专业拟定主次。

表 3-2-1　根据数据类型和数据关系选择统计方法

		因变量（Y）			
		二项分类变量	多项无序分类变量	多项有序分类变量	数值变量
自变量（X）	二项分类变量	四格表卡方检验（两样本率分析）	2×C 卡方检验（两样本构成比分析）	Wilcoxon 秩和检验 R×C 卡方检验	t 检验 Wilcoxon 秩和检验
	多项无序分类变量	R×2 卡方检验（多样本率分析）	R×C 卡方检验（多样本构成比分析）	Kruskal-Wallis H 秩和检验 R×C 卡方检验	完全随机设计的方差分析 Kruskal-Wallis H 秩和检验
	多项有序分类变量	二分类 Logistic 回归 R×2 卡方检验	无序多分类 Logistic 回归 R×C 卡方检验	Spearman 等级相关 有序多分类 Logistic 回归 R×C 卡方检验 Kruskal-Wallis II 秩和检验	Spearman 等级相关 完全随机设计的方差分析 Kruskal-Wallis H 秩和检验
	数值变量	二分类 Logistic 回归 R×2 卡方检验	无序多分类 Logistic 回归 R×C 卡方检验	Spearman 等级相关 有序多分类 Logistic 回归 R×C 卡方检验	直线相关回归 Spearman 等级相关

当我们有一个感兴趣的临床问题，并收集了相关数据，想探索其中的关系，下图的流程将有助于评估各种因素（treatment）与临床结局事件（outcome）之间的关系（图 3-2-4）。

以临床检验工作中常见的两种检测方法的结果相关性分析为例，当图形观察到两种检测方法的结果具有相关关系后，在进行相关性分析前，需要先根据数据分布，确定两种方法差值的分布情况，确定基本假设，再选择适合的统计方法：如果数据标准差恒定，各数据点差值变化相对一致，相关系数 $R_2 \geq 0.95$，则宜采用常规线性回归进行分析；如果变异系数恒定，可采用加权最小二乘法进行分析，如各数据点变化较大，应采用恒定 CV Deming 回归方法或 Passing-Bablok 回归方法分析；对于混合变化的数据，宜采用 Deming 和 Passing-Bablok 回归方法进行分析，但 Deming 方法有时不能消除一些高值标本差异变化较大时的影响，Passing-Bablok 方法更适合此类变化回归分析；对于非线性分布数据，不适用于回归方法，可采用偏差图分析。

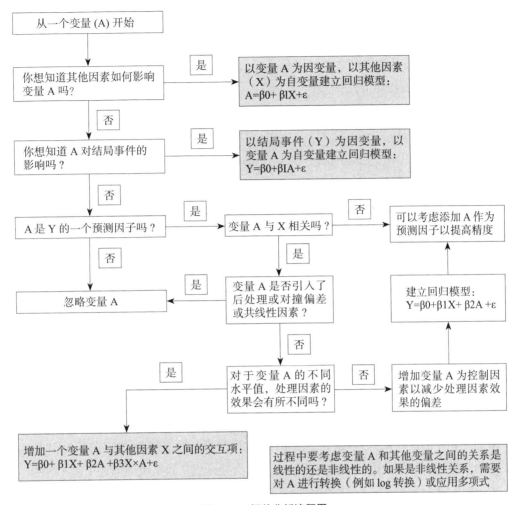

图 3-2-4　相关分析流程图

图 3-2-4 中，Y 代表结局变量，X 代表处理因素，A 为一个待研究的变量因素。当我们想知道其他处理因素 X 是如何影响变量 A 时，可以以变量 A 为因变量，其他处理因素为自变量建立回归模型；当我们想知道变量 A 是如何影响结局事件 Y 时，可以以结局事件 Y 为因变量，以变量 A 为自变量建立回归模型；当变量 A 与其他处理因素 X 无关，或其水平不会影响处理因素的效果时，可以考虑将变量 A 作为预测因子纳入模型，提高精度；当变量 A 的水平与其他处理因素的效果相关时，可以考虑在回归模型中增加一个变量 A 与变量 X 的交互项；如果不符合上述情况，变量 A 可以考虑舍去了。

两种检测方法的数据都属于"随机数据"，其相关性分析更适合用 Deming 回归和 Passing-Bablok 回归，而 Passing-Bablok 回归更适合"分布不对称，变异系数不恒定，标准差变化大"的数据情况。

3. 一致性评价

一致性（agreement）指的是临床评估或生物医学测量的再现性。在临床检验工作中，往往不是要确定两种方法不同，而是经常需要评估两种检测方法、两个检测平台或两名检验人员的检测结果是否一致；同一种检测方法、同一个检测平台多次测量结果能否重现，或是否有存在差异以及差异的度量等问题。

尤其是在新的检测方法确认时，也需要将新的检测方法和公认的检测方法（或金标准方法）进行一致性评价，以判断新方法是否可以取代旧方法。Bland 和 Altman 发现并证明，使用相关系数不适合评估两种检测方法的互换性，因此他们建立了一种一致性评价方法，即广泛应用的 Bland-Altman 图解法，该方法基于对两种检测方法之间差异的平均值和标准差的简单估计。

在临床检验工作中，包括检验方法的性能评价、诊断测试的解释和诊断标准的应用，通常关注灵敏度、特异性和预测值等信息，但是对于临床医生，如果对于不同检验结果的解释不能达成一致，从而导致诊断的不一致性，那么检测结果将几乎失去临床的实用价值。因此，无论是检验技术人员，还是临床医生，采用适当的一致性评价措施来评估检测方法、检测平台以及决策过程的再现性和质量都至关重要。一致性评价涉及定性数据之间的比较，定性数据与定量数据之间的比较，定量数据之间的比较等不同场景，需要采用不同的统计量和方法进行描述和分析。

1）二分类数据一致性评价

在临床检验工作中，二分类数据常出现在定性试验的结果中。在临床应用中，定性结果可以是检测方法本身给予的阳性和阴性结果，也可以是由定量数据转化而来的"阳性"和"阴性"结果，还可以是临床医生根据诊断界值判断"有"或"无"的结果数据。对于二分类数据的一致性评价，通常会处理成"四格表"形式（表3-2-2），常用配对卡方检验和 Kappa 统计量进行一致性评价。

配对 χ^2 检验，只能给出两种方法阳性（或阴性）检出率的差异，不能区分真阳性和假阳性；Kappa 统计量，是一种比例，其利用了四格表中的所有数据进行运算，能提供较为全面的评估，其值可以评价一致性的程度。

表 3-2-2　示意四格表

		B 方法		合计
		1	**0**	
A 方法	1	a	b	a+b
	0	c	d	c+d
		a+c	b+d	N

2）多分类数据一致性评价

在临床工作中，多分类数据的情况远远多于二分类数据情况，如根据检查结果给予不同等级或不同类别的临床诊断，尿常规等半定量实验给出的"–、+、++、+++"

等结果，如表 3-1-1 所示，多分类数据又可以分为无序分类数据和有序分类数据（等级数据），针对不同的情况，需要选择合适的统计量进行一致性评价。

例如，Kendall 秩和相关系数，也称为和谐系数，是一种非参数的等级相关度量，可以用来评价两组无序分类或有序分类资料的一致性；加权 Kappa 系数：可以用来评价有序分类资料的一致性，加权 Kappa 系数又分为线性加权 Kappa 系数（linear weighted kappa）和二次加权 Kappa 系数（quadratic weighted kappa），二者的选择取决于数据中不同分类间差异的意义，当分类间距相等时，一般选用线性加权处理。

3）定量数据一致性评价

定量数据是医学实验室结果报告中最为常见的数据类型，也是临床工作中信息含量最为丰富的数据类型，因此两组定量数据之间的关系也会存在不同的分布特征。美国临床和实验室标准化协会（the clinical and laboratory standards institute，CLSI）曾发布 *Measurement Procedure Comparison and Bias Estimation Using Patient Samples; Approved Guideline—Third Editon*（EP09-A3），其中提出了"恒定 SD""恒定 CV""混合变化"等数据特征的概念，根据这些特征可以选择不同的一致性评价的方法。

因此，对于定量数据，应该首选用散点图和偏差图来查看数据关系。偏差图又可以分为差值偏差图和比例偏差图。前文提到 Bland 和 Altman 建立的 Bland-Altman 图解法给出的散点图就是一种差值偏差图（图 3-2-5），这种方法的具体应用见本章"第六节——临床试验中的检验数据分析"中的相关内容。

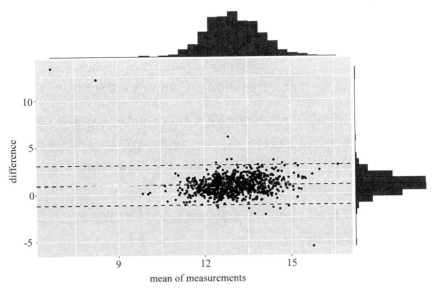

图 3-2-5 差值偏差图

（李　江）

第三节 统计分析方法在临床检验工作中的应用场景

一、描述统计的应用场景：血细胞计数直方图及参数的形成

此处以某品牌的 XN 系列血液分析仪的红细胞（red blood cell，RBC）检测通道为例，其利用液压聚焦法（DC 检测）对不同大小的细胞频数进行统计，通过图形对描述统计的统计量进行可视化显示，以细胞体积为横坐标，以细胞数量为纵坐标，得到 RBC 和血小板（platelet，PLT）的直方图（图 3-3-1、图 3-3-2）。仪器在 25 ～ 250 fL 范围内分析 RBC，正常 RBC 集中于 50 ～ 150 fL 区域，呈正态分布。在 2 ～ 30 fL 范围内分析 PLT，正常 PLT 集中于 2 ～ 15 fL 区域，呈左偏态分布。

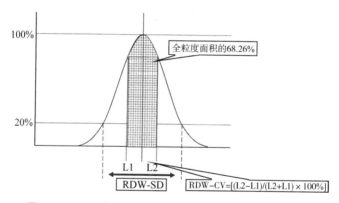

图 3-3-1 RBC 直方图和 RDW-SD、RDW-CV 计算示意图

通过直方图和细胞参数，可以分析细胞大小及分布情况，有助于了解异常情况，包括在不同界标水平上的异常相对频率、两个或多个峰值的存在以及异常的分布宽度。例如红细胞分布宽度（red blood cell distribution width，RDW）和血小板分布宽度（platelet distribution width，PDW）。

RDW 和 PDW 是反映红细胞和血小板体积大小异质性的参数，是反映红细胞和血小板大小不等的客观指标。

RDW 采用两个参数描述（RDW-SD 和 RDW-CV），RDW-SD 是在峰值高度 20% 频率水平上的分布宽度；RDW-CV 利用峰值位置 1 个标准差范围的界值计算，公式 $RDW\text{-}CV = [(L2 - L1)/(L2 + L1)] \times 100\%$（图 3-3-1）。PDW 与 RDW-SD 类似，采用在峰值高度 20% 频率水平上的分布宽度（图 3-3-2）。

血细胞分析仪的血细胞计数及参数正是充分利用了描述统计方法的数值法和图形法对血细胞的分布特征进行了统计描述和展示，揭示了细胞和颗粒的分布特征和数据特点，有效地帮助临床实验室技术人员发现异常，辅助临床诊断。

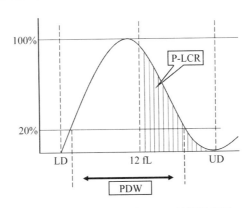

图 3-3-2　PLT 直方图和 PDW 计算示意图

二、点估计的应用场景：临床检验报告结果

临床检验报告中的检验数据，绝大多数是来源于检验仪器的测量结果。测量结果是"由测量所得到的赋予被测量的值"。在临床检测过程中多数测量结果是单次测量的结果，用于评估患者的健康状况。例如我们用血常规样本的红细胞测量参数作为身体总体血液中红细胞参数的估计值，这就是一种点估计的临床应用，由于未考虑抽样误差的大小，所以报告中会写"此报告仅对送检样本负责，结果供医师参考"等字样。

三、参数估计的应用场景：精密度评价与验证

前面提到，利用参数估计的点估计原理，临床实验室可以针对检测样本进行单次检测后，根据检测结果提供临床检验报告，在这种情况下检测系统的精密度性能更是至关重要。精密度性能是检测系统的基本分析性能之一，也是其他分析性能的基础。

传统的精密度评价方案，如"针对同一测量标本，在一批内或一天内重复测量 20 ~ 30 次，计算均值和标准差，得到批内或日内不精密度""针对同一测量标本，进行 20 ~ 30 次测量或 20 ~ 30 日测量（每日运行一次测量），计算均值和标准差，得到批间或日间不精密度"。可见其利用了描述统计中数据的集中和分散趋势指标对精密度进行了描述。

在描述统计的基础上，CLSI 引入统计学上的方差分析原理，对精密度的分量进

行评估，可以通过批内精密度观察随机变量，通过批间精密度观察组间变异，通过总精密度观察实验室内的总变异。

针对精密度在临床实验室中应用场景的不同，可以采用不同的方案分别进行精密度的评估（evaluation）和验证（verification）。

CLSI 的 EP05 系列文件主要面向制造商和开发商评估精密度，例如 EP05-A3 *Evaluation of Precision of Quantitative Measurement Procedures; Approved Guideline - Third Edition* 采用（2-2）×20 方案，每天测两批（上午和下午各一次，至少间隔 4 小时），每批重复检测 2 次，连续 20 天，主要用于精密度确认。

EP15 系列文件主要面向用户实验室验证精密度，例如 EP15-A3 *User Verification of Precision and Estimation of Bias; Approved Guideline - Third Edition* 采用 5×5 方案，即取医学决定水平附近的高低值至少 2 个标本，分别做 5 天（5 个批次），每天重复检测 5 次。根据文件的公式计算"重复性精密度（repeatability precision）"和"中间精密度（intermediate precision）"，与试剂厂家声明的精密度进行比较。

而对于临床实验室中另一类用于定性分析的检测系统，常因为不同的截断点（cut off）或医学决策点（medical decision point）而有所不同。例如，用于筛查传染病的定性检测方法会选择一个截断点，以确保高灵敏度和高阴性预测值（negative predictive value，NPV），而用于临床诊断的定性检测方法会选择一个截断点，以最大限度地减少假阳性和假阴性结果。因此通过截断点或医学决策点可以将测量结果定义为"阴性"或"阳性"，而截断点或医学决策点的精密度对于此类检验方法至关重要。

针对这样的检测结果数据，根据其数据分布和特征，EP12-A2 *User Protocol for Evaluation of Qualitative Test Performance; Approved Guideline - Second Edition* 指南文件利用描述统计非正态分布的中位数和区间估计原理，引入"C_{50}"和"$C_5 \sim C_{95}$ 区间"概念（图 3-3-3）。

临床实验室可以根据截断点或医学决策点确定特定的浓度范围（$C_{50} \pm 20\%$），不同的方法会具有不同的 $C_5 \sim C_{95}$ 区间，如果 -20% 至 +20% 的浓度范围包含了 $C_5 \sim C_{95}$ 区间，也就是说 $C_5 \sim C_{95}$ 区间越窄的测量方法精密度越好。

四、参数估计的应用场景：医学参考值和参考范围的建立

医学参考值（reference value）指针对参考人群的人体形态、功能和代谢产物等各种生理及生化指标常数，是通过抽样产生的参考个体的所有观测值。医学参考值可以从健康状况良好的个体获得，也可以在其他的生理状况或病理情况下获得。无论何种情况，医学参考值就是允许将抽样观测到的数据与被抽样对象总体的数据进行比

较，这种比较是基于观测值的意义和被检对象的状况作出医疗决定的一部分。

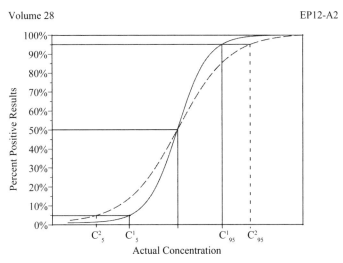

图 3-3-3 定性实验不精密度区间模式图

来源 EP12-A2 *User Protocol for Evaluation of Qualitative Test Performance; Approved Guideline-Second Edition*

由于存在个体差异，生物医学数据并非常数，而是在一定范围内波动，故采用参考范围（reference range）和参考区间（reference interval）作为判定正常和异常的参考标准。参考范围是以实际的最小测定值和最大测定值的一组值为界限，而参考区间通常介于确定的百分位数的参考限之间，是通过适当的统计学方法计算得出的参考范围的一部分。

参考个体是从某些特定的参考人群中抽样产生的，理论上总体中的每个成员均有相同的机会被抽中。事实上，从一个参考总体中，每次抽取参考个体组成不同的参考样本组，其参考范围不可能完全一样，因此应估计参考范围的可信区间。参考范围的可信区间就是参考值的可能分布范围，通常选择置信水平为90%或95%时参考值的分布宽度，增加参考个体的样本数量可以提高参考区间估计的精度。服从正态分布的数据可采用正态分布法，偏态分布数据可采用百分位数法制订参考区间。

也可以理解为参考范围是针对参考人群观测值的一种描述统计结果，而参考区间是针对参考人群参考范围进行的区间估计，两者不能混淆。

随着医学的进步和统计学方法的发展，新的医学参考区间制订方法不断涌现，具体操作方法可见第四章第一节。

五、区间估计的应用场景：可信区间的估计

可信区间（confidence interval，CI）与参考值范围极易混淆，其在含义和应用场景上等方面都与参考值范围不同。可信区间是由样本统计量所构造的总体参数的估计区间，在临床检验数据的分析中有很多应用场景。可信区间是室内质量控制规则建立的统计学理论基础之一，也是检测系统性能评价的统计学理论基础，例如在 CLSI EP06-Ed2 文件进行定量测量程序线性验证中，就将线性偏差的 95% CI 与允许线性偏差进行比较，当所有样本线性偏差的 CI 与允许线性偏差相交时，整个区间的线性是可接受的。

六、区间估计的应用场景：测量结果的不确定度

根据医学实验室 ISO 15189 认可要求，医学实验室应该对样本采集、处理和分析的全过程进行质量控制，包括分析前、分析中及分析后，并要求对分析过程中的各种因素进行评估得出测量不确定度（uncertainty of measurement，UM）来描述报告结果的不确定性。

测量不确定度的定义是表征合理地赋予被测量之值的分散性，与测量结果相联系的参数。因此测量不确定度表示一个区间，即被测量值可能的分布区间。

测量不确定度利用了概率统计中概率分布和置信区间的理论，结合了数学期望、方差和标准差的概念。测量不确定度是试验结果在规定的置信水平内变化界限的估计值。如果临床医生知道检验结果变异的界限，则可以更好地考虑当前值与既往值之间差值的意义。

七、区间估计的应用场景：室内质量控制规则的建立

在临床检验工作中，检测项目结果多为数据，无法判断某一个数据是否准确，但是可以根据与这个数据有关的一组数据去判断它的质量，这就是实验室质量控制体系存在的价值，这其中应用了正态分布、抽样误差和区间估计等统计理论。

临床实验室的室内质量控制规则是统计过程控制（statistical process control，SPC）在临床检验分析过程中的实际应用。统计过程控制用于描述一个控制体系的各个方面，统计学用于确定被观察的性能是否在预期的过程变异范围之内。

1924 年，贝尔电话实验室的统计学家沃特·阿曼德·休哈特（Walter A. Shewhart）

提出管制图，建立统计过程控制理论，并指出："通过运用科学方法及整合现代统计学的概念，我们已经发现可以为此建立一个范围，日常努力的结果必须位于该范围内，方能实现经济性。若日常过程的结果超出了这样的范围，则说明该过程已被打破，只有等到问题排除之后方能再次恢复经济性。"

1950 年，Levey 与 Jennings 将 SPC 引进临床实验室，并绘制了 Levey-Jennings 质控图，并制定了临床检验工作中最简单和最常用的 Westgard 质控规则。在临床实验室，使用质控图可以使得质控品的检测值与根据以往数据评估的期望值之间的比较变得简单。将直方图转向，根据收集的时间将结果分布在图上，即可方便看出每个观测值与预期分布或以往观测值范围的比较，后者以中心线（预测均值）及由以往质控数据的均值和标准差（SD）计算的控制限来表示。

根据质控数据的分布特点，按照正态分布理论，一组数据可以得出平均值和标准差，以平均值为中心，左右一个标准差范围内的数据点占全部数据点的 68%，两个标准差范围内包含约 95% 的数据点，三个标准差范围内含约 99.7% 的数据点。

室内质量控制的理念就是观察能否对已知结果的样品得到正确的结果。正确的结果实际上是由以往结果的均值和标准差计算得到的一个数值范围；均值和标准差的倍数可显示在质控图上，即可方便地绘制新的质控结果并观察它们与预期数值范围的比较情况。

八、一致性分析的应用场景：正确度性能评价

正确度性能是检测系统或方法重要的分析性能之一。在方法学性能评价实验中的重要性仅次于精密度评价实验，是后面的分析测量范围、分析灵敏度以及生物参考区间评价等实验的基础。

目前对于正确度的评价主要有以下几种方式：通过方法学比对实验评估新检测系统相对于原来检测系统的检测结果的正确度；对既往美国病理家协会（CAP）或其他权威机构提供的室间质评品进行检测，检测结果与已知的"靶值"和可接受限进行比对；通过对定值的质控品或定标品的检测，检测结果与相关说明书提供的"靶值"或可接受范围进行比对，并计算回收率。

CLSI 的 EP09-A2 文件是目前最重要，也是最常用的正确度评价方案。该方案主要用于评价同一检验项目两种测量方法之间的偏倚，并确定其偏倚是否在可接受的范围内。该方案每天检测 8 个样本，共进行 5 天，对在两种方法间检测得到的数据进行处理，分析方法间的偏倚是否可以接受。其实验检测过程相对简单，重点在统计学处理。该方案通过两次差值运算及四个图进行离群值检验以及偏倚是否恒定的评估，

选择合适的回归方程，根据上述得到的结果通过线性回归和分部残差法来计算预期偏倚，并与允许偏倚比较。

九、相关与回归的应用场景：绘制校准曲线

在临床生物化学检验中，校准曲线是描述待测物质浓度或量与检测仪器响应值或指示量定量关系的曲线。根据朗伯—比尔定律，一束单色光通过一定厚度吸光池的稀释液时，吸光度与吸光物质（被测定的物质）的浓度成正比例关系。若以吸光度为纵轴，被测物质的含量为横轴作图，应得到一通过坐标原点的直线，这条直线就是校准曲线（工作曲线或标准曲线）。

理论上，利用标准物质的含量与吸光度的相关关系，拟合的校准曲线，就是以相关性分析为基础的；绘制出校准曲线后，利用被测物质的吸光度和校准曲线的关系，得出被测物质的浓度，则是以回归分析为基础的。

十、相关与回归的应用场景：构建临床预测模型

在疾病不同阶段采集临床检验数据，可以对疾病的预测、诊断、鉴别诊断及预后监测起到重要作用。而有临床检验数据参与的临床预测模型作为风险与获益评估的量化工具，可为医生、患者以及卫生行政人员的决策提供更为客观、准确的信息，因此其应用也越来越普遍。

在当下医学模式从经验医学发展到循证医学，再发展到精准医学，数据的价值得到前所未有的重视，大数据时代数据的获取、存储以及分析与预测技术的迅速发展使得个性化医疗的构想越来越成为可能。

临床预测模型（clinical prediction model）指利用参数、半参数、非参数的数学模型估计研究对象当前患有某病的概率或者将来发生某种结局的可能性。

临床预测模型一般就是利用数据之间的相关性，通过各种回归分析方法建模，而回归分析的统计学本质就是发现"量化的因果关系"。临床预测模型包括诊断模型（diagnostic models）、预后模型（prognostic models）和疾病发生模型（disease occurrence model）（图 3-3-4）。从统计学角度讲，临床问题的结局 Y 只要可以用特征 X 进行量化刻度，均可构建预测模型。

诊断模型关注的是基于研究对象的临床症状和特征，诊断当前患有某种疾病的概率，多见于横断面研究；预后模型关注的是在目前的疾病状态下，未来某段时间内患者复发、死亡，伤残以及出现并发症等结局的概率，多见于队列研究。

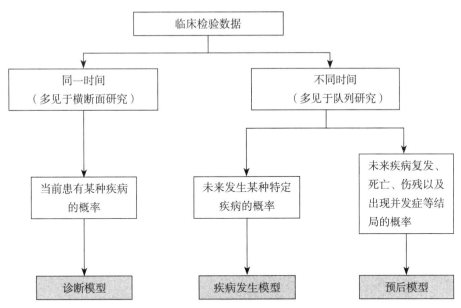

图 3-3-4　检验数据构建预测模型的方式和分类

在临床实验室中，用于某种疾病诊断、筛查和监测的检查方法或检验项目均属于临床诊断试验，其诊断性能的评价，不同于技术性能的方法学评价，它以流行病学调查为基础，评价某种临床检验项目在某种疾病诊断方面的诊断价值。

我们可以根据描述统计方法建立参考值，然后评定检测指标与临床标准的一致性，利用模型评价检测指标的诊断效能。

（李　江）

第四节　临床检验数据的统计学方法

在临床检验相关的研究中，统计学方法描述与其他临床研究中和论文撰写中的"统计学方法"部分类似。作为研究方法学重要的组成部分，统计学方法详细而正确地描述能够告诉其他研究者和读者研究的科学结论是怎么得到的。统计学方法的描述既要客观地"统计描述"数据的特征和形态，又要对数据的差异和关系进行"假设检验"，而假设检验的方法选择与统计描述的内容应该是对应关系。

一、统计描述

统计学方法中的统计描述包括：①符合正态分布的计量资料采用均数 ± 标准差表示；②不符合正态分布的计量资料采用中位数（四分位数间距）表示；③计数资料采用率或构成比表示。

二、假设检验

涉及检验医学数据分析时的假设检验可分为：①符合正态分布与方差齐性的两组间计量资料的比较采用两独立样本 t 检验；②不符合正态分布与方差齐性的两组间计量资料的比较采用非参数 Mann-Whitney U 检验；③配对设计计量资料比较，差值符合正态分布采用配对 t 检验；④配对样本资料，差值不符合正态分布采用非参数 Wilcoxon 符号秩和检验；⑤多组间计量资料比较，符合条件的采用单因素设计方差分析，组间两两比较采用 LSD 法（SNK 法 /Bonferroni 法 /Duncan 法）；多组间计量资料比较不符合应用条件采用 Kruskal-Wallis H 法；⑥配伍组设计计量资料比较符合条件采用随机区组设计方差分析，不符合条件采用非参数 Friedman 检验；⑦等级资料组间比较采用非参数秩和检验；⑧成组四格表计数资料符合条件采用 Pearson 卡方检验；⑨不符合条件采用 Pearson 连续校正卡方检验或 Fisher 确切概率法；⑩成组设计 R×C 表，符合条件采用 Pearson 卡方检验，不符合条件采用 Monte Carlo 近似确切概率法。

三、统计学方法中关系描述

关系描述一般包括：①双变量正态分布资料采用 Person 相关分析；②双变量非正态分布或等级资料采用 Spearman 相关分析；③两组资料间相关采用典型相关分析；④因变量为计量资料的影响因素分析采用多元线性回归；⑤二分类因变量影响因素分析采用二元 Logistic 回归；⑥有序因变量影响因素分析采用有序逻辑回归；⑦无序多分类计数资料因变量影响因素分析采用多项 Logistic 回归。

例如，统计描述中"符合正态分布的计量资料采用均数 ± 标准差表示"，假设检验方法对应"符合正态分布与方差齐性的两组间计量资料的比较采用两独立样本 t 检验"，关系分析对应"双变量正态分布资料采用 Person 相关分析"。

统计描述中"不符合正态分布的计量资料采用中位数（四分位数间距）表示"，

假设检验方法对应"不符合正态分布与方差齐性的两组间计量资料的比较采用非参数Mann-Whitney U 检验"，关系分析对应"双变量非正态分布采用 Spearman 相关分析"。

很多时候，我们可以从文献、书籍中查找到这些规范化的描述，然后"临摹"到自己的论文中，但如果不加辨别，很容易形成语言的堆砌，出现与论文中实际数据不符合的描述和错误的方法选择，给阅读的人带来困扰，直接影响研究的质量。

（李　江）

第五节　临床检验数据应用的注意事项

在进行临床检验数据统计分析前，应该做到以下几点：

一、熟悉自己的数据

要结合自己的专业知识熟悉和了解自己的数据构成、类型和特征。了解数据形态，可以通过计算数据的均数、中位数和众数；可以计算数据的标准差、变异系数；可以计算数据的偏度和峰度；可以采用图形，如直方图、概率图（P-P 图）、分位数图（Q-Q 图）；可以采用统计量方法，如 Kolmogorov-Smirnov 检验（K-S）和 Shapiro-Wilks 检验（S-W）等，也可以几种方法结合进行综合判断。

二、掌握方法的条件

需要掌握不同方法的适用条件，例如，两独立样本 t 检验应满足：有且只有两组，连续性变量、独立性、正态性，以及方差齐性。这也是大家最容易忽视的地方，不同的工具适用的条件不同，用一个不满足条件的工具去解决问题或表述结果，得到的必然是错误的或不完善的。

三、了解统计术语的含义

需要仔细阅读统计术语的定义，了解统计术语的含义。例如，"参数检验"和"非参数检验"：参数检验是在数据总体分布形式已知的情况下，对总体分布的参数（如均值、方差等）进行推断的方法。而当数据的总体形态不明时，无法有效推断相关参数，这时可以考虑"非参数检验"，也就是说当我们无法用统计参数描述自己的数据形态时，我们就需要采用个性化的方法描述数据形态及其相关特征，为我们的科学问题提供依据。

（李　江）

第六节　临床试验时的检验数据分析

一、概况

体外诊断试剂（in vitro diagnostic products，IVD）的研发与上市对于疾病的早期诊断、治疗监测以及健康状况评估至关重要。近年来，我国在体外诊断试剂领域的技术创新中逐渐崭露头角，政府的政策支持和积极的临床试验也推动了中国体外诊断试剂市场的发展。

体外诊断试剂的临床试验受到医疗器械管理法规的监管，根据我国市场监督管理总局颁布的自 2021 年 10 月 1 日起施行的《体外诊断试剂注册与备案管理办法》中描述的定义，体外诊断试剂指按医疗器械管理的体外诊断试剂，包括对疾病的预测、预防、诊断、治疗监测、预后观察和健康状态评价的过程中，用于人体样本体外检测的试剂、试剂盒、校准品、质控品等产品，可以单独使用，也可以与仪器、器具、设备或者系统组合使用。

体外诊断试剂作为一个特殊的品类，其临床试验与药物临床试验之间存在一些差异：从试验设计角度，体外诊断试剂的临床试验通常采用不同的试验设计，以评估其性能和准确性。这些试验通常是横断面研究，涉及收集和分析患者样本，而不是通过治疗干预来评估疗效。相比之下，药物临床试验更注重治疗效果，通常采用随机对照试验等设计来比较新治疗方法与对照组之间的差异；从试验周期角度，体外诊断试剂的临床试验往往可以在较短的时间内完成，因为主要关注性能和准确性的评估，这些试验通常不需要长期的随访。与之相比，医疗器械和药物临床试验可能需要较长的试验周期，因为需要评估治疗效果和长期安全性。从样本和数据来源角度，体外诊断试剂的临床试验需要获取患者的样本，如血液、尿液、其他体液等，以进行诊断或生物标志物检测，通常为无创或低风险，患者入组时有较好的依从性。

体外诊断试剂的临床试验数据分析具有其独特的特点和需求，需要针对性地选择适当的统计方法和数据处理策略。在本节中，我们将探讨不同类型的检验相关临床试验数据分析的特点，以帮助更好地理解和应用在这一领域的数据分析方法。

二、IVD 产品的临床试验分类管理

中国对体外诊断试剂进行了分类管理，分为第一类、第二类和第三类产品。根据风险程度的不同，临床试验要求也有所区别：第一类体外诊断试剂通常无须进行临床试验，可以进行备案。第二类和第二类体外诊断试剂通常需要进行临床试验，以验证其安全性和有效性。2021 年，为指导体外诊断试剂临床试验工作，根据《体外诊断试剂注册与备案管理办法》，国家药品监督管理局组织制定了《体外诊断试剂临床试验技术指导原则》，其中对常见的定性及定量体外诊断试剂临床试验数据及统计分析方法作出了说明。

（一）定性检测数据分析

如前所述，定性数据（或称计数资料）通常用于描述某种属性、特征或性质的分类，包括二分类数据（如感染状态）和多项无序分类数据（如血型），见表 3-1-1。

在这种情况下，我们的关注点是试剂的性能，特别是其灵敏度和特异度。以下是对定性检测数据分析常用指标的详细说明：

1. 灵敏度（sensitivity）

灵敏度是试验方法正确识别阳性样本的能力。在临床试验中，我们计算灵敏度来确定试剂在检测阳性样本方面的表现。灵敏度是一个重要的指标，因为它告诉我们试剂能够准确地找出所有真正的阳性样本。

灵敏度 = { 真阳性 }/{ 真阳性 + 假阴性 }。

其中，真阳性表示试验方法正确识别的阳性样本数，假阴性表示试验方法错误地识别为阴性的阳性样本数。灵敏度的值范围在 0 到 1 之间，越接近 1 表示试剂的性能越好。

2. 特异度（specificity）

特异度是试验方法正确识别阴性样本的能力。在临床试验中，我们计算特异度来确定试剂在排除阴性样本方面的表现。特异度是指我们试剂能够准确地排除所有真正的阴性样本。

特异度 = { 真阴性 }/{ 真阴性 + 假阳性 }。

其中，真阴性表示试验方法正确识别的阴性样本数，假阳性表示试验方法错误地识别为阳性的阴性样本数。特异度的值范围也在 0 到 1 之间，越接近 1 表示试剂的性

能越好。

3. 总符合率（overall agreement）

总符合率表示两种试验方法在所有样本上的一致性。

总符合率 = { 真阳性 + 真阴性 }/{ 总样本数 }。

总符合率告诉我们两种方法在所有样本中达成一致的程度。如果总符合率接近100%，则表示两种方法的结果高度一致。

4. Kappa 值（Kappa coefficient）

用于衡量两种试验方法之间的一致性。

Kappa 值考虑了偶然一致性，并可以用于衡量一致性的程度。Kappa 值的计算依赖于观察一致性和偶然一致性的期望值。

Kappa 值的公式：Kappa = { 观察一致性 – 偶然一致性 }/{1– 偶然一致性 }。

Kappa 值的范围在 –1 到 1 之间，其中 1 表示完美一致性，0 表示与偶然一致性相等，而 –1 表示完全不一致。

此外，我们还可以进行假设检验来评价两种分析方法的关系。假设检验的目的是确定两种方法的性能是否具有统计学上的差异。四格表常用于计算灵敏度、特异度、总符合率和 Kappa 值等指标，这些指标在评估试剂性能和一致性时非常重要。所以，在定性检测的临床试验数据分析中，四格表是一种关键工具，用于数据呈现和计算各种性能指标。

综上所述，定性检测的临床试验数据分析涉及一系列重要的统计指标，包括灵敏度、特异度、总符合率和 Kappa 值等。通过合理的数据分析，我们可以更好地理解试剂的性能，并为临床决策提供可靠的依据。

（二）半定量检测数据分析

半定量检测特点是检测结果以多个等级值或者终点稀释度的数值形式呈现。在半定量检测中，试验结果通常被分为多个等级，又称等级资料（多项有序分类数据），例如 –、+、++、+++ 等，或者以数值表示样本中特定物质的浓度。这种类型的试剂广泛用于各种疾病的诊断、监测和疾病进展的跟踪。比如半定量的血糖检测试剂，它可以将血糖水平分为三个等级：低、正常和高，属于多分类数据的一种表现。

半定量检测的主要统计学分析方法：

1. 等级符合率

在半定量试验中，将样本结果分为不同的等级是常见的做法。等级符合率分析通过计算两种方法在每个等级上的符合率来评估它们的一致性。符合率指两种方法对于同一样本达成相同等级的频率。这有助于确定试剂在不同等级上的性能。

2. 阴阳性符合率

除了等级符合率，还可以计算两种方法在阴性和阳性样本上的符合率。阴阳性符合率分析评估了试剂在阴性和阳性样本中的一致性，这对于确定试剂的准确性非常重要。

除此之外，Kappa 值等分析方法在半定量数据分析中仍然适用。半定量检测的统计学分析方法旨在评估试剂在不同等级或浓度值上的性能和一致性，因此，描述多分类数据一致性的统计方法也依然适用（参见本章第二节），这些分析方法为试剂性能评价和临床诊断提供了重要的支持和指导。

（三）定量检测数据分析

定量检验方法可以准确测量和量化特定生物标志物或化学物质的浓度，从而帮助诊断和监测疾病，得到计量资料（数值变量）。这些方法可以在各种临床场景中使用，从血液学到生化学、免疫学和分子生物学等多个领域。在本节中，我们将深入探讨几种常见的定量检验方法，并提供实际示例来说明它们的应用。

1. 线性相关与回归分析

线性相关与回归分析用于评估两个或多个变量之间的关系，在医学中，它通常用于检测生物标志物或生化物质的浓度与疾病状态之间的关联。例如，我们可以考虑一个临床研究，旨在确定血清蛋白 A 的浓度是否与 X 病风险相关。研究收集了一组患者的血清蛋白 A 浓度数据以及他们的 X 病发病情况。

1）线性回归分析

可以建立一个数学模型，如下所示：X 病风险 =a× 血清蛋白 A 浓度 +b，在这个方程中，a 是回归系数，b 是截距。通过分析回归系数的值，我们可以确定血清蛋白 A 浓度与 X 病风险之间的关系。如果 a 为正值，说明浓度升高与 X 病风险增加相关。这个例子展示了线性相关与回归分析在定量测量与疾病风险之间关系研究中的应用。

线性相关分析旨在衡量两个连续变量之间的线性关系强度和方向。它通常包括计算相关系数（如 Pearson 相关系数），该系数介于 –1 ~ +1 之间，可以告诉我们两个变量之间的线性关系程度。线性相关分析的目标是了解这两个变量是否呈线性关系，以及关系的强度和方向。

2）回归分析

可以用于解释和预测一个或多个自变量与因变量之间的关系。回归分析可以包括线性回归、多元线性回归、逻辑回归、非线性回归等不同类型。与线性回归分析不同，回归分析旨在建立一个数学模型，以便通过自变量来预测因变量的值。这个模型可以是线性的或非线性的，具体取决于数据和研究问题。

Passing-Bablok 回归、Deming 回归和最小二乘回归这三种特定类型的回归模型在医学检验数据领域中常用于测量方法比较和数据分析（表3-6-1）。具体对比分析如下：

表 3-6-1　三种回归模型在检验数据分析中的应用对比

	Passing-Bablok 回归	Deming 回归	最小二乘回归
用途	Passing-Bablok 回归通常用于比较两种测量方法的一致性，尤其是在没有假设数据符合线性关系的情况下	Deming 回归适用于比较两种测量方法的一致性，考虑了两种方法的测量误差不同的情况	最小二乘回归广泛用于建立因变量和一个或多个自变量之间的线性关系模型
模型	这种回归方法不要求建立一个明确的回归方程，而是通过绘制 X 和 Y 变量的散点图，观察它们的一致性；Passing-Bablok 回归绘制了两种测量方法之间的点云图，并通过线性拟合来估计一致性，而不需要假设一个确定的数学模型	Deming 回归建立了一个回归方程，类似于线性回归，但它考虑了两种方法的测量误差，试图找到最佳拟合的回归方程	最小二乘回归建立了一个线性回归方程，通过最小化残差平方和来找到最佳拟合的回归系数
注意事项	Passing-Bablok 回归不提供回归系数或截距，它主要用于一致性评估和绘图	需要估计测量误差的方差和协方差矩阵，计算较为复杂	对于比较两种测量方法的一致性，最小二乘回归通常不考虑测量误差的不同，因此在某些情况下可能不够准确。Passing-Bablok 回归和 Deming 回归通常用于测量方法比较，特别是在考虑测量误差的情况下。最小二乘回归则适用于建立线性模型，但通常不考虑测量误差的差异。选择合适的回归方法取决于研究问题和数据的性质

2. t 检验与非参数检验

医学检验领域进行诊断试剂临床试验结果分析时，常常需要比较两种不同产品或方法的性能，以确定它们之间是否存在显著的差异。在这种情况下，通常会使用 t 检验和非参数检验来进行统计分析，以便得出有关相关性的结论。

1）t 检验

t 检验是一种用于比较两组数据平均值差异是否显著的统计方法。它基于正态分布假设，适用于连续变量，要求数据满足正态性和方差齐性的假设。下面我们将通过一个示例来说明 t 检验的应用。

2）非参数检验

非参数检验则是一种不依赖于数据分布假设的统计方法，适用于那些不满足正态性和方差齐性假设的数据。与 t 检验不同，非参数检验通常基于数据的排序或秩次，而不是原始数值。适用非参数检验的情况包括小样本数据、偏斜分布数据或异常值较多的情况。

如果我们怀疑数据不满足正态性假设，或者样本量很小，我们可以考虑使用 Wilcoxon 秩和检验（也称为 Mann-Whitney U 检验），这是一种常见的非参数检验方法。它的应用方式与 t 检验类似，但不要求满足正态性和方差齐性。t 检验适用于满足正态性和方差齐性假设的数据，适用于比较两组数据的均值差异，非参数检验适用于不满足这些假设的数据，适用于小样本或偏斜数据的比较。选择合适的检验方法取决于数据的性质和研究问题的要求。

3. 受试者工作特征曲线分析

当医学检验领域需要评估多款体外诊断试剂诊断疾病的性能，使用受试者工作特征曲线（receiver operating characteristic，ROC）分析来评价其诊断的灵敏度和特异性。ROC 分析不仅可以确定生物标志物或方法学的敏感性和特异性，还可以帮助确定诊断的最佳截断值。

通过 ROC 分析，我们可以绘制 ROC 曲线，该曲线以敏感性和 1- 特异性为坐标轴。曲线下面积（AUC）表示测试的准确性，AUC 值越高，测试性能越好。通过 ROC 分析，我们可以确定最佳的诊断阈值，以实现在灵敏度和特异度之间取得平衡；ROC 分析帮助我们了解体外诊断试剂的性能，指导临床决策，选择适当的诊断阈值，并改进试剂的设计和性能。

4. Bland-Altman 差异分析法

Bland-Altman 差异分析法通常用于比较两种不同的测量方法，例如比较两个不同的体外诊断试剂或两个不同的检测仪器的结果，分析数据一致性的统计手段。

下面通过一个详细的案例来说明 Bland-Altman 差异分析法在检验科的应用：

1）场景

假设我们正在比较两种不同的体外诊断试剂，试剂 A 和试剂 B，用于测量相同的生物标志物。我们希望确定这两种试剂的一致性，并了解它们之间的差异。

2）数据收集

我们随机选择了 100 名患者，并分别使用试剂 A 和试剂 B 来测量相同的生物标志物水平。每位患者都接受了两次测量，一次是使用试剂 A，另一次是使用试剂 B。我们得到了如下数据：

患者 1：试剂 A 测量结果 = 50，试剂 B 测量结果 = 48

患者 2：试剂 A 测量结果 = 45，试剂 B 测量结果 = 43

……

患者 100：试剂 A 测量结果 = 55，试剂 B 测量结果 = 57

3）计算差异和均值

我们首先计算每位患者的两次测量结果之间的差异（试剂 A 测量值 – 试剂 B 测量值）。然后，计算这些差异的均值和标准差。

差异 = 试剂 A 测量值 – 试剂 B 测量值

均值差异 = 差异的平均值

标准差差异 = 差异的标准差

4）绘制 Bland-Altman 图

我们将每位患者的均值（试剂 A 测量值 + 试剂 B 测量值的平均值）作为横轴，差异（试剂 A 测量值 – 试剂 B 测量值）作为纵轴，绘制 Bland-Altman 图（图 3-2-5）。在图上，每个点代表一位患者，表示他们的两次测量之间的差异。

5）计算一致性限度

我们计算一致性限度，通常是均值差异的 1.96 倍标准差差异。这个一致性限度可以表示测量方法之间的 95% 限度，也就是我们可以期望 95% 的测量差异在这个范围内。

6）评估一致性

我们通过 Bland-Altman 图来评估一致性。如果绝大多数点都分布在一致性限度内，说明试剂 A 和试剂 B 之间的一致性较好。如果有点超出一致性限度，可能需要进一步研究和改进。

通过 Bland-Altman 分析，我们可以直观地了解两种不同试剂之间的一致性，识别任何系统性偏差或异常值，并评估它们的性能。这有助于医疗实验室和研究人员更好地选择合适的试剂和仪器，以确保准确的测量结果。一般认为，Bland-Altman 分析用于比较不同测量方法的性能，是一种常用的方法。

三、IVD 产品进行临床试验的准备

临床试验和一般回顾性研究之间存在一些特殊的差异和考虑因素，特别是在试验设计、样本量估算和数据分析方面。以下将详细介绍这些差异和特点：

（一）样本量估算

当进行临床试验或研究时，确定适当的样本量非常重要，因为样本量的大小会直接影响到实验结果的统计显著性和实际可应用性。

1. 临床试验

在临床试验中，样本量的估算通常是提前计划的重要部分。为了确保结果具有统计学意义和临床可解释性，临床试验会使用适当的统计方法来估算所需的最低样本量。这通常依赖于预期的效应大小、显著性水平、检验功效以及研究的特定设计。

2. 回顾性研究

在一般回顾性研究中，研究者往往依赖已有的数据，因此无法提前计划样本量。研究者需要利用可用数据来分析并解释已有的信息。

3. 考虑因素

在进行样本量计算时，需要考虑以下因素：置信水平、置信区间宽度、总体标准差、效应大小和统计检验类型等因素。在 IVD 产品试验中，计算样本量的例子通常涉及评估某项检验方法或设备的性能，如灵敏度、特异度、准确性等。

4. 应用举例

假设你正在开发一种新型尿液试剂，旨在检测一种罕见的疾病标志物，并且准备进行临床试验。你需要确定一个合适的样本量，以在试验中验证这种试剂的性能。

1）已知信息如下

你希望在 95% 的置信水平下进行测试（$\alpha = 0.05$，双尾检验）；

你希望达到 80% 的统计功效（$1-\beta$）；

根据文献和初步试验，你估计这种试剂的灵敏度为 95%；

你希望测量的效应大小（Effect Size）为 5%。

2）计算样本量

确定统计检验类型：在这个例子中，你要评估试剂的灵敏度，这通常涉及二项分布的检验。因此，可以使用二项分布的样本量计算方法。

（1）设置参数：根据已知信息，设置以下参数：①置信水平 $\alpha=0.05$；②统计功效 $1-\beta=0.80$；③灵敏度 $p_1=0.95$；④效应大小 $d=0.05$（这表示期望的灵敏度提高了 5 个百分点）。

（2）计算标准正态分布的分位数：对于双尾检验，置信水平为 95% 时，$\alpha/2=0.025$。因此，你需要找到标准正态分布中的 $Z_{\alpha/2}$，它约等于 1.96。

使用以下样本量计算公式：

$$n=\frac{(Z_{\alpha/2}+Z_{1-\beta})^2 \cdot p_1 \cdot (1-p_1)}{d^2}$$

代入已知的值：

$$n=\frac{(1.96+Z_{0.80})^{2}\cdot 0.95\cdot(1-0.95)}{0.05^{2}}$$

n 为 382 个样本。这意味着你需要测试至少 382 个患者的尿液样本，以便能够在 95% 置信水平下，以 80% 的统计功效检测到试剂灵敏度的 5% 提高。

这个样本量计算的例子说明了如何在临床检验诊断产品试验中根据已知的参数来确定合适的样本量，以确保你的实验具有足够的统计功效和置信度。这对于评估产品性能和满足法规要求非常重要。需要注意，不同的试验类型和性能指标可能需要不同的样本量计算方法。

（二）样本选择

在体外诊断试剂的临床试验中，受试者的选择是关键步骤之一，需要考虑以下因素：

1. 目标人群的代表性

受试者应来自产品预期用途所声称的适用人群，即目标人群。这些人群通常具有特定的症状、体征、生理、病理状态或流行病学背景等特征。非目标人群的入组可能会引起受试者选择偏倚，从而导致试验结果无法反映产品的真实性能。

2. 人口学特征的考虑

除了目标人群的特征外，人口学特征（如性别、年龄）也需要考虑。受试者的年龄、性别等因素可能对试验结果产生影响，因此在受试者选择时需要综合考虑这些因素。

3. 入组 / 排除标准

临床试验方案应明确定义受试者的入组和排除标准。这些标准应根据产品的特点和试验的目的而设定。入组标准确定了谁可以参与试验，而排除标准则确定了谁不能参与试验。

4. 受试者分层入组

当预期在不同亚组的人群中有差异时，可以采用分层入组的方式。这意味着将目标人群分成不同的子群，每个子群分别入组并接受试验。这有助于确保对每个亚组的性能评估都是准确的。

（三）样本收集

样本收集是临床试验中的另一个关键步骤，需要考虑以下因素：

1. 样本来源和编号

临床试验样本应由临床试验机构提供，并具有唯一的可追溯编号。每个样本都应能够追溯到唯一的受试者，以确保数据的准确性和可追溯性。

2. 样本管理和溯源

试验中的样本管理非常重要。样本的储存、处理和标记等环节都需要符合要求，以防止样本污染或混淆。同时，样本应能够追溯至源文件，以确保数据的一致性。

3. 样本的选择和纳入

在特定情况下，试验可能使用既往的样本集或其他研究的样本。在这种情况下，需要确保样本的选择不引入偏倚，并且样本集中的样本满足试验的要求。这包括检查样本是否具有充足的临床信息、是否来自足够大的样本集以实现随机性、是否具有足够的受试者信息以及样本是否为产品适用的样本类型等。

4. 考虑潜在的偏倚

特别是当使用既往样本集时，需要仔细考虑潜在的选择偏差和信息偏差。必须确保受试者的代表性，避免非随机的样本剔除，以及样本的保存条件和时间是否满足被测物的稳定性要求。

（四）假设和统计方法

1. 临床试验

在临床试验中，研究者通常需要明确预先定义的假设、主要终点和次要终点。此外，研究者需要提前规定采用的统计分析方法，包括如何处理缺失数据、如何进行多重比较校正等。

2. 回顾性研究

在一般回顾性研究中，由于数据是已存在的，研究者的分析方法可能相对更加灵活。然而，为了保持分析的透明度和可信度，研究者也应该提前规定统计方法和假设，尤其是在进行多变量分析时。

对于具体的统计方法及分析见第二章第四节。

四、临床试验数据质量控制

临床试验数据的质量在检验医学新技术发展中扮演着至关重要的角色，这一质量的保证直接决定了统计分析结果的可信度和有效性，因此试验申办方、研究者，以及临床机构都需要深刻认识到数据管理和数据质量控制在整个临床试验过程中的不可或缺性。新版《医疗器械临床试验质量管理规范》的发布进一步提高了体外诊断试剂（IVD）临床试验的要求，特别强调了试验数据的真实性与合规性，以促进体外诊断试剂临床试验的规范化发展。保障临床试验质量需要所有相关方的积极合作，包括数据管理、监管审查、培训与教育等多个方面的工作。

（一）数据质量管理的具体措施

1. 建立健全的数据管理计划

在临床试验之前制定详细的数据管理计划，明确数据采集、存储、传输和分析的流程和标准。确定数据管理团队的角色和责任，包括数据管理员、数据监察员等。

2. 采用电子数据捕获系统（EDC）

在临床试验过程中，使用电子数据采集（electronic data capture，EDC）获取试验数据、规范数据管理过程、建立完善的基于风险的数据管理流程，能够确保数据的质量及其真实完整性，缩短数据采集的时间。提高临床试验整个过程的数据监测强度，以减少手工数据录入错误的机会。EDC 系统可以帮助确保数据的一致性和完整性，并提供实时访问数据的便利性，对于数据的分析和监管均有促进价值。

3. 数据质量控制

实施数据质量控制措施，包括逻辑检查、数据清洗和异常值检测，以确保数据的准确性。定期进行内部数据审核，发现并解决潜在问题。

4. 培训和教育

为临床试验团队提供培训和教育，包括数据管理人员和研究者，以确保他们了解数据管理的最佳实践。强调数据完整性和质量的重要性，以增强团队的质量意识。

5. 标准化数据收集

标准化数据收集工具和流程，以确保数据的一致性和可比性。使用标准化的数据词汇和术语，以减少误解和混淆（见第二章）。

6. 数据存储和保护

建立安全的数据存储系统，确保数据的机密性和完整性。遵守相关隐私和数据保护法规，保护受试者的隐私权（见第七章）。

7. 外部数据监管

邀请独立的外部数据监察员进行数据监督检查，以验证数据的真实性和合规性。外部监管有助于提供独立的数据审查视角，提高数据质量的信任度。

通过以上措施，可以有效提高检验科临床试验数据的质量，确保数据的真实性、完整性、准确性和可靠性。这些步骤不仅有助于满足监管方对检验科临床试验要求，而且只有通过认真遵循规范、建立有效的信息共享机制、定期的监督审查，以及风险管理，才能够确保临床试验数据的准确性和可靠性，从而为医学研究和新医疗技术的发展提供坚实的基础和有力的支持。

（二）临床试验数据的溯源

在临床试验领域，数据与记录的质量和完整性至关重要。确保数据的准确性和可追溯性是临床试验的基本原则之一。在此分析数据与记录的关键考虑因素。

1. 试剂和仪器信息的记录

使用的试剂和仪器信息至关重要。这些信息的准确记录可以确保试验结果的可信度和可重复性。以下是一些需要记录的关键信息：

1）试剂信息

记录所使用的试剂的名称、规格/型号、批号/序列号、数量、接收日期、储存条件、使用情况以及剩余试剂的处理等信息。这有助于审查试剂的来源和质量，以及追溯可能对试验结果产生影响的因素。

2）仪器信息

记录所使用的仪器的详细信息，包括名称、型号、序列号等。此外，还需记录仪器的校准情况、维护记录以及使用情况。这有助于评估仪器的性能和准确性。

2. 受试者信息

受试者的信息和临床诊疗记录是临床试验的核心数据之一。这些数据的记录需要准确、完整，以确保试验结果的科学性和可解释性。以下是需要记录的关键信息：

1）受试者信息

记录受试者的基本信息，如性别、年龄、入组时间等。这些信息有助于建立受试者的基本特征档案，为后续数据分析提供基础。

2）临床诊疗信息

记录与受试者的临床诊疗相关的信息，包括病症、治疗方案、用药情况等。这些信息有助于理解试验结果与受试者的临床状况之间的关系。

3. 样本管理与溯源

在临床试验中，样本管理至关重要。所有临床试验用样本都应具有唯一的编号，以确保每个样本都可以追溯到唯一的受试者，这对于样本的管理和数据分析至关重要。

4. 检测数据的完整性和真实性

IVD临床试验中，数据的完整性和真实性是不可妥协的原则。数据不应被随意更改，任何修改都需要有合理的理由，并且需要有签名和日期的记录，以确保数据的真实性和完整性。

5. 数据的一致性与可追溯性

所有与试验相关的文件，包括临床试验报告、病例报告表、临床试验数据表等，应该具有一致性。数据应该可以追溯至源文件，以确保数据的可追溯性和准确性。

117

五、多中心临床试验的数据统计分析

在检验科中，高质量的多中心试验可以为新的诊断方法和医疗技术的发展提供有力的支持，为患者的诊断和治疗提供更准确和可靠的选项。牵头或参与多中心试验也被诸多医疗机构纳入对检验科室的绩效考核范畴。

多中心试验引入了一些特殊的数据统计分析，需要仔细考虑和处理。多中心试验通常具有更大的样本量和更广泛的受试者群体，以提高试验结果的外部有效性和统计学强度。多中心试验通常包括多个地理位置或医疗机构，可能涉及不同的医生、实验室和设备。

（一）多中心试验的特点

多中心试验可以包括来自不同地区、民族和种族的受试者，提高了试验结果的代表性，使结果更具一般性；由于多中心试验涉及多个医疗机构，通常具有更大的样本量，这可以提高试验的统计学功效，尤其是在探索低发病率事件时，多中心试验的结果可以减少单一医疗中心的特定偏倚或随机误差对试验结果的影响。

（二）多中心试验结果统计分析的考量因素

1. 中心效应

一个主要的统计学挑战是要考虑"中心效应"。中心效应指不同医疗中心之间的试验结果的变异性。这种变异可能是由于不同中心的人口特征、实验室采用的技术、医生的经验等因素导致的。对 IVD 产品的研究，中心效应可能涉及不同实验室的检测方法和设备，技术人员的能力和实验室的管理水平等。

2. 临床异质性

多中心试验还可能面临"临床异质性"的挑战。临床异质性指的是在不同中心之间受试者的临床特征和疾病严重程度可能存在差异。这可能导致不同中心的试验结果有差异，因为产品的性能可能在不同的受试者群体、用药群体等中有所不同。

3. 样本量分配

在多中心试验中，需要考虑如何分配足够的样本量给每个中心，以确保对所有中心的统计分析有足够的功效。样本量分配需要考虑中心的大小、受试者入组的速度、预期的事件发生率等因素。

4. 数据收集和管理

多中心试验通常涉及多个数据收集点，需要确保数据的一致性和质量。这包括确保所有中心按照相同的标准收集和记录数据，以及建立有效的数据管理系统。

（三）多中心试验数据收集和处理的方法

在多中心试验中，确保数据的一致性和质量至关重要。首先，从数据来源方面，应规范数据收集，确保所有中心遵守相同的数据收集标准和流程，包括样本采集、数据记录和报告。其次，应注意数据审核，建立数据监测和审核机制，以及时发现和纠正数据质量问题。最后，应注意数据清洗，及时处理缺失数据、异常值和逻辑错误，以提高数据的质量。

1. 随机化和分层

为了处理中心效应和临床异质性，可以使用随机化和分层的方法。通过随机化，可以确保不同中心的受试者在各个治疗组中均匀分布，从而减小了中心效应的影响。分层则允许在每个中心内根据某些因素（如年龄、性别、严重程度等）将受试者分为不同的层次，以更好地控制临床异质性。

在多中心试验中，合理的样本量计算和分配是关键因素。考虑到中心效应和临床异质性，应采用统计方法来确定每个中心所需的样本量，以确保试验具有足够的功效。

2. 多变量分析

在多中心试验中，多变量分析是一种强大的工具，可以用来探索中心效应和临床异质性的影响。以下是一些常用的多变量分析方法：

1）多元方差分析

多元方差分析（MANOVA）可以用来评估多个因变量之间的差异是否受中心效应或其他因素的影响。MANOVA可以帮助确定哪些因变量受中心效应的影响，哪些不受影响。

2）混合效应模型

这种模型将中心作为一个随机效应引入，以考虑中心效应的变异性。混合效应模型还可以包括其他因素，如受试者特征、临床变量等，以更全面地解释试验结果。

3）多水平模型

多水平模型将数据分为多个层次，例如受试者层次和中心层次。这可以帮助分析受试者在同一中心内的相关性，并考虑到中心效应。

4）倾向性分析

在多中心试验中，倾向性分析可以用来匹配不同中心的受试者，以减少中心效应的影响。这可以通过倾向性得分匹配或加权方法来实现。

5）亚组分析

如果有理由相信不同中心的受试者在某些特定子组内表现出不同的性能，可以进行亚组分析。这可以帮助确定中心效应是否受到某些因素的影响。

3. 结果解释和报告的关键因素

多中心试验的统计分析是确保临床试验的可信性和实用性的重要步骤，多中心试验可能涉及不同的检测方法、实验室设备和操作者，因此需要更加重视统计分析的准确性，以及合理解释性。多中心试验的统计分析结果应该以一种清晰和透明的方式呈现，以便其他研究人员和审查机构能够理解和评估这些结果，结果解释和报告的关键考虑因素有以下几个方面：

1）中心效应的影响

报告应明确指出中心效应对试验结果的影响程度，并讨论这些影响是否在临床上具有重要性。

2）临床异质性的解释

如果试验结果在不同中心之间存在差异，需要尝试解释这些差异。这可能涉及不同中心受试者特征的分析和比较。

3）统计学处理方法的说明

报告应清楚地描述采用的统计学处理方法，包括如何处理中心效应和临床异质性。

4）外部有效性的评估

讨论试验结果在不同中心之间的一般性和外部有效性，以确定试验结果是否可以推广到更广泛的人群。

5）敏感性分析的结果

如果进行了敏感性分析以评估中心效应和临床异质性的影响，应报告这些结果。

6）数据可视化

使用图形和图表来呈现试验结果，以使结果更易于理解和解释。

六、结语

本节介绍了IVD产品的临床试验的数据分析，讨论了不同类型的检验，包括定性、定量和半定量检验，以及与这些类型相关的试验数据分析的方法和特点。此外，编者探讨了临床试验数据分析与一般检验数据分析之间的区别，数据的质量和准确性对于确保试验结果的可靠性至关重要。此外，结合多中心临床试验的数据统计与分析，需要考虑的中心效应以及如何处理不同中心之间的数据差异的方法。

（葛诚浩）

参考文献

［1］孙振球 . 医学统计学 [M]. 北京：人民卫生出版社 , 2010.

［2］袁卫 , 刘畅 . 我国统计教材建设的历史回顾与现实思考 [J]. 统计研究 , 2004, (6): 6.

［3］陈青山 , 孟晶 , 杨剑 , 等 . 医学科研中如何用好应用统计学的方法 [J]. 中华物理医学与康复杂志 , 2014, 36(6): 3.

［4］THEODORSSON, ELVAR. Advanced statistics and data analysis in laboratory medicine: Steep learning curve but substantial rewards[J]. Scandinavian Journal of Clinical & Laboratory Investigation, 2008, 68(6): 434.

［5］KAUR N, BHATTACHARYA S, BUTTE A J. Big Data in Nephrology[J]. Nature reviews Nephrology, 2021, 17(10): 676-687.

［6］VETTER, THOMAS R, SCHOBER, et al. Agreement Analysis: What He Said, She Said Versus You Said[J]. Anesthesia & Analgesia, 2018, 126(6): 1.

［7］倪育才 . 实用测量不确定度评定 (第 3 版)[M]. 中国计量出版社 , 2009.

［8］杨有业 , 张秀明 . 临床检验方法学评价 [M]. 人民卫生出版社 , 2008.

［9］李晓博 , 普智飞 , 吴晓琪 , 等 .CLSI EP06-Ed2 文件在定量测量程序线性验证中的应用 [J]. 检验医学 , 2022, 37(3): 230-234.

［10］WESTGARD, JAMES O. 医学实验室质量控制实践基础 [M]. 上海：上海科学技术出版社 , 2015.

［11］CHOW N, GALLO L, BUSSE J W. Evidence-based medicine and precision medicine: Complementary approaches to clinical decision-making. Precis Clin Med, 2018, 1(2): 60-64.

［12］RICHARD A. MCPHERSON, MATTHEW R. Henry's clinical diagnosis and management by laboratory methods, 24th ed[M]. ELSEVIER, 2021.

［13］马忠明 , 杨波 . 我国体外诊断试剂监管现状、面临的新形势及其思考 [J]. 中国食品药品监管 , 2022, (6): 4-9.

［14］体外诊断试剂注册与备案管理办法 [J]. 中华人民共和国国务院公报 , 2021, (33): 76-88.

［15］洪璐 , 张晓燕 , 曾涛 , 等 . 新修订医疗器械和体外诊断试剂系列法规颁布后临床试验实施阶段质量控制 [J]. 中国新药与临床杂志 , 2023, 42(4): 229-232.

［16］付文竹 , 蔡瑶 . 体外诊断试剂临床评价常见问题探讨 [J]. 中国医疗器械信息 , 2020, 26(15): 9-10.

［17］GAMBLE C, KRISHAN A, STOCKEN D, et al. Guidelines for the Content of Statistical Analysis Plans in Clinical Trials[J]. JAMA, 2017, 318(23): 2337-2343.

［18］张正付 , 王佳楠 . 医疗器械临床试验数据真实性和完整性的监督检查 [J]. 中国临床药理学与治疗学 , 2019, 24(10): 1081-1084.

［19］付央 , 蔡瑶 .Bland-Altman 法在体外诊断试剂注册临床评价中的常见应用问题分析 [J]. 中国医药导刊 , 2020, 22(12): 901-905.

第四章

检验医学大数据在临床检验中的应用

第一节　生物参考区间建立

一、生物参考区间概述

（一）生物参考区间

参考区间（reference range 或 reference intervals）指从参考下限到参考上限的区间，通常是中间95%区间。在某些情况下只有一个参考限具有临床意义，通常是参考上限，这时的参考区间是 0 到参考上限。参考区间在我国有时也被称为"参考范围""正常范围""正常值"等，但"参考区间"是目前国际通用规范术语。参考区间是解释临床检验结果、分析检验结果临床意义的一个基本尺度和依据。当没有更好的方法将健康人群与病患区分开时，以生物参考区间作为依据成为普遍接受的选项。因此，医学实验室为临床提供可靠的生物参考区间才能正确指导临床对患者或健康人群的正确识别，以及诊断和治疗。

（二）生物参考区间建立的发展史

生物参考区间的建立经历了一个漫长的历史过程。第二次世界大战后，临床实验室分析性能大大提高，同时对解释结果的要求进一步提升。早期多使用"正常值"来形容参考区间，这显然容易引起歧义。Wootton 等人在 1951 年首次将参数统计学应用于参考区间的计算，使用概率分布来描述健康人群化验项目的检测结果，提出其符合正态分布，但并没有建立参考区间，只是确定了上限和下限。1963 年霍夫曼（Hoffman）在《建立临床实验室中的质量控制和正常范围》一书中提出假定健康人群遵从正态分布或者对数正态分布，以 2.5% 和 97.5% 为临界线，用累计分布的方式绘制。1969 年格雷茨贝克（Graetsbeck）和萨里斯（Saris）在斯堪的纳维亚学会大会上提出了"参考区间"这个概念。1972 年由 Edmond A.Murphy 对"正常值"给出了7 种基于语法的甚至是统计学意义的概念。正常值概念显然不适用于生物医学领域，并且是主观地暗指范围以外为"非正常值"。

1979—1987 年间国际临床化学联合会（International Federation of Clinical Chemistry and Laboratory Medicine，IFCC）发布了 6 个关于制定参考区间的文件。美国临床实验室标准化协会（Clinical and Laboratory Standards Institute，CLSI）和 IFCC 编写了《临床实验室如何确定和建立生物参考区间》，试行版在 1992 年 3 月发布，正式版于 1995 年 6 月发布，并于 2010 年第三次修订发布《临床实验室如何确定和建立生物参考区间；批准指南 - 第 3 版》（EP28-A3c），也是本节主要参考资料。

（三）相关概念和定义

在 IFCC 的文件 EP28-A3c 指南中对参考区间和参考限等相关术语做了定义与注释。

（1）参考个体（reference individual）：基于明确规定标准选择用于测试的人。注：通常是确定个人的健康情况。

（2）参考人群（reference population）：由所有参考个体组成的群体。

（3）参考样本组（reference sample group）：从参考人群中选择能代表整个参考人群的足够数量的个体。

（4）参考值（reference value）：通过对特定类型数量的参考个体进行观察或检测所获得的值。注：参考值源于一个参考样本组。

（5）参考限（reference limit）：来自参考分布并用于描述目的的值。注：通常确定一个参考限，以便规定参考值小于或等于或者大于或等于，各自的上限或下限，注意要将参考限与其他类型的决定限相区分。

（6）参考分布（reference distribution）：指参考值的分布区间。

（7）参考区间（reference intervals）：指包含两个参考限的区间，通常指从参考下限到参考上限。

（四）参考区间建立方法

现在我国各医学实验室参考区间多来源于试剂说明书或指南文件等，这些参考区间多来自对白种人的研究，并且生成的时间也在数十年之前。事实上种族、地理位置、生活环境和饮食习惯等因素均可影响参考值。IFCC 也建议临床实验室可建立符合本地人群特征的参考区间。

1. 直接法

通过建立排除标准，选取合适参考个体以获得参考值的方法即直接法，直接法是建立生物参考区间的标准方法。然而直接法建立参考区间过程复杂、耗时长、十分耗资，同时参考个体选择和标准是直接法建立参考区间最困难的部分。

2. 间接法

随着计算机信息技术的发展，检验数据的积累，越来越多的研究者尝试利用医院数据库中已有的数据建立生物参考区间即间接法。因此本节将从检验数据应用的角度重点介绍间接法建立参考值的方法，并探讨如何克服这一方法现存的问题：①如何甄别和剔除离群值；②如何保证数据来源的可靠性，以及如何将间接法建立的参考区间更好地运用到临床。

二、医学检验参考区间建立的方法

（一）选择参考个体

定义：总体需要严格准确的标准，理想状态下参考个体来自某一健康人群总体，其年龄、性别和民族等特征都与总体一致。并不是所有的健康成年人都可以看成单一同质的总体，若检验项目对应人群的个体间有显著差异就必须进行分组。不同的研究对于健康群体的定义标准是不一样的，尤其是健康群体定义的标准是在设立参考区间前就要确定，包括但不限于病史、体格检查及一些临床检验和检查。EP28-A3c 列出了一个健康群体的排除依据（表 4-1-1）和参考区间进行人群划分的依据（表 4-1-2），这并不是一个详细的列表，主要是激发人们在建立参考区间时对于排除标准和划分标准的思考。

表 4-1-1　健康群体的排除依据举例

饮酒	近期患病
献血	哺乳期
血压异常	肥胖
药物滥用	职业
处方药物	口服避孕药
非处方药物	妊娠
环境	最近手术
空腹或非空腹	抽烟

饮酒	近期患病
遗传因素	近期接受输血
目前 / 近期住院治疗	维生素滥用

表 4-1-2 参考区间人群分组中可能的分组依据举例

年龄	地理位置
血型	取样时姿势
昼夜变化	人种
饮食	性别
种族背景	月经周期
锻炼	妊娠
空腹或非空腹	抽烟

在生物参考区间的建立中参考个体的选择是难点也是重点。参考个体的选择主要有以下几种方式。

1. 直接抽样法（IFCC 推荐方法）

直接抽样技术指制订具体的、明确的参考标准，从参考群体中选取参考个体。标准在样本收集和分析前采用称为事前法（a priori），反之称为事后法（a posteriori）。IFCC 规定建立某检测项目参考区间至少需要样本量 120 个，并且在建立排除标准和分组标准前需要阅读大量文献，罗列可能的干扰因素。排除标准要适宜，标准太松会造成参考区间范围过大，形成假阴性结果；标准过严会造成假阳性结果，对疾病的诊断和治疗产生影响。直接抽样法有以下三种形式：①只使用调查问卷作为排除标准；②只使用实验室检测项目为排除标准；③调查问卷结合实验室检验项目作为排除标准。

2. 间接抽样法

间接抽样法通常是用统计学方法从检验项目已有的数据中，建立参考区间。间接抽样法具有简单、省时和省力的特点，并且适用于难以大量获得参考个体的人群。IFCC 间接抽样法统计所用的检测数据要来源于相对健康的人群，如献血者、定期进行健康体检的人群等。

（二）参考样本数据获取及质量控制

IFCC 仅允许直接根据参考个体来确定参考值，考虑简便、经济等因素，越来越多的实验室通过间接法来建立参考区间，从参加健康体检、疾病预防或检查的"健康人"等已进行医学检测的大量人群获取数据，然后进行数据整理，通过预设的纳入和排除标准来确定纳入的参考个体。使用医学参考区间时可能出现假阳性（false positive，FP）或假阴性（false negative，FN）的可能（表 4-1-3）。不论选择怎样的参考个体，都应准确运用排除标准。在标本数量的选择上，IFCC 建议至少 120 个。在利用统计方法估计参考界限时，所计算的数字存在固有的变异性。这种变异性可以计算置信区间来进行估计。

表 4-1-3　患者结果判断

患者情况	检验结果	
	阳性	阴性
患病	真阳性	假阴性
无病	假阳性	真阴性

参考区间研究需要保证检测过程的质量控制，包括检验前、检验中和检验后。检验前包括医师申请、检测要求、标本采集、运输等。主要影响两方面内容分别是生物学影响和方法学影响。严格遵守 NCCLS H18-A2 对检验前提出的指导原则。应标准化收集和处理样品，减少分析前误差，标准化操作流程。标本采集和处理应与研究血液或其他液体参考值时保持一致。所取参考值主要来源于每日实际工作数据，要保持其与高水平实验室同样的质量和精密度。检验中的质量控制同样十分重要，对于要建立参考区间的项目，实验室对于使用的方法最好要有溯源性，并且对检测系统要有正确性验证。检验后变异的内容主要为标识不清楚、数据处理错误等，同样值得注意。

（三）总体分布和数据转换

分析检测项目数值的分布可以用多种数学模型描述，通常可采用正态分布的数学模型来描述参考样本数据分布。正态分布的模型更便于描述和分析，其函数为：

$$正态分布\ f(x) = \frac{1}{\sqrt{2\pi}\sigma} \exp\left\{\frac{-(x-\mu)^2}{2\sigma^2}\right\} \quad -\infty < x < \infty \qquad （公式\ 4-1-1）$$

当 $\mu=0$，$\sigma=1$ 的正态分布为标准正态分布，其函数为：

$$标准正态分布\ f(x) = \frac{1}{\sqrt{2\pi}} \exp\left\{\frac{-x^2}{2}\right\} \qquad （公式\ 4-1-2）$$

标准正态分布可见图 4-1-1。

但在多数情况下数据并不服从正态分布这一理想的数据模型。间接法使用的数据存在离群值会影响参考区间的建立，样本数据呈正态分布是离群值剔除的基础，因此剔除离群值是建立参考区间非常重要的一部分。检验样本数据是否呈正态分布的方法有很多，可采取以下几种方法进行正态分布的鉴定：偏度 - 峰度检验、Kolmogorov-

Smirnov 检验（或称 K-S test）、Jarque-Bera 检验等。偏度 - 峰度检验中标准的正态分布偏度、峰度均为 0，一般认为偏度、峰度的绝对值小于样本标准差的 1.96 倍为正态分布。实际工作中数据存在随机误差，如果极值存在于数据的一端，这种趋势会造成整体的偏倚，一般这种偏倚多数为右偏。作为一侧偏倚的例子，图 4-1-2 演示了使用偏度 - 峰度判断某医院健康人群中一种肝细胞癌常用肿瘤标志物异常凝血酶原（PIVKA）- Ⅱ检测值的正态分布情况，可见原始数据的直方图为非正态分布，且为"单峰"状态，并且呈右侧偏倚分布。偏度 - 峰度检验中偏度、峰度的绝对值大于样本标准差的 1.96 倍，判断为非正态分布。

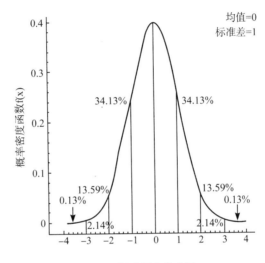

图 4-1-1 标准正态分布图

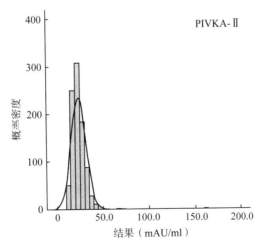

图 4-1-2 PIVKA- Ⅱ检测数据正态性分析示例

当数据呈现单峰的非正态分布需要向正态分布转化，可根据数据类型选用合适的转化公式，需要注意的是"双峰"或"多峰"结果无法通过任何公式转换成正态分布。

现在常见的数据转换方式包括：

1. 指数或对数转换

y=（多用于偏度或峰度为 s 的 2-3 倍）；y=lnx（多用于高度偏态数据，即偏度或峰度为 s 的 3 倍以上）；y=lgx（纠正能力最强，运用时要注意矫正为负偏态分布）。继续使用图 4-1-2 的例子，当我们使用 y=lnx 对健康人群 PIVKA-Ⅱ检测值进行转换后，数据偏度、峰度的绝对值小于样本标准差的 1.96 倍，呈现典型正态分布（图 4-1-3）。

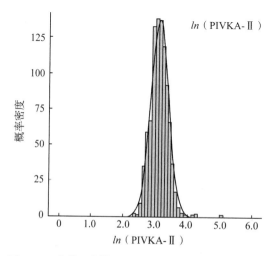

图 4-1-3 将非正态性分布数据转换后呈现的正态分布

2. Box-Cox 转换

Box-Cox 是一种广义幂变换方法，作为一种统计建模中常用的数据变换方法，可以改善原始数据的正态性、对称性和方差相等性，是一种常用的数据治理方法。

这个方法要得到 λ 值是变换参数（甚至 c 值），通常利用最大似然法进行 λ 值的推算，推荐 λ（−5，5）范围内，如果在这个范围内无法找到合适的 λ 值，则一般不使用此法进行转换。这组转换通常可以包括多种数据变换的模型，利用 Box-Cox 法完成原始数据 x_i 的转换，公式为：

$$yi=\begin{cases} (x_i^{\lambda}-1)/\lambda & \lambda \neq 0 \\ ln(x_i+c) & \lambda = 0 \end{cases}$$

（四）剔除离群值的方法

离群值是与样本中大多数数据不一致的观测值，相对于样本假设分布的模型来说是极端的数值，可能不该纳入该模型。离群值的出现有很多原因：实验室检测错误、记录错误或是入组错误等。但在剔除离群值时要避免正常值的剔除，以防参考区间缩小；另一方面要选用适当方法剔除离群值，防止大量离群值存在导致参考区间扩大。剔除离群值的方法很多，近些年的研究主要包括以下几种。

1. 箱式图 - 茎叶法（stem and leaf display-box plot）

此方法是通过从数据两侧剔除 3 倍以上的四分位间距（interquartile range，IQR）数据，这套程序需要重复循环执行直至所有数据剔除。本操作直观，且分析起来较容易，但当数据点多时不易于分析。本法的使用通常假设数据为正态分布，如果将方法应用于偏态分布中易产生离群值的掩盖或是误删的情况，因此要针对不同的数据类型进行离群值的删除。图 4-1-4 演示了对健康人群 PIVKA-Ⅱ检测值使用箱式图 - 茎叶法进行离群值剔除前的数据，图 4-1-5 为剔除离群值后的数据。

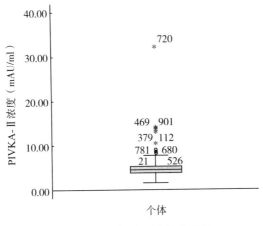

图 4-1-4　剔除离群值前茎叶图

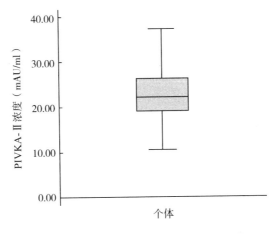

图 4-1-5　剔除离群值后茎叶图

2. 狄克逊（Dixon）检验法

此法是 EP28-A3c 推荐的离群值剔除方法，特别是使用非参数法建立参考区间时。具体方法如下：R 是全距（当前数据最大值和最小值的差值），D 为可疑差值的绝对值（极值与次极限值的差）。如果 D/R 的值超过 1/3，则删除该值。设有一组从小到大的数据 X_1，X_2，$X_3 \cdots X_{n-1}$，X_n，若 X_n 为极大值，X_1 为极小值，那么 $R = X_n - X_1$，$D/R = (X_n - X_{n-1}) / (X_n - X_1)$，如果 D/R 超过 1/3 时，那么要将 X_n 删除。但此法易出现掩盖效应，即在同侧同时出现接近的极值时会掩盖，失去剔除效果。如在同一侧连续出现 2～3 个离群值，D/R 超过 1/3 规则不能有效判断出离群值。如果出现上述情况时，应该将数值中的最小值代入公式中，判断离群值，并将离群值剔除。

3. 杜齐（Turky）法

为了降低离群值的掩盖效应，Turky 法使用样本数值的 50% 进行标记，另外还需要标记出数据分布的第 25 个百分位点（P25）和第 75 个百分位点（P75）的值，然后计算 IQR 的值，IQR=P75–P25，最后计算出剔除离群值的范围：上限 = P75+1.5IQR，下限 =P25–1.5IQR。任何值只要超过了上限和下限的范围均为离群值，本方法需循环使用，直到将离群值全部剔除为止。本方法也需要数据呈正态分布，当数据不呈正态分布时，则需要选用适当的方法转换成正态分布，大多选择 Box-Cox 法。在非正态分布情况下使用 Turky 法检查离群值的能力并不理想。同时需要指出的是 Turky 法在正态分布的情况下，即使在数据本身没有离群值的情况下，也需要剔除 0.7% 的数据，保留 99.3% 的数据进行计算。因此当基于 Turky 法剔除离群值后，对于参考区间进行计算时，需要考虑到剔除的 0.7% 的数据，如计算 95% 的参考区间时，需计算 95.67% 的参考区间（99.3%×95.67%=90%）。

4. 格拉布斯检验法和肖维纳准则（Grubbs method & Chauvenet criteria）

在一组测量数据中，如果个别数据偏离平均值很远，那么这些数据可以被称作"可疑值"，在运用本准则前也需要将数据转换成正态分布。

过程为计算平均值 μ 和标准差 σ；"可疑值"的 G 值：$Gi = (xi - \mu) / \sigma$，其中 i 为可疑值编号。定出检测水平 α，那么置信概率 $p = 1 - \alpha$（α 越小越严格）；根据 p 值和测量次数 n 查格拉布斯表得到临界值 $Gp(n)$；比较 Gi 和临界值，如果 $Gi > Gp(n)$，则判为利群值，并进行剔除。

格拉布斯准则理论较严密，概率意义明确，与狄克逊（Dixon）检验法具有相同的缺点，更适用于小规模数据。

总之，离群值的检测大多依赖于正态分布，在偏态分布的情况下离群值的检测方法很多时候无法达到目的。离群值被剔除后，余下的数值需要恢复为原来数值的形式进行参考区间的建立。实际工作中也要进一步分析产生离群值的原因。实验室在建立参考区间时所选用的健康人群，是提前定义的，不会有完全意义上的"健康"。另一方面样本来源较多，在检测中也会出现一定的误差。因此，剔除离群值在实际工作中是非常必要的，可以减少不健康的个体和不适宜入组个体对于建立参考区间的影响，根据样本类型及情况选择适宜的剔除离群值方法也是非常重要的，要理解各方法的优缺点，更好地用于实际工作。

（五）计算生物参考区间的方法

1. 参数法

参数法适用于正态分布的数据，确定一个较大的置信区间，最常用的置信度为95%，定义参考区间为 $M \pm 1.96S$（M 为参考分布的平均值，S 为标准差）。参考方法主要用于正态分布的数据，在数据的分析中要注意正态分布的转换及转换选择的方法。

2. 非参数法

这种方法是 EP28-A3c 推荐的建立参考区间的推荐方法之一，对样本数量要求较高。对于大多数的数据来说 $P95$ 包含了选用分布第 2.5 和第 97.5 百分位作为参考区间的取值。本法为常规的顺序统计量。本方法不依赖于正态分布，对于随机样本值 X_1，X_2，X_3，$\cdots$，X_{n-1}，X_n，对其统计量按大小进行排序 $X_{(1)} < X_{(2)} < X_{(3)} < \cdots < X_{(n-1)} < X_{(n)}$，第 P 百分位为 $F(P)$。

3. 稳健（Robust）法

本法更不容易受到离群值的影响，其为非参数百分位法的估计法，在所有顺序统计量取了加权平均，近似于重新抽样。

越来越多方法用于参考区间的建立，分位数回归作为一种非参数统计方法，逐渐在医学领域受到重视，其将因变量拆分为多个分位数点，可研究在不同分位数点的关系。另外越来越多的软件可用于参考区间的建立。

（六）参考区间的验证

EP28-A3c 指出参考区间使用前需要进行参考区间的验证，有三种方法：

1. 主观评估

通过对原始参考值研究中的相关因素进行分析，观察其与实验室现状的一致性，可以主观评估参考区间转移的合理性。为了能够做到这一点，需要充分描述所有参考人群特征、人口统计变量和地理位置。此外，还需详细说明分析前和分析过程、分析性能、参考区间计算方法等。如果上述因素与实验室的情况均一致，参考区间可以不需要进行验证实验进行转移。

2. 小样本验证

1）样本量

小样本验证是指评估实验室是否能直接使用参考区间，可使用较少参考个体（n=20）进行验证。

2）验证过程

首先要确定本实验室与参考区间建立实验室之间的分析前因素和分析过程是否一致；其次分析实验室所在地人群特征和地理环境是否差异过大，如果差异过大造成参考区间不一致，则没有必要进行参考区间转移。排除以上因素后，可按照建立参考区间的方式，选取符合当地健康人群的参考个体20人，检测结果，并收集数据。

（1）第一步验证：判断20名参考个体的检验值是否有离群值，建议使用Dixon法或Turky法。如果有离群值，则需去除离群值再重新筛选参考个体，但应确保最终参考个体为20人。如果这20人的观测值中，有不超过2人的结果超出需验证的参考限，那么实验室可以接受或转移参考区间。

（2）第二步验证：如果有3人或更多的结果超出参考限，则需要重新选取20名参考个体进行验证，排除离群值。此时如果不超过2人的结果超出需验证的参考限，那么实验室可以接受参考区间；如果3人或更多的结果超出参考限，那么实验室需要分析造成该现象的原因，并考虑是否根据相关指南建立该项实验的参考区间。

3. 大样本验证

1）样本量

如果项目的参考区间对当地临床解释非常重要，可以选择大样本量（如：n=60）的参考个体进行参考区间的验证。这类更大规模的验证更容易发现两实验室之间是否存在显著性差异。

2）验证过程

（1）第一步验证：首先需确认两个实验室分析前因素和分析过程是否一致；其次分析实验室所在地人群特征和地理环境是否差异过大。排除上述因素后，按照筛选标准选取60名参考个体，并剔除离群值，计算参考区间；最后判断计算的参考区间与待验证的参考区间是否有显著性差异。若没有显著性差异，实验室可以接受或转移参考区间。

（2）第二步验证：如果存在显著性差异，实验室可继续筛选参考个体（n=120），计算并建立本实验室参考区间。

实验室可根据具体情况选择参考区间的验证方法。

三、应用临床检验数据建立生物参考区间常见问题

目前，绝大多数实验室使用的参考区间来自指南、教科书及说明书等。建立参考区间需要大量时间和精力，同时需要良好的组织、分析和统计技巧，也是对实验室人员的挑战。此外，对于年龄、性别等重要因素如何去划分亚组建立参考区间也值得大家思考。在建立参考区间时选择适合的方法甄别和剔除离群值，并且保证数据来源的可靠性是非常关键的。参考区间在临床上可用于人体的健康评估、疾病的诊断和治疗，但对于一些疾病的早期筛查，以及发现隐匿的疾病状态，参考区间并非很好的标准。随着人们认识的提高，分析方法的改进，参考区间的研究也会更加完善，从而更好地服务临床。

四、结语

随着医学和科技水平，以及计算科学的发展，建立符合本地区、本医院患者人群的参考区间的需求非常迫切。本节详细介绍了生物参考区间的概念，发展历史及建立参考区间的研究过程。建立生物参考区间的过程包括筛选参考个体、保证检测过程的质量、选择适宜的方案和数据处理。环境因素、遗传因素和生活习惯的差异，可造成相同检测项目在不同地区和人群的参考值差异。基于 EP28-A3c 指南的推荐，利用间接法建立生物参考区间可更多地运用到日常的临床工作中。

（韩　宁）

第二节　基于患者数据的实时质量控制

一、概述

基于患者数据的实时质量控制（patient-based real-time quality control，PBRTQC）是一种使用患者临床样本检测结果，以实时且动态监控检验性能的质量控制方法，该方法可以及时地预警分析系统的性能改变，通过实时分析，来及时识别潜在的检验过程错误或异常，从而保证检验结果的准确性和可靠性。PBRTQC 可以弥补传统室内

质量控制（internal quality control，IQC）存在的问题，如检测频率过低不能持续、及时反映检验系统质控状态、质控材料稳定性差、存在基质效应，质控材料检测频率过高造成的成本浪费等。

随着大数据分析技术水平的提高，PBRTQC 技术受到了国内外的广泛关注。2011年美国临床和实验室标准化协会发布了 EP23-A 文件中提出，增加患者数据质量控制方法，2018 年颁布的中华人民共和国卫生行业标准 WS/T641-2018 也推荐应用患者数据的质量控制方法，2019 年和 2020 年 IFCC 发布了相关文件对 PBRTQC 的程序建立、性能验证和临床应用提出了指导和建议。2022 年国际标准化组织（international organization for standardization，ISO）15189：2022 中建议可采用患者结果的移动均值作为质量控制方法。

本节将介绍 PBRTQC 的原理和具体实施方法。

二、PBRTQC 的原理

PBRTQC 基于统计分析方法和算法，实时地对患者检验数据处理和分析，通过比较实时数据与历史数据或预定的质量控制标准，PBRTQC 可以快速识别出偏离正常范围的检验结果，提示检验系统可能存在的质量问题。与传统的质量控制方法相比，PBRTQC 更加动态化和个性化，能够提供更及时的质量异常反馈。

（一）实时数据的集成与清洗

PBRTQC 系统实时收集和整合患者的检验数据，包括血液、尿液和其他生物样本的检验结果。这些数据一般来源于检验系统的中间体软件（middleware）或者实验室信息管理系统（laboratory information system，LIS）。

PBRTQC 程序建立前，需要对数据进行清洗：①排除 IQC 样本、室间质评样本检测数据；②排除相同检测项目的尿液、脑脊液、胸腹水等非血液结果（以某项目的血液样本 PBRTQC 为例）；③排除动物样本等其他非人源样本；④处理或者去除超过或低于可报告范围的结果；⑤排除患者检测结果为空的缺失数据或非数值结果。

清洗后的数据，可通过绘制散点图或直方图直观地观察数据分布特征。对特殊检测项目，可以同时以年龄、性别或检测日期等为横坐标绘制散点图，探索数据分布特点，并依据数据分布特征，剔除极端异常值。对不符合正态分布的数据，建议进行相应的转换，如自然对数、平方根、Box-Cox 转化等，使其符合近似正态分布，以改善PBRTQC 的误差检测性能。

对检测结果在不同人群、科室或季节存在差异的项目，建议设置不同亚组并建立单独对应的 PBRTQC 程序。

（二）统计分析方法

可采用多种统计方法分析检验数据并建立 PBRTQC 程序，包括移动均值法、移动中位数法、标准差分析、加权移动均值法、指数加权移动平均法以及其他质量控制图技术。这些方法帮助识别数据中的异常数据模式，如突然的变化或趋势，可能指示检验过程中的问题。以下是一些常见的统计学方法及其简要说明：

1. 移动均值法（moving average，MA）

通过计算一定数量样本结果的平均值来监控测试过程的稳定性。这种方法简单易行，但对于突发性的质量问题可能反应不够及时。

公式：

$$MA_n = \frac{\sum_{i=1}^{n} A_i}{n}$$

注：A_i 为第 i 个观测值，n 为观测值的数量

2. 移动中位数法（moving median，MM）

通过计算一定数量样本结果的中位数来监控测试过程的稳定性。

公式：

$$MM_n = 中位数\,(A_1, A_2, \cdots, A_n)$$

3. 加权移动均值法（weighted moving average，WMA）

通过赋予近期数据较高的权重来计算移动均值。在这种方法中，最近的数据点通常会被赋予更大的权重，因为它们被认为更能反映最新的趋势或状态。权重的分配是预先决定的，且加权平均的总和必须等于 1（或 100%）。这种方法的主要目的是让新的观测值对平均值有更大的影响，从而更敏感地捕捉到数据的最新变化。

公式：

$$WMA_n = \frac{2 \times \sum_{i=1}^{n} (n-i+1)\,A_i}{n(n+1)}$$

4. 指数加权移动均值法（exponentially weighted moving average，EWMA）

指数加权移动均值法是一种更为复杂的指数平滑技术，与 WMA 相同，它通过赋予最近的数据点更高的权重来计算均值，但是这种权重的赋予是以指数衰减的形式进行的。EWMA 不需要为每个数据点预先定义一个权重，而是通过一个衰减因子（通常表示为 λ）来自动控制权重的减少速度。这种方法的优点是能够在不丢失旧数据信息的前提下，快速反应新的数据变化。一般认为，EWMA 具有最好的误差检测性能，

主要适用于近似正态分布的项目。

公式：

$$EWMA_n = \lambda A_n + (1-\lambda)\,EWMA_{(n-1)}$$

5. 移动百分位数法（moving percentiles，MP）

移动百分位数法跟踪一定时间窗口内特定百分位数的变化，用于监测数据分布的变化。这可以帮助识别数据趋势的变化，比如数据分布的偏移或尾部变化。

公式：

$$MP_n = \text{百分位数}(A_1, A_2, \cdots, A_n | p)$$

注：p 为百分位数。

6. 正态均值法（average of normal，AON）

正态均值法基于假设数据遵循正态分布，计算窗口期内所有正常数据点（排除离群值）的平均值。这种方法强调了正常范围内数据的中心趋势，有助于监测过程的稳定性。

公式：

$$AON = \frac{\sum_{i=1}^{n} A_i \cdot I(A_i \in RI)}{\sum_{i=1}^{n} I(A_i \in RI)}$$

注：RI 为参考区间，$I(A_i \in RI)$ 是指示函数，当 A_i 不在参考区间内时，指示函数值为 1，否则为 0。

7. 移动标准差法（moving standard deviation，MovSD）

移动标准差法计算一定时间窗口内数据的标准差。这种方法可以用来监测数据的波动性或离散程度随时间的变化，有助于识别过程中的异常波动。

公式：

$$MovSD_n = \text{标准差}(A_1, A_2, \cdots, A_n)$$

8. 移动离群值之和法（moving sum of outliers，MovSO）

移动离群值之和法通过计算一定时间窗口内被识别为离群值的数据点的总和来监测数据的异常变化。这个方法有助于识别和量化过程中异常数据点的累积影响。

公式：

$$MovSD_n = \sum_{i=1}^{n} |A_i - \overline{A}| \cdot I(A_i \notin RI)$$

注：RI 为参考区间，$I(A_i \notin RI)$ 是指示函数，当 A_i 不在参考区间内时，指示函数值为 1，否则为 0。

以上每种方法都有其特定的应用场景和优势，选择哪种方法取决于实验室的具体需求、测试项目的特性以及所需监控的灵敏度和特异性。算法 MA、MM、WMA、

EWMA 和 MP 主要采用均值、中位数或百分位数监测患者数据波动情况。对于近似正态分布的项目，可通过 PBRTQC 参数优化方法，选择最优的 PBRTQC 算法和参数。MA、MM、EWMA 和 MP 均可有效检测出恒定误差和百分比误差。MovSD 和 MovSO 算法主要适用于及时发现不断增加的不精密度。在实践中，实验室可结合使用多种方法以实现更全面和有效的质量控制。

（三）个性化基准的设定

不同于传统质量控制使用统一的标准或控制限，PBRTQC 考虑到个体差异，根据历史数据为每个检验项目设定个性化的基准及控制限。这种方法提高了检测异常的灵敏度和特异性。该过程旨在确保质量控制措施能够准确反映每个实验室或检测项目的具体情况。个性化基准的设定过程通常包括以下几个关键方面：

1. 合适的生物参考区间

选择或建立检验项目合适的生物参考区间，控制限和截断限的制订要考虑到参考区间。

2. 合适的统计学方法

根据检测项目的特性（如数据是否正态分布）、可用数据量以及所需监控的精确度，选择适合的统计学方法，如移动均值法（MA）、指数加权移动平均法（EWMA）或正态平均值法（AON）等。

3. 确定靶值

根据历史数据确定靶值，靶值通常指检测过程中期望达到的理想值，一般是历史数据的平均值或中位数。

4. 设定控制限

控制限的设定可以利用选择的统计学方法来计算得出。控制限通常基于靶值加减标准差的倍数（通常是 2σ 或 3σ，其中 σ 代表标准差）来设定，以反映检测过程的自然变异。控制限的设置需要在灵敏度（检测真实变异的能力）和特异性（避免因随机波动引发假警报的能力）之间找到平衡。控制限的设定还应考虑检测结果的临床意义，确保控制限能够反映出对患者健康具有实际影响的变化。

5. 设定截断限（truncation limit，TL）

通过设定合适的上、下截断限可以排除极端异常检验结果纳入统计范围，减少对数据波动的影响，使实验室获取一段相对稳定且不受极值影响的患者数据，从而更准确地发现检测过程中的系统误差。TL 设置过于宽泛会导致假阳性报警多，检出的是极端值而非系统误差；TL 设置过于严格，会丢失有效数据，使得误差检出的及时性下降。TL 设置的方法主要有：

1）数据选择

TL 设定为至少排除均值 ±4× 标准差的离群点。对偏态分布数据，TL 设定为偏斜分布的拐点处。

2）考虑生物学和分析变异度

利用检测项目的个体内生物学变异（intraindividual biological variation，CVI）和检测系统及日常质控的分析变异（analytical coefficient of variation，CVA）设置 TL，TL= 均值 ± 参考变化值。

3）数据截断方法

TL 设定为历史数据的不同百分位数点，上、下 TL 不需要对称，通过比较不同百分位数点 TL 的误差检测性能，从而获取最佳 TL。确定合适 TL 后，数据截断有两种方法：一种是去尾法直接剔除 TL 以外的数据，另一种是使用缩尾法，将超过 TL 的数据点替换为 TL，从而避免误差发生时大量数据点的丢失。一般认为缩尾法的误差检测性能优于去尾法。

6. 实时监控和持续改进

利用所选择的统计学方法，对实时数据进行持续分析，根据分析结果调整检测过程。随着时间的推移和数据积累，定期回顾和调整基准值、控制限等个性化基准，以适应人群结构变化、检测技术升级等潜在的变化。通过这一过程，实验室可以确保其 PBRTQC 系统能够反映个体差异、适应环境变化，并有效地提高检测过程的质量和可靠性。定期评估 PBRTQC 系统的效能，包括控制限的适用性、异常检测的准确性等。根据评估结果和最新的科研发现，不断优化基准设定，提高 PBRTQC 系统的整体性能。

一旦分析发现数据偏离正常范围，PBRTQC 系统应能够及时通知实验室人员。实验室人员应实时采取纠正措施，如重新检测、校准设备或调整检验流程，以确保结果的准确性和可靠性。

三、PBRTQC 的实施方法

（一）项目选择

理论上，医学实验室的所有定量项目均可作为 PBRTQC 模型监测的对象，以实时监测整个分析系统的稳定性。但在临床实践时，实验室需要根据该医疗机构的实际工作需求选择适宜的项目作为实施 PBRTQC 方法的对象。

1. 项目选择的依据

包括但不限于：项目的样本量、重要性、性能、试剂稳定性等因素，一般选择传统室内质控不能很好监控的项目。项目选择之前，实验室应首先评估项目的日平均测试数。对于相对检测频次较低且日检测次数较少的项目，因其周期过长导致不确定因素的增多，PBRTQC 程序建立及实际应用困难比较大。

2. 对检测项目进行性能评估

推荐选取 IQC 不稳定、检测结果易受检测系统干扰、试剂批间或试剂瓶间差异大的检测项目。此外，实验室需要关注检测项目的个体内生物学变异（intra-individual biological variation，CV_I）、个体间生物学变异（interindividual biological variation，CV_G）以及检测系统及日常质控的分析变异（analytical coefficient of variation，CV_A）。对于 CV_I 大于质控 CV_A，或 CV_G 较大的检测项目，PBRTQC 的检测性能会受到较大的影响。

（二）数据收集

实施 PBRTQC 的第一步是建立一个高效、自动化的系统，用于收集和整理实时的患者检验数据。一般实验室可以利用检验系统的中间体软件或者功能较强大的 LIS 系统实现此功能。

以下是实施数据收集的具体步骤和考虑因素：

1. 确定数据需求

首先，需要明确哪些类型的患者检验数据对于质量控制至关重要。这可能包括但不限于：检验结果、仪器报警信息、检验时间和日期、患者识别信息（为保护隐私，可能需要去标识化）、检验仪器、测试批次、申请科室、相关的临床信息（如诊断、治疗信息）等。

2. 设计数据收集系统

基于确定的数据需求，设计一个自动化的数据收集系统，该系统能够从检验仪器或医疗信息系统中实时抓取数据。系统设计应考虑：数据的自动化收集和整合、实时数据传输能力、数据安全和隐私保护措施、数据质量和完整性检查等。

3. 实现数据接口

开发或配置数据接口，以实现从多个来源系统向 PBRTQC 系统的数据流。这可能涉及医疗信息系统的接口开发，确保数据能够无缝传输，使用标准数据格式和协议（如 HL7、FHIR）以促进数据交换和互操作性。设定数据抓取的频率，以满足实时分析的需求。

4. 数据去标识化和匿名化

为保护患者隐私，对收集的数据进行去标识化或匿名化处理，删除或替换可用于识别个人身份的信息。

5. 数据质量控制

实施数据质量控制措施，确保收集的数据准确、完整和一致。这可能包括定期检查数据收集和传输过程中的错误、确保数据格式和值符合预定的标准和范围、清洗和纠正错误或不一致的数据等。

6. 数据存储和管理

确定数据存储解决方案，保证数据的安全、可靠和可访问。同时，制定数据管理政策，包括数据备份、恢复和长期保存策略。

7. 遵守法律法规

数据收集、存储和处理流程需遵循相关的法律法规。如《网络安全法》《中华人民共和国数据安全法》与《个人信息保护法》等。

通过以上步骤，可以为基于患者检验数据的实时质量控制提供强大的数据支持。这不仅需要技术上的精确执行，还需要跨学科团队的密切合作，包括实验室技术人员、IT 专家、数据分析师和临床医生。

（三）统计分析方法

不同的统计方法可以揭示数据中的不同类型的变异和趋势，因此选择合适的方法对于监控和改进实验室检测过程至关重要。以下是选择 PBRTQC 统计分析方法时的一些考虑因素：

1. 数据的性质和分布

正态分布数据：如果数据近似正态分布，可以使用参数统计方法，如 MA、WMA、EWMA。一般认为，EWMA 对于误差的敏感性较高。对于非正态分布数据，为提高 PBRTQC 系统的性能，最好转换为正态分布后再进行统计。

2. 监控目标

如果目标是监测数据随时间的趋势，可以使用 MA、WMA、EWMA 等方法。如果为了监控过程变异，可以使用 MovSD 和 MovSO 算法。

3. 实验室的资源和能力

可用的软件和计算资源可能会限制可实施的统计方法类型。实验室人员对统计方法的熟悉程度也是一个重要考虑因素。

（四）设定参数

这里步长（bootstrap）即计算 1 次 PBRTQC 结果需要纳入的患者数据个数，主要应用于 MA、MM 等算法。步长越小，PBRTQC 算法越敏感，误差检出率（probability of error detection，PED）越高。但步长越小，假失控率越高，可能为患者数据自身波动。在 PBRTQC 程序建立阶段，可通过设置不同的步长，如 5、10、25、50、100 等，比较不同步长的误差检测性能，选择性能评价最优的步长作为 PBRTQC 参数。

EWMA 算法中引入的变量主要是加权系数 λ，λ 的取值范围为 0 ~ 1。通过设置 λ，可以为新的患者检测结果分配更多的权重，从而能快速地检测出系统偏倚。λ 主要通过调整基于训练数据偏差的敏感性来平滑数据集。实验室可以通过设置不同的 λ，如 0.02、0.05、0.1、0.2 等，比较不同 λ 的误差检测性能，选择性能评价最优的 λ 作为 PBRTQC 参数。

（五）控制限

PBRTQC 算法计算出的统计值超过上、下控制限（control limit，CL）即为失控。CL 的设定需要结合检验项目质量目标的要求，包括但不限于：①根据 Westgard 质控方案采用 ±2SD 为警告限，±3SD 作为 CL；②以 1% 假阳性报警率设定 ±2.58SD 作为 CL；③以训练集中 PBRTQC 结果的最大值、最小值作为 CL，一旦超过最大值或最小值将判为失控，且 CL 的设定取决于 PBRTQC 程序建立阶段的训练集数据，因此，训练集需要具有足够的代表性。

预期假阳性率（desirable false positive rate，DFPR）：DFPR 是 PBRTQC 实施前重要的参数之一。针对不同数据分布特征的项目，可设置不同 DFPR，以符合实验室的质量管理要求，如 0.1% 或 1%。根据历史模拟数据的 DFPR 反推 CL 以达到与预期一致的效果是一种很好的方法。

（六）质量控制规则

根据统计学原理，设定一套或多套质量控制规则，如 Westgard 规则、Levey-Jennings 控制图等。这些规则可以帮助识别数据的随机误差和系统误差。为了提高质量控制的灵敏度和特异性，可以结合使用多种质量控制规则。例如，同时使用 1∶2s、2∶2s、R4s 等 Westgard 规则，以便从不同角度监控数据质量。确保所设定的质量控制规则能够适用于实时数据分析，及时识别和响应质量问题。另外，实验室要根据实际运行中收集的数据和质量控制结果，定期（如每年度）评估和调整质量控制规则，以确保系统的有效性和适用性。

（七）性能评估和验证

PBRTQC 在医学实验室常规使用前需要对其进行性能评估和验证，并根据性能验证结果对 PBRTQC 参数进行进一步的优化和调整，从而满足实验室的质量管理要求。

1. PBRTQC 程序的性能评价指标

1）假阳性率（false positive rate，FPR）

FPR= 假阳性 PBRTQC 个数 / 总 PBRTQC 个数，即在没有引入误差的情况下，超出 CL 的 PBRTQC 个数与总 PBRTQC 个数的比值。计算在没有引入误差的情况下，不同 PBRTQC 程序的 FPR。如果验证集中 FPR 超过设定的 DFPR，即说明该模型不适用于未来的临床数据。

2）假阴性率（false negative rate，FNR）

FNR= 假阴性 PBRTQC 个数 / 加误差总数，即在引入误差后，未检测出失控（未超出上下 CL）的 PBRTQC 个数与引入误差总样本数的比值。

3）误差检出率

Ped= 检出 PBRTQC 个数 / 加误差总数。其中检出点数为添加误差后，超出上下 CL 的 PBRTQC 个数；加误差总数为添加误差的患者总数。

4）及时率

使用平均检测出误差所需的患者样本量（ANPed）评价 PBRTQC 程序对误差检出的及时率，ANPed 与 FPR 呈负相关。

2. PBRTQC 模型验证

在 PBRTQC 验证阶段，主要为评估 PBRTQC 程序在外部数据中的误差检测性能，并对 PBRTQC 参数进一步优化和调整。以下是 PBRTQC 模型验证的步骤：

1）计算 FPR

计算 PBRTQC 程序在验证集中的 FPR 是否可以接受，即 FPR < DFPR，如 FPR 不可接受，需要重新对 PBRTQC 参数进行优化。

2）工具模拟误差

当 FPR 可以接受时，在验证集中对原始数据的不同数据点引入不同大小、不同方向的系统误差，统计 PBRTQC 程序的误差检测性能。

3）性能评价

实验室依据检验项目质量目标要求，综合判断 FPR、ANPed、Ped 等性能评价指标是否符合实验室要求，例如在保证 FPR 极低的情况下，ANPed 尽可能小，从而能及时地检测出误差。

4）参数调整

当误差检测性能指标在验证中无法满足实验室质量目标要求时，需对参数进行重新优化与调整。

5）性能再评估

若进行参数优化和调整，需重新收集验证集再次评估调整后 PBRTQC 程序的误差检测性能。

四、结语

本节介绍了利用患者临床样本的检测结果来实时监控检验性能，与传统的室内质量控制（IQC）相比，PBRTQC 能够更及时地预警分析系统性能的变化，识别潜在的检验错误或异常，从而确保检验结果的准确性和可靠性。本节内容包括 PBRTQC 的原理、实时数据集成与清洗、多种统计分析方法的应用，以及个性化基准的设定。此外，还探讨了 PBRTQC 的实施，如参数设定、控制限的定义、质量控制规则的应用，以及性能评估和验证。PBRTQC 能够为临床实验室提供更动态、个性化的质量控制，满足不断变化的检测需求和检验质量。

（朱　东）

第三节　真实世界研究中的检验医学数据

一、真实世界研究与检验数据分析

真实世界数据研究强调在实际临床、社区或家庭环境中获取并分析多元化的数据，以评估各种检验与诊断方法在实际应用中的效果和影响。这种方法的认识反映了医学研究在追求全面性、实用性和现实性方面的转变。与传统 RCT 相比，真实世界数据研究的独特之处在于其能够提供更广泛、更全面的数据，反映了患者的多样性和实际医疗环境中的复杂性。这些研究不仅关注治疗方法的有效性，还考虑到其他因素对诊断和检验结果的影响，如患者的疾病特征、治疗历史、生活方式等。

（一）真实世界数据研究与传统临床研究的区别

1.研究设计

真实世界数据研究通常是观察性研究，研究者收集并分析已有的数据，而不是主动进行干预或随机分配。

相比之下，临床试验是有目的的实验性研究，通常需要严格的研究设计和干预控制。

2. 控制性

真实世界数据研究中的数据通常受到更多的干扰和混杂因素的影响，因为这些数据来自实际临床实践，无法像临床试验中那样严格控制所有因素。

临床试验可以更好地控制变量，以确保研究内部有效性。

3. 适用性

真实世界数据研究的结果更适用于更多患者群体，具有更高的外部效度（外部效度指在脱离研究情境后，研究结果还能成立的程度）。

临床试验的结果可能受到样本选择的限制，因此外部效度可能较低。随着电子医疗记录系统的广泛应用，大规模的患者数据变得更加容易获得。这些大规模真实世界数据可以用于分析，以获取更全面的信息，不仅能够解答特定科研问题，还能够揭示新的发现，而且更真实地反映了实际医疗情况。

4. 成本和时间

与传统的 RCT 试验相比，真实世界数据研究通常更经济实惠且节省时间。不需要招募受试者、进行随访或进行复杂的试验设计，这不仅降低了研究成本，也加快了研究进程。

（二）检验医学领域的真实世界数据研究

检验医学领域的真实世界数据研究包括但不限于：①评估不同检验方法的准确性、灵敏度和特异性；②辅助建立参考区间；③研究新的生物标志物和诊断工具，以及探讨检验结果对患者健康结果的预测能力；④建立检验方法的质控规则等。

真实世界证据有助于改进医疗实践、制定临床指南，并推动检验医学数据研究领域的不断进步。本节将探讨真实世界数据研究在检验领域的应用，关注其方法学与应用场景，真实世界数据研究的数据来源和处理方法，以及将 RWD 转化为真实世界证据（real-world evidence，RWE）的挑战和机遇。

只有理解检验医学中真实世界数据研究的原则，才能更好地理解和评估各种检验方法在实际工作中的应用。

二、基于检验数据的真实世界研究应用场景

检验医学领域的真实世界数据研究通常围绕提高医学实验室的运作效率、优化临床决策和改善患者医疗结果几个方面。

（一）评估不同检验方法的准确性

准确性是评估一种检验方法性能的关键指标，它涉及方法的灵敏度和特异性等。不同的检验方法在不同的临床情境下表现出不同的准确性，真实世界数据为我们提供了独特的机会，可以深入探讨不同检验方法的准确性。

1.在临床背景下分析不同检验指标的表现

通过分析大规模、多样化的患者数据，我们可以比较不同检验方法在不同实际医疗环境中的表现。例如，研究人员可以使用真实世界患者的检验结果和临床诊断数据，计算出每种方法在真实世界使用过程中的灵敏度和特异性。这种基于真实数据的评估反映了实际医疗实践中的复杂情况。

例如，当我们关注一种新型肿瘤标志物的应用，在临床试验中该方法可能在受试者严格筛选的情况下表现出良好的性能，但真实世界中的患者可能具有更广泛的疾病状态。我们经常面对各种不同病情和患者群体，这些患者可能同时患有多种疾病，服用多种药物，或者有其他因素影响检验结果。通过使用真实世界数据，我们可以评估该方法在各种不同患者群体中的准确性，并确定其在实际医疗实践中的适用性。

2.进行更多亚组分析

真实世界数据还允许我们进行亚组分析，以探索不同亚群体之间的性能差异。这对于个性化医疗和治疗选择非常重要。

例如，一项检验方法可能在年轻患者中表现出更高的灵敏度，而在老年患者中表现出更高的特异性。通过分析真实世界数据，我们可以确定哪些患者群体能从不同检验方法中受益，并根据这些发现进行更有针对性的医疗决策。

3.跟踪检验方法的性能随时间的演变

跟踪检验方法的性能随时间的演变，这对于长期监测患者的健康状况以及评估检验方法在不同临床环境中的适用性至关重要。通过连续收集和分析数据，我们可以识别出性能变化的趋势，并根据需要进行修正和改进。

（二）分析检验项目对医疗决策的实际影响

评估真实世界中检验结果对患者健康结果的预测效果。包括了解检验结果如何影响临床决策、患者管理和最终的医疗结果。

1.分析检验结果对医疗行为的影响

真实世界数据研究是建立在临床实践中，医生根据检验结果来制定诊断和治疗。通过分析大规模的患者数据，我们可以评估检验结果对医生决策的影响程度。

例如，一项研究探讨了在某种疾病的诊断中，特定检验结果的敏感性和特异性如何影响医生诊断，以及选择哪种治疗方案。这种研究有助于确定检验结果在临床实践中的实际作用，指导医生更明智地使用检验数据进行患者管理。

2. 评估检验结果对患者生存率和生活质量的影响

通过长期追踪患者的健康状况和治疗结果，我们可以了解检验结果与患者预后之间的关联。这对于评估特定检验方法的临床价值至关重要。

例如，一项研究分析了某种心血管标志物的水平与心脏病患者的生存率之间的关系。如果发现高水平的标志物与更短的生存期相关，这可能表明该标志物可以用于预测患者的预后，并影响治疗决策。

3. 观察检验结果对患者的生活质量产生的影响

有些检验可能会导致患者焦虑或产生不必要的担忧，而另一些检验可能会提供安慰和指导。通过调查患者的主观反馈和生活质量指标，可以了解检验结果对患者的心理和生活状况的实际影响，指导临床选择客观可靠的检验指标，以避免不必要的负面影响。

4. 分析检验结果对医疗资源利用的影响

真实世界数据研究还可以分析检验结果对医疗资源利用的影响。不同的检验方法和结果可能会导致不同的医疗决策，从而影响医疗资源的分配。通过分析医疗费用、住院率和治疗方案的选择，可以了解检验结果如何影响医疗资源的使用情况，这对于医疗系统的有效性和经济性至关重要。

（三）辅助建立参考区间

参考区间对于正确解释患者的检验结果至关重要，使用真实世界数据来辅助建立参考区间可以更好地反映实际医疗实践中的情况。

真实世界数据研究帮助建立更准确的参考区间，具体内容见第四章第一节，其总体应用特点包括：

1. 基于多样化人群的数据

传统的参考区间通常建立在相对健康的志愿者或特定人群的数据基础上。然而，真实世界数据可以包括更多不同年龄、性别、疾病状态和民族背景的患者信息。这使得医务人员能够更全面地理解各种人群的生理差异，从而更准确地确定患者的健康或疾病状态。

2. 长期监测和更新

参考区间应该定期进行更新，以反映人群的变化和新的医学知识。使用真实世界数据，可以实时监测参考区间的有效性，并根据需要进行修正。这有助于确保参考区间始终具有高度的临床适用性。

3.考虑临床变量

真实世界数据还允许我们考虑患者的临床变量，例如疾病诊断、用药情况和生活方式因素等。这些变量可能对参考区间的确定产生影响，因此在建立参考区间时考虑这些因素可以提高其准确性。

4.建立个体化医疗

通过真实世界数据，我们可以更好地理解不同患者群体的生理差异。这有助于个体化医疗的发展，医生可以根据患者的特征和生理状态，准确地解释其检验结果并制订个体化治疗方案。

（四）研究新的生物标志物和诊断工具

真实世界数据研究在检验医学领域的一个重要应用是支持研究和验证新的生物标志物，或者建立"老"标志物的"新"使用方法，以及将多个标志物或结合其他医疗检查结果建立新模型。以下是真实世界数据研究在这一领域的应用。

1.验证新的诊断方法

通过分析真实患者的数据，包括临床病例、病史和实验室检验结果，研究人员可以评估新的诊断方法在复杂临床情境下的实际效能。

例如，一个新的心脏生物标志物可能在实验室中表现出良好的敏感性和特异性，但真实世界中的患者可能同时患有多种疾病，这可能会影响其性能。真实世界数据允许我们更全面地了解新诊断方法的可行性和应用性。

2.评估生物标志物的临床应用效果

生物标志物在诊断、疾病监测和治疗决策中起着关键作用。真实世界数据研究提供了机会来评估特定生物标志物在实际医疗实践中的应用情况。

例如，一个新的血液生物标志物可能用于监测糖尿病患者的血糖控制。通过分析患者的长期数据，研究人员可以确定该标志物与血糖水平的相关性以及其在患者管理中的实际效益。

3.支持个性化医疗

真实世界数据研究为个性化医疗提供了基础。通过分析患者的临床特征、基因型和生物标志物数据，医生可以制订更个性化的治疗计划。

例如，一种新的基因标志物可能提示某种药物对某个患者的治疗效果更好，而对另一位患者效果较差。真实世界数据允许我们确定哪些患者群体最有可能从新的治疗方法中受益，从而避免不必要的药物不良反应。

4.发现新的治疗目标

真实世界数据研究可以揭示新的治疗目标。通过分析患者的生物标志物和临床数据，研究人员可以发现与疾病相关的新的生物过程和分子机制，此类发现可以为新药物的开发提供线索，从而改善患者的治疗选择。

（五）临床检验质量控制和改进

例如在第四章第二节中介绍的：基于患者数据的实时质量控制，对于建立实时动态的，可观察变异的质控标准非常重要。

三、检验领域真实世界研究的数据收集和处理

（一）数据的收集

进行检验数据的真实世界研究时，数据的收集方法和来源至关重要，因为它们直接影响研究的可行性和结果的可信度，数据的收集通常依赖于以下几种主要方法。

1. 电子病历和医疗记录

医疗机构的电子病历系统中包含了大量的患者信息，包括检验结果、临床诊断和治疗记录。这些数据为检验科研究提供了宝贵的信息来源。例如，研究人员可以利用电子病历中的检验结果数据来分析不同检验方法的应用情况以及其在不同疾病状态下的表现。

2. 检验信息系统（LIS）

LIS 用于管理和记录实验室检验数据，包括血液常规、生化分析、微生物学检验和免疫学检验等。通过 LIS，研究人员可以获取详细的检验结果，这些结果是真实世界研究的关键组成部分。例如，他们可以分析不同实验室设备产生的血液化学分析结果，以评估其准确性和一致性。

3. 生物样本库

生物样本库存储了各种类型的生物样本，如血液、尿液、组织等。这些样本可以用于研究新的生物标志物和检验方法。例如，研究人员可以使用血液样本来探索新型生物标志物的潜在用途，并验证其在不同疾病诊断中的可行性。

（二）数据的处理

在进行真实世界数据研究时，数据处理也是确保数据质量和可分析性的关键步骤。以下是数据处理的一些关键方面。

1. 数据清洗

数据清洗包括检测和纠正数据中的错误或异常值，确保数据的一致性和准确性。

2. 数据整合

对于多个数据源的研究，数据整合可以将不同来源的数据合并成一个一致的数据集，以便进行综合分析。这有助于揭示不同数据之间的关系和趋势。

3. 统计方法

在检验医学真实世界研究中，合适的统计方法选择是十分重要的，真实世界数据研究在统计分析方法上与传统研究有一些不同之处，主要体现在以下几个方面：

1）大数据分析

与传统研究相比，真实世界数据研究通常涉及大规模的数据集，其中包含了来自多个来源的庞大数据量。这就要求使用适合的分析方法，例如机器学习和深度学习，来处理和分析这些数据。真实世界数据研究依赖于数据驱动的方法。

2）因果推断

在真实世界数据研究中，因果推断变得更为复杂。传统研究可能使用随机对照试验来建立因果关系，但在真实世界数据研究中，随机性和控制性可能受到限制。需要更复杂的统计方法，例如倾向得分匹配或因果图模型，来尝试推断因果关系。

3）长期监测和趋势分析

真实世界数据研究通常涉及长期的数据收集，以便追踪变化趋势。这与传统研究中的短期试验有所不同。因此，在统计分析中需要考虑时间序列数据和趋势分析方法，以更好地理解数据的动态性和演化。

4）数据集异质性

真实世界数据集通常更加异质，包含了各种类型的数据，可能来自不同设备、不同地点、不同时间点等。这种异质性要求使用多元统计方法和数据整合技术，以合并和分析不同来源的数据，以便进行全面的研究。

5）多因素分析

与传统研究相比，真实世界数据研究通常需要考虑更多的因素和变量。这可能包括患者特征、临床环境、医疗历史等多个因素的综合影响。因此，多因素分析方法如多元回归、生存分析等变得更为重要。

6）稳健统计分析

由于真实世界数据可能包含异常值、缺失值和噪声，因此在统计分析中需要更加稳健的方法，以确保结果的可靠性。稳健统计方法可以减少异常值的影响，并在存在缺失数据时提供可行的分析方案。

四、将真实世界数据（RWD）转换为真实世界证据（RWE）

在真实世界研究中，真实世界数据（real-world data，RWD）是指在实际医疗实践中收集的各种医疗和健康数据，包括患者病历、医保记录、移动健康应用程序数据等。而真实世界证据（real-world evidence，RWE）则是通过对 RWD 进行分析和研究得出的医学和卫生领域的实际证据，用于支持医疗决策和临床实践。关键区别在于 RWD 是原始数据的来源，而 RWE 是对这些数据进行分析和解释后得出的结论和证据。RWE 的生成需要仔细的数据处理和统计分析，以及对研究问题的明确定义和相关的统计假设。这有助于确保 RWE 的质量和可靠性，以支持医疗决策和实践。

形成 RWE 的关键要素

1. 问题定义

在开始 RWE 研究之前，必须明确定义研究的问题或假设。这可能涉及疾病病因的探究、治疗效果的评估、患者流行病学的研究等。根据问题的不同，需要制订相应的统计假设。

2. 样本选择和匹配

选择合适的研究样本对于 RWE 的质量至关重要。这涉及从大规模数据中选择代表性患者群体，并进行匹配以减小潜在的混杂偏差。匹配的方式可以基于统计方法，如倾向性评分匹配（PSM），参见第二章第三节。

3. 统计分析

在 RWE 中，统计分析是关键步骤之一。这包括选择适当的统计方法来测试研究假设，例如回归分析、生存分析、危险比的计算等。统计分析需要注意处理缺失数据、混杂因素和匹配问题。

4. 推断和解释

生成 RWE 后，需要对结果进行推断和解释。这包括对统计显著性的评估、效应量的解释以及结果的临床和政策意义。

5. 假设的考虑

在 RWE 中，统计假设通常涉及研究中的独立变量与因变量之间的关系。例如，研究是否有足够的证据支持某种治疗方法对特定患者群体的有效性。这些假设需要明确定义、检验，并在分析中进行考虑。

可见，真实世界数据研究需要处理大规模、异质、长期数据，并尝试推断因果关系。因此，研究者需要灵活应用各种统计方法，以更好地理解复杂的真实世界情境并做出相关决策。方法的选择应该基于研究问题、数据特征和可用资源等多个因素进行权衡和决策。

五、真实世界数据研究的不足与趋势

（一）真实世界研究的不足

尽管已经介绍了真实世界数据研究的种种优势，由于患者临床背景的差异，数据的异质性较强，这可能对统计分析和结果解释造成挑战。

基于医学检验的真实世界数据通常相对缺乏详细的临床信息，难以治理和清洗，这可能限制了某些深入研究的可能性。造成尽管数据量庞大，但其质量和完整性可能存在不足，所得出的结论往往需要进一步验证。

（二）真实世界研究在未来的发展趋势

检验数据真实世界研究将引领着医疗实践和科研的新潮流。可能的发展趋势包括：

1. 全面数字化医疗

随着医疗信息技术的飞速发展，临床数据、检验数据和患者记录将被更广泛地数字化。这将使真实世界数据研究更容易获取、整合和分析，促进更多创新的应用。

2. 大规模数据整合

未来的研究将不仅仅关注实验室数据，还将整合遥感数据、遗传数据、生活方式数据等多源数据。这将为更全面的健康分析和预测提供机会，有助于更好地理解健康与疾病之间的关系。

3. 个性化医疗的普及

随着数据的积累和分析工具的不断进步，个性化医疗将不再是一种奢侈品，而是更多患者的标配。通过真实世界数据的研究，医生将能够为每位患者量身定制的诊断和治疗方案。

4. 实时监测和预测

基于连续的真实世界数据分析，我们将能够实时监测患者的健康状况，并进行疾病风险预测。这将有助于早期干预和预防，提高患者的生活质量。

5. 跨领域合作

未来的真实世界数据研究将跨足医疗领域之外，与生物技术、信息技术、大数据分析等领域密切合作。这将推动更多跨学科的创新和应用。

6. 重视伦理和隐私保护

随着真实世界大数据的广泛使用，伦理和隐私问题将更加凸显。未来的发展需要建立更强有力的数据保护和伦理指南，以确保数据的合法和安全使用。

六、结语

通过全面数字化、多源数据整合、个性化医疗、实时监测和跨领域合作，我们将能够更好地利用检验医学数据，为临床提供更丰富和全面的认识，并推动医学科学的前沿发展。这一发展也需要持续的投入，更需要伦理的考虑和社会的共识，以确保数据的安全和合法使用。未来，真实世界的检验数据及其研究将在很多方面引领医学发展，为人类健康提供更加智能和精准的支持。

（葛诚浩）

第四节　即时检测检验数据的获取及应用

一、即时检测的概述

（一）即时检测的定义

即时检测（point-of-care testing，POCT）指"在患者附近或其所在地进行的，其结果可能导致患者的处置发生改变的检验"。POCT 还有其他近似的名称，如辅助检测（ancillary testing）、及时检验（bedside testing）、家庭检测（home testing）、患者自我检测（patient self-testing）、医生诊所检测（physicians office laboratories）、卫星化检测（satellite testing）、近患检验（near-patient testing）等。

（二）POCT 的发展史

1957 年，Edmonds 使用干化学纸片检测血糖及尿糖为现代 POCT 奠定了基础。20 世纪 70 年代 Ames 公司将干化学纸片法检测血糖和尿糖开始商业化生产，为糖尿病患者的管理和治疗提供了便利，很快得到了广泛应用，也成了现代 POCT 技术的重要先驱之一。POCT 的概念由美国临床和实验室标准协会（CLSI）在 1995 年首次提出，进一步拓展了 POCT 在医疗中的应用范围。

1. POCT 产品的变革性进步

（1）第一代产品特点：第一代 POCT 产品主要依赖于目测测试条中的颜色变化以确定阳性或阴性结果。

（2）第二代产品特点：第二代 POCT 产品主要依靠卡片比色法或仪器进行半定量检测，如血糖测试条。

（3）第三代产品特点：第三代 POCT 产品需要较少的手动操作，可以实现定量检测，如手持式血糖监测设备、便携式体内和体外监测设备等。

（4）第四代产品特点：第四代 POCT 产品发展成为集成自动化、信息化和智能的技术平台，如床旁凝血多指标检测仪器。

以机器学习、人工智能、大数据云端化为主要特征的第五代 POCT "智慧即时检测（iPOCT）"实现 POCT 线下检测，数据远程云端智慧化管理，可能满足精准医疗对临床检验的更高要求，创新未来互联网时代医学诊断的模式。

2. 我国 POCT 应用管理

2003 年中国卫生部发布的《临床检验诊断仪器设备目录》明确了 POCT 设备的种类和标准，为 POCT 设备在我国的规范化应用奠定了基础。随后 POCT 在中国得到了快速发展，同时为保障 POCT 产品的安全性和有效性，国家开始了对医疗行业 POCT 产品的监管。

2006 年由赵卫国主编的国内首部系统介绍即时检验（POCT）的专著，由上海科学技术出版社出版。2007 年中国医院协会临床实验室管理分会成立了 POCT 专业委员会。随后，2014 年 6 月在中国医学装备协会成立了现场快速检测（POCT）装备技术分会，分会发布了《现场快速检测（POCT）专家共识》和《现场快速检测 POCT 院内管理建议》。2012 年国务院发布的《生物产业发展规划》以及居民健康意识的增强和医保覆盖面的扩大，均为我国 POCT 产业的迅猛发展提供了强大动力。新型冠状病毒感染暴发后，POCT 设备可快速检测病毒核酸、抗体，以及抗原，在疫情防控中发挥了重大作用，这些因素共同促进了我国 POCT 行业的快速崛起。

（三）POCT 项目与传统实验室检测的区别

POCT 项目与传统的临床实验室项目有明显不同（表 4-4-1）。

表 4-4-1　POCT 项目与传统的临床实验室项目检测的区别

特点 \ 类别	POCT	临床实验室项目
位置	现场或临床环境中进行	医院、诊所或独立实验室设施

特点 \ 类别	POCT	临床实验室项目
时间要求	提供即时结果	需要一定时间完成诊断过程
设备和复杂性	使用便携式、小型化的仪器	配备复杂的仪器和设备，需专门培训
技术水平	使用简化的测试方法	具有高度专业化的技术人员和设备
操作人员	普通授权人员	专业人员
检验质量	一般	高
检测目的	快速筛查	临床诊断
多样性	专注于特定测试项目	可进行多种类型的测试
成本	价格较低，无须大量资金投入	需要大量资金投入
结果报告	可直接在现场生成结果	通过电子系统或纸质报告提供结果

二、POCT 的技术的原理及分类

POCT 的技术原理主要有免疫胶体金技术、干化学技术、生物和化学传感器技术、红外和远红外分光光度技术、微流控芯片技术等（表 4-4-2）。

表 4-4-2　常见 POCT 的技术学分类及方法原理

分类	方法原理
简单显色	直接观察 / 半定量
酶标记	免疫学反应
免疫渗滤和免疫层析	免疫学反应
生物传感器	光学和电学方法识别酶和抗体
电化学检测	电子探头对某些化学分子的敏感性
分光光度	光学吸光度
生物芯片	蛋白质之间相互作用

（一）免疫胶体金技术

免疫胶体金技术（immune colloidal gold technique，ICG）是以胶体金为标志物，利用特异性抗原抗体反应，可对抗原或抗体检测物进行定位、定性或定量研究的标记技术。该技术利用胶体金作为示踪标志物，胶体金是氯金酸在还原剂作用下聚合成为金颗粒，金颗粒在静电作用下保持稳定的胶体状态，可用于结果的显色。

斑点金免疫渗滤试验和金免疫层析试验是两类常见的免疫胶体金方法。

1. 金免疫层析技术（gold immunochromatography technique，GICT）

GICT 是以微孔滤膜为载体，利用蛋白质层析技术和胶体金技术，如图4-4-1所示。

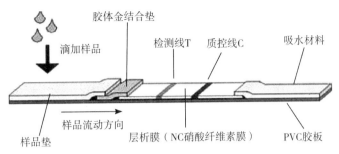

图 4-4-1　胶体金快速检测试纸条模板及组成

图片引自：朱文钏，孔繁德，林祥梅，等. 免疫胶体金技术的应用及展望 [J]. 生物技术通报，2010（4）：81-87.

2. 斑点金免疫渗滤技术（dot immunogold filtration assay，DIGFA）

在固相载体硝酸纤维素薄膜上将抗体或抗原点加制成抗体或抗原包被的微孔滤膜，微孔滤膜贴置于吸水材料。标本、胶体金及洗涤液等试剂依次在膜上滴加，并与包被在硝酸纤维素膜上的相应抗体或抗原特异性结合富集后形成胶体金复合物，阳性结果在固相载体硝酸纤维素薄膜上出现红色金斑点。

3. 免疫胶体金技术的定量分析

POCT 定量检测的方法根据显色强度与待测浓度关联性进行项目定量，如光密度计测量显色带或斑点的颜色强度，利用颜色与浓度的标准曲线实现定量检测。Helm 等用 POCT 快速检测仪检测心肌肌钙蛋白 -T（cTnT）的量，检测灵敏度可达 0.2 μg/L；Cho 等设计了一种免疫色谱测定系统，可以将分析物（如尿微量白蛋白）进行半定量化检测。

（二）干化学技术

干化学技术（drying chemistry technology）指将一种或多种反应试剂经过干燥浓缩后，固定在纸片、胶片等固体载体上，反应试剂与样本中的待测物，进行呈色反应，呈色反应与待测物质浓度成比例关系，利用标准曲线及检测信号，来计算待测物的浓度。有两类技术，如单层试纸技术和多层纸技术。多层纸技术常有扩散层、试剂层和支持层三层。

干化学技术主要应用于临床 POCT 型的血糖、血氨及其他肝功指标检测。

（三）生物和化学传感器技术

生物和化学传感器技术（biological and chemical sensor technology）通过测量生物和化学的信号，将电信号、光信号输出的器件或装置。该技术包含生物或生化分子识别元件（或感受器）和信号转换器（换能器）两部分。

1. 生物或生化分子识别元件（或感受器）

由具有对生物或化学分子识别能力的敏感材料组成，常见的敏感材料包括化学敏感膜（如电活性物质、半导体材料等构成）和生物敏感膜（如酶、微生物、DNA 等）。

2. 信号转换器（换能器）

主要是由电化学或光学检测元件（如电流、电位测量电极、离子敏场效应晶体管、压电晶体等）组成。具有代表性的是葡萄糖酶电极传感器法检测末梢血葡萄糖，如图 4-4-2 所示。

采集血样–指尖检测

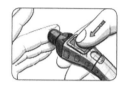

1. 将封盖牢牢压在指尖，然后按下释放按钮。

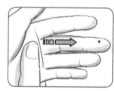

2. 延针刺部位轻轻按摩手和手指，形成一滴血。不要按压针刺部位周围的组织。

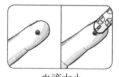

3. 血滴形成后如大小合适立即进行检测。

血滴大小

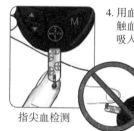

指尖血检测

4. 用血糖试纸的尖端直接接触血滴。试纸将通过尖端吸入血液。

将血糖试纸的尖端保持与血滴接触的状态，直到血糖仪发出哔声。

不要将试纸尖端压在皮肤上，不得将血样滴到试纸上，否则检测结果将不准确或出现错误。

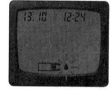

如果第一滴血量不足，血糖仪会响两声，屏幕显示试纸进血不足的图标

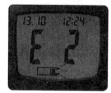

您可以在30秒内向试纸补加血样。如果没有及时补加血液，将会出现错误代码 E2。将用过的试纸作为医疗废弃物丢弃，取新的试纸重新开始检测。

图 4-4-2　POCT 血糖仪检测指尖血的葡萄糖浓度

（四）微流控芯片技术

微流控芯片（microfluidic chip, Microchip）具有使用样品及试剂量少、反应速度快、通量高及可即用即弃等优点，在药物开发、疾病诊断、微观尺度生物研究等领域有着巨大潜力。

1. 常用的流体驱动方法分类

驱动原理一般包括：①机械力驱动，利用系统自身机械部件的运动驱动流体，包括注射泵驱动、气动微泵驱动、离心力驱动等；②非机械驱动，是系统本身没有活动的机械部件，利用电渗驱动、毛细驱动等。

在实际应用中，采用的流体驱动方式通常需要对比各种驱动方式的特点后，根据流体控制需求进行选择。

2. 基于微流控芯片原理的核酸检测

1）微流控芯片技术与传统 PCR 扩增技术结合

微流控芯片技术结合传统 PCR 与芯片检测技术可以实现快速核酸检测，可用于病原体的检测、突变基因分析、遗传学分析和法医鉴定等相关领域。如博奥团队研发的新冠病毒核酸检测的芯片或多重病原联合检测试剂，集成微流控芯片可以在 45 分钟内检测新冠病毒核酸，检测灵敏度达到 150 copies/mL。

2）微流控芯片技术结合恒温扩增技术

环介导等温扩增（loop-mediated isothermal amplification，LAMP）技术，其原理是针对靶基因的 6 个区域设计 4 种特异引物，利用一种链置换 DNA 聚合酶（Bst DNA polymerase）在等温（60 ~ 65℃）条件下，在基因模板、引物、链置换型 DNA 合成酶等在 15 ~ 60 分钟即可实现高效、特异、快速地扩增目的基因。此类集成芯片可用于微生物诊断领域及其他核酸分析领域，包括单核苷酸多态性（SNP）鉴定、物种关系分析、遗传疾病相关基因筛查和转基因食品检测，有很好的应用前景。

核酸序列依赖的扩增（nucleic acid sequence-based amplification，NASBA）技术，可以与微 / 纳米流体芯片检测平台（micro/nano fluidic chip platform，MNCP）联合。MNCP 在对病原微生物及耐药基因的多重检测方面具有简便和快速的应用特点，如图 4-4-3 所示。

三、POCT 在临床的应用进展

除了普遍认识的基于 POCT 的血糖、乳酸及血氨测定外，近年 POCT 技术在快速发展。

（一）持续葡萄糖监测（continuous glucose monitoring，CGM）

持续葡萄糖监测（CGM）可连续、动态监测人体组织间液葡萄糖浓度的变化，以葡萄糖目标范围内时间（time in range，TIR）作为血糖控制指标，可以提供动态葡

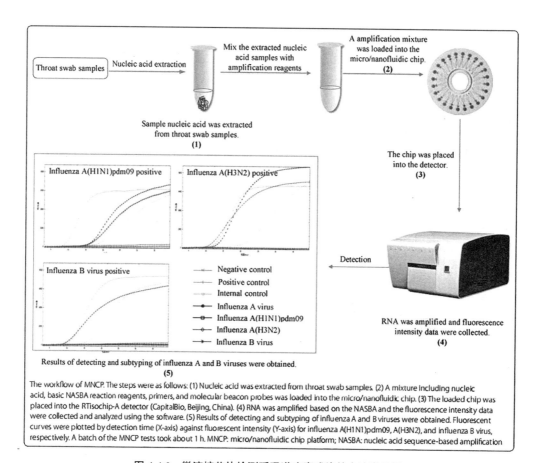

图 4-4-3　微流控芯片检测呼吸道病毒感染的方法学示例

图片引自：LI R, GAI W, ZHU D, et al. Evaluation of a novel micro/nanofluidic chip platform for the detection of influenza A and B virus in patients with influenza-like illness[J]. AMB Express, 2019, 9(1): 77.

萄糖图谱（ambulatory glucose profile，AGP）报告数据，是评估和分析 CGM 数据的重要方法。可发现隐匿性高血糖和低血糖，可为临床提供传统葡萄糖检测方法不能提供的全时葡萄糖波动，为血糖控制提供直接、全面和完整的血糖信息。另外，血糖浓度结果结合闭环胰岛素输注装置，可帮助患者实现个体化、自动化葡萄糖控制，达到精准控糖的目的。

1. 远程持续血糖监测的分析

AGP 是通过软件对葡萄糖数据分析，并以图表和指标形式生成的报告。下面图 4-4-4 显示了一个 AGP 的图形元素和组成 AGP 的单日图。AGP 软件按时间（0～24点）绘制数据图表，而不考虑日期。横坐标是时间点，纵坐标是测量的血葡萄糖数值及绘制的分布范围，每个时间点的葡萄糖数值可以下载后分析。

葡萄糖数值的变异性由第 25 百分位和第 75 百分位之间的区域表示（四分位数间

距，深色区域）。离群值由第 10 百分位和第 90 百分位曲线之间的区域表示（十分位数间距，浅色区）。葡萄糖稳定性是对葡萄糖水平的时间点间变化的测量，如 AGP 中位数曲线分割为每小时的周期。计算小时值之间的绝对差，并除以 24，结果是中位数的平均每小时变化，以 mmol/L/h 为单位报道，它提供了葡萄糖控制稳定水平的指示。数值越大反映葡萄糖不稳定性越大，被称为血葡萄糖不稳定性的衡量标准，糖尿病患者的动态葡萄糖图谱（AGP）报告如图 4-4-4 所示。

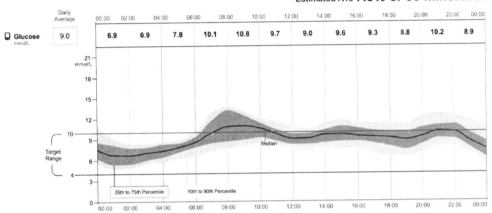

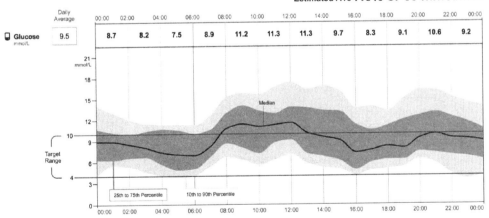

图 4-4-4　2 型（顶部）和 1 型（底部）糖尿病患者的动态葡萄糖图谱（AGP）报告

图片引自：动态葡萄糖图谱报告临床应用专家共识（2023 版）[J]. 中华糖尿病杂志，2024，16（2）：190-201.

　　AGP 报告中 10 个临床上常用的 CGM 核心指标，主要包括葡萄糖高于目标范围时间（time above range，TAR）、葡萄糖在目标范围内时间（time in range，TIR）以及葡萄糖低于目标范围时间（time below range，TBR）等，患者的动态葡萄糖图谱报告如图 4-4-5 所示。

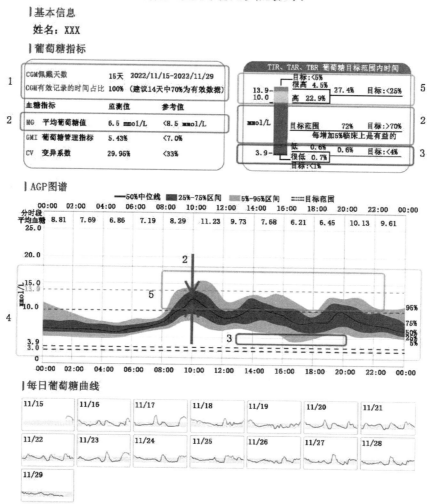

图 4-4-5　患者的动态葡萄糖图谱报告

图片引自：动态葡萄糖图谱报告临床应用专家共识（2023 版）[J]. 中华糖尿病杂志，2024，16（2）：190-201.

2. 远程持续血糖监测（remote continuous glucose monitoring）系统

远程持续血糖监测在住院患者、社区人群的糖尿病监测中得到普遍认可，是一种成本效益、更高管理效率的医疗模式来进行糖尿病辅助治疗，进而提高糖尿病的治疗效果（图 4-4-6）。

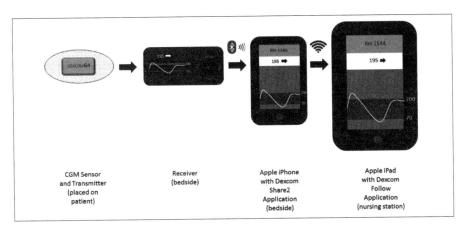

图 4-4-6　远程持续血葡萄糖遥测系统

图片引自：DISTILLER L A, CRANSTON I, MAZZE R. First Clinical Experience with Retrospective Flash Glucose Monitoring (FGM) Analysis in South Africa： Characterizing Glycemic Control with Ambulatory Glucose Profile[J]. J Diabetes Sci Technol, 2016, 10(6): 1294-1302.

1）CGM 系统构成

CGM 系统多由一次性皮下介入式微型传感器、便携式外部数据接收器、应用软件 3 部分组成。由放置于患者皮下组织的传感器，通过测量间质液中的葡萄糖浓度，然后转换为血糖值，通过蓝牙、无线局域网等接入方式发送到接收器。随着技术的进步，也可直接发送至智能手机、电脑的应用软件以及云端。

2）CGM 系统分类

根据技术特点可分为回顾性 CGM、实时 CGM（real-time CGM，rtCGM）和扫描式 CGM（intermittently scanned CGM，isCGM）三种。

（二）糖化血红蛋白（HbA1c）和微量白蛋白（mAlb）的快速测定

糖化血红蛋白测定是诊断和糖尿病治疗过程中疗效监测的重要指标，糖化血红蛋白可以反映 1～2 个月前患者血中葡萄糖的平均水平。尿微量白蛋白的检测，用于糖尿病肾病的早期诊断。目前已有可同时检测糖化血红蛋白（HbA1c）和微量白蛋白（mAlb）的 POCT 快速测定装置，如 Afinion 2 Analyzer 用于检测糖化血红蛋白（HbA1c）、脂类套组、微量白蛋白肌酐比值（ACR）、C 反应蛋白（CRP）等，如图 4-4-7 所示。

（三）急诊和急救医疗中的应用

POCT 在急诊用于心肌损伤标志物，如肌红蛋白、肌钙蛋白等、纤溶指标如 D 二聚体等，可在急诊现场采样后检测，极大地缩短了标本周转时间（TAT 时间）。以中国胸痛中心建设标准为例，标准要求"急诊区开展了床旁快速检测肌钙蛋白，并能在抽血后 20 分钟内获得检验结果"。国外在救护车、救护直升飞机上配置了心肌标志物试纸、血糖仪、电解质及血气分析仪等多种 POCT 设备，在到达急诊中心之前能得到各种 POCT 检验结果。例如某公司的 i-STAT 血气分析仪，在急性创伤者治疗中应用，有利于医师提前采取干预治疗，降低患者的总体病死率，手持式血气分析仪如图 4-4-8 所示。

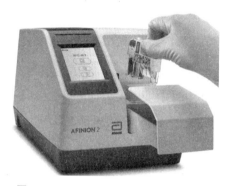

图 4-4-7　Afinion 2 Analyzer 工作演示

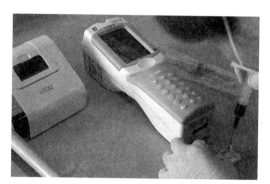

图 4-4-8　一款手持式血气分析仪应用示例

四、POCT 的规范化管理

（一）POCT 的规范化管理

POCT 如果应用不当，也可能对患者的医疗效果产生不利的影响，造成医疗费用不合理增加。为了规范 POCT 在临床的使用，相关标准、行业协会专家共识陆续颁布（表 4-4-3）。

表 4-4-3　POCT 管理文件及要点内容

年份	发布单位	名称	要点内容
2011 年	CLSI	CLSI POCT1-A2：2011 Assessment of the point-of-care testing Process. Approved Guideline	提供了评估和管理 POCT 过程的标准化方法，以确保实验室检测结果的质量和可靠性
2012 年	国家卫生健康委员会	《医疗机构实验室管理办法》	规定了医疗机构实验室的设置、管理和运行要求，包括即时检验。
2013 年	ISO	ISO 15197：2013. In vitro diagnostic test systems-Requirements for blood-glucose monitoring systems for self-testing in managing diabetes mellitus	POCT 血糖仪管理规范，包含性能验证如精密度，准确性评估细则及相关允收标准等

年份	发布单位	名称	要点内容
2016 年	ISO	ISO 22870：2016 point-of-care testing（POCT）- Requirements for quality and competence	POCT 质量和能力的国际标准
2016 年	ISO	ISO 22870：2016 point-of-care testing（POCT）- Requirements for quality and competence	规定了 POCT 设备和服务的质量要求和能力
2020 年	国家标准化管理委员会	GB/T 29790-2020《即时检测质量和能力的要求》	规定了医疗机构实验室的设置、管理和运行要求，包括即时检验。
2020 年	中华医学会检验医学分会、中国医学装备协会检验医学分会	《即时检测（POCT）信息化质量管理中国专家共识》	提高即时检测的准确性和可靠性，为医疗机构提供信息化管理的参考框架
2020 年	中国医学装备协会检验医学分会、中华医学会检验医学分会	《即时检测（POCT）临床结果报告与发布中国专家共识》	规范即时检测临床结果报告与发布，提高检测质量和安全性
2020 年	CLSI	POCT12-A3：2020 Point-of-Care Connectivity，Approved Standard-Third Edition	POCT 仪器的数据连接标准及推荐
2021 年	国家卫生健康委员会	WS/T 781-2021《便携式血糖仪临床操作和质量管理指南》	确保便携式血糖仪的准确性和可靠性，为临床医生提供准确的血糖监测结果
2021 年	上海市医学会分子诊断专科分会等	《病原体核酸即时检测质量管理要求专家共识》	规范病原体核酸即时检测的质量管理，提高检测准确性和可靠性，以应对疫情和其他公共卫生挑战
2023 年	ISO	CNAS-CL02：2023/ISO 15189：2022 Medical laboratories-Requirements for quality and competence	POCT 附录 A 明确了 POCT 的附加要求，包含总体要求、管理、质量保证方案和培训方案

注：ISO：International Organization for Standardization；CLSI：Clinical and Laboratory Standards Institute.

（二）《即时检测质量和能力的要求》的要点

国标 GB/T 29790-2020《即时检测质量和能力的要求》等同采用 ISO 22870：2016《即时检验质量和能力的要求》，系统地介绍了 POCT 管理的 15 个管理要素和 8 个技术要素，该管理规范为医疗机构的 POCT 管理提供了一个框架。

（三）《便携式血糖仪临床操作和质量管理指南》的要点

国家卫生健康委员会在 2021 年 4 月 19 日发布 WS/T 781-2021《便携式血糖仪临床操作和质量管理指南》，该标准旨在为 POCT 血糖仪操作及管理提供可行性建议和工作流程参考，以提高检测质量和管理水平。

通过 POCT 管理软件，便携式血糖仪需要与 HIS 以及 LIS 相连接，实现院内室内质控的实时监控、人员授权管理、试纸批号及开瓶有效期监控等功能。推荐选取具有远程锁定功能的 POCT 便携式血糖仪，由管理人员进行非资格认证的操作人员、试纸超过有效期、质控失控等异常情况的管控，借助管理软件对不符合条件的设备锁屏。待问题纠正后，解锁仪器重新用于临床应用。

（四）便携式血糖仪精密度、准确度等性能指标评价标准

POCT 便携式血糖仪在进入医院正式应用之前要进行必要的方法学验证评估，有相关评估标准，如 ISO 15197∶2013 等。

（五）便携式血糖仪正确度评价的常用方法

1. 定期比对方法

将便携式血糖仪与中心实验室设备进行样本定期比对来评价正确度，医疗机构每年至少进行 1 次便携式血糖仪与本医疗机构检验科生化分析仪之间的方法学比对。

1）比对样本准备

①低浓度标本制备：选择血糖浓度处于 4 mmol/L 至 5 mmol/L 范围内的静脉血标本，并将其置于 37℃恒温箱中孵育 6 小时，葡萄糖充分酵解，可得到血糖浓度接近 2.8 mmol/L 的标本。在进行检测前，应确保标本在室温下平衡至少 15 分钟，以确保结果的准确性。

②高浓度标本的制备：可通过向原始标本中加入适当稀释比例的 50% 葡萄糖注射液（浓度为 277.8 mmol/L），具体的稀释比例应根据原始标本的血糖浓度进行计算。在添加葡萄糖注射液时，应尽量减少其体积，以最小化对标本基质的影响。同样，在进行检测前，应确保高浓度标本在室温下平衡至少 15 分钟。

2）比对过程及注意事项

为确保实验结果的准确性，应严格遵循便携式血糖仪说明书的要求和方法学原理对标本进行预处理。为杜绝糖酵解可能带来的误差，每份标本的便携式血糖仪检测与生化分析仪检测之间的时间间隔必须严格控制在 30 分钟以内。

采用葡萄糖氧化酶（glucose oxidase）方法的血糖仪更容易出现与生化仪比对结

果不通过的情况。提醒实验室选取比对样本时要关注血糖仪方法学的差异，提前制订适宜的比对计划。实验室在制定血糖仪比对评价标准时，要关注血糖仪的质量，尤其是血葡萄糖低水平处的准确性表现，以避免因某些血糖监测仪性能不佳而可能造成的不良临床后果。

3）结果判读及管理输出

关于便携式血糖分析仪与生化分析仪的比对判断标准，可参照国际标准化组织发布的 ISO 15197：2013 标准或国家卫生健康委员会发布的 WS/T 781-2021《便携式血糖仪临床操作和质量管理指南》进行严格执行，以确保比对结果的准确性和可靠性。

在比对过程中，应按照规范流程，从每个医疗单元中选取每种品牌、型号各一台便携式血糖仪与生化分析仪进行初步比对。只有当比对结果符合标准后，医疗单元内的其他便携式血糖仪方可与之进行进一步的比对。

2. POCT 血糖仪系统准确性比对应用举例

设备的分析性能的评估是数据管理的要点，参照 ISO 15197：2013 标准，POCT 血糖仪检测系统（BGMS）准确性评估需要每年度的例行比对，笔者课题组曾进行了比对标准及比对数据差异的研究。

我们用 POCT 血糖仪与来自中心实验室生化分析仪的参考值比对的方法，来评估血糖仪的准确性。回溯性分析了从 2018 年到 2022 年，四种品牌的 POCT 血糖仪（Roche Accu-Chek Performa，Bayer Contour TS，Sinomedisite Glupad H1 Plus，and Sinocare Gold-Accu），获取了 366 个血糖仪的 10980 个成对的比对测量值，探讨分别采用五种不同标准时系统准确性可接受性的差异。五个标准包括国际标准化组织（ISO）15197：2003，CLSI POCT12-A3，ISO 15197：2013，中华医学会检验医学分会学会共识（CSLM）和 FDA 的指南，四种 POCT 血糖仪准确性评估的五种可接受性标准如图 4-4-9 所示。四种 POCT 血糖仪准确性评估应用五种标准时差异显著，如图 4-4-10 所示。四种 POCT 血糖仪葡萄糖结果与生化分析仪结果的 Bland-Altman 比对结果如图 4-4-11 所示。

结果显示在评估的四种 BGMS 中，Accu-Chek 血糖仪显示出优越的系统准确性。在采用五种不同的标准时血糖仪的系统准确度评估结果显著差异。采用严格的标准将促使制造商在强制执行这些标准时提高这些血糖仪的分析性能，避免因仪器分析性能不佳导致不良的临床后果。

3. 定期参加室间质评方法

医疗机构每年应至少参与一次由国内或国外相关机构主办的 EQA/PT 活动，参与的医疗单元（特别是那些便携式血糖仪使用频繁、检测结果对临床决策具有显著影响的单元）应保持相对稳定性。参与活动的仪器应涵盖本院所使用的主要品牌，其他仪器则需与之进行比对，比对方案可参考生化比对方案进行制定。

Guideline	Guideline issued time	Glucose Concentration	Minimum system accuracy performance criteria
ISO 15197:2003	May 2003	< 4.20 mmol/L (75 mg/dL)	95% results within ± 0.83 mmol/L (15 mg/dL)
		≥ 4.20 mmol/L (75 mg/dL)	95% results within ± 20%
CLSI POCT12-A3	January 2013	< 5.55 mmol/L (100 mg/dL)	95% results within ± 0.67 mmol/L (12 mg/dL)
		≥ 5.55 mmol/L (100 mg/dL)	95% results within ± 12.5%
			In addition, 98% results within ± 0.83 mmol/L (15 mg/dL) at < 4.20 mmol/L (75 mg/dL) and within ± 20% at ≥ 4.20 mmol/L (75 mg/dL)
ISO 15197:2013	May 2013	< 5.55 mmol/L (100 mg/dL)	95% results within ± 0.83 mmol/L (15 mg/dL)
		≥ 5.55 mmol/L (100 mg/dL)	95% results within ± 15%
			In addition, 99% of results lie within Region A and B of the consensus error grid analysis
CSLM consensus	September 2016	< 5.55 mmol/L (100 mg/dL)	80% results within ± 0.83 mmol/L (15 mg/dL)
		≥ 5.55 mmol/L (100 mg/dL)	80% results within ± 15%
FDA guideline	November 2018	4.20 mmol/L (75 mg/dL)	95% results within ± 0.67 mmol/L (12 mg/dL) at < 4.20 mmol/L (75 mg/dL) and within ± 12% at ≥ 4.20 mmol/L (75 mg/dL). In addition, 98% results within ± 0.83 mmol/L (15 mg/dL) at < 4.20 mmol/L (75 mg/dL) and within ± 15% at ≥ 4.20 mmol/L (75 mg/dL)

Abbreviations: BGMS, blood glucose monitoring system. CLSI, Clinical Laboratory Standards Institute. CSLM, Chinese Society of Laboratory Medicine. FDA, the US Food and Drug Administration. ISO, International Organization for Standardization.

图 4-4-9　四种 POCT 血糖仪准确性评估的五种可接受性标准

Glucose meters	Manufacturer	Number of glucose meters	Proportion of glucose meters meeting different criteria (%)				
			ISO 15197:2003	CLSI POCT12-A3	ISO 15197:2013	CSLM consensus	FDA guidance
Roche Accu-Chek® Performa	Roche Diagnostics	135	100.00 (135/135)	88.15 (119/135)	99.26 (134/135)	100.00 (135/135)	82.22 (111/135)
Bayer Contour™ TS	Bayer Healthcare	109	100.00 (109/109)	62.39 (68/109)[a]	88.07 (96/109)	100.00 (109/109)	60.55 (66/109)[a]
Sinomedisite Glupad® H1 Plus	Beijing Sinomedisite	87	81.61 (71/87)[a]	50.57 (44/87)[a]	58.62 (51/87)	96.55 (84/87)	56.32 (49/87)[a]
Sinocare® Gold-Accu	Changsha Sinocare	35	100.00 (35/35)	57.14 (20/35)	91.43 (32/35)	100.00 (35/35)	71.43 (25/35)[a]

Abbreviations: BGMS, blood glucose monitoring system. CLSI, Clinical Laboratory Standards Institute. CSLM, Chinese Society of Laboratory Medicine. FDA, the US Food and Drug Administration. ISO, International Standard Organization.

[a] Fisher's exact test, $p < 0.05$ vs ISO 15197:2013.

图 4-4-10　四种 POCT 血糖仪准确性评估应用五种标准时满足标准的血糖仪数量

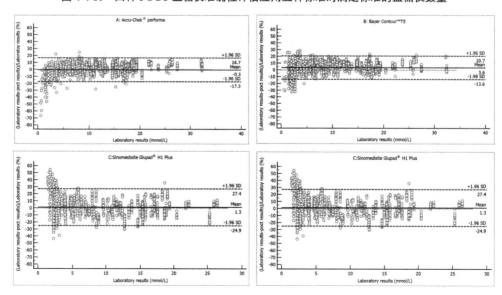

图 4-4-11　四种 POCT 血糖仪葡萄糖结果与生化分析仪结果的 Bland-Altman 比对图

五、POCT 管理信息化要求及进展

中华医学会检验医学分会和中国医学装备协会检验医学分会在 2020 年 5 月发布了《即时检测（POCT）信息化质量管理中国专家共识》，对 POCT 信息化进行了系统阐述。

（一）POCT 设备数据交互标准

POCT 设备与 HIS 或 LIS 链接主要协议使用 HL7 标准，HL7 标准指定了一个独立于传输的消息传递框架和结构，使不同的医疗保健信息系统能够交换数据。如第一章、第二章所述，HL7 汇集了不同厂商用来设计应用软件之间接口的标准格式。它将允许各个医疗机构在异构系统之间，进行数据交互。

无线局域网媒体访问控制和物理层规范［wireless LAN medium access control，（MAC）and physical layer（PHY）specifications］，通过无线电技术，实现检测设备与信息系统之间的数据交换。

（二）基本要求

POCT 设备应当具备信息化远程管理功能，如当质控出现失控状况时，系统能够及时向用户发出提醒，并在必要时锁定仪器以防止进一步的操作。此外，设备还应支持耗材识别等功能，以确保使用的耗材符合规范。关于管理系统服务器的部署形式，推荐将数据库和应用程序分别部署在独立的服务器上。这样做可以有效地提高系统的稳定性和安全性。应用程序服务器将负责提供终端（包括移动端和 PC 机等）的访问服务，终端程序通过应用程序服务器来间接访问数据库，从而避免直接访问数据库可能带来的风险。这种部署方式有助于确保数据的完整性和安全性，同时提升系统的整体性能。

1. 信息化管理系统技术要求

系统应支持 HL7 卫生信息交换标准，确保了与 HIS、LIS 等医疗业务系统的无缝对接。通过设备管理视图界面，用户可以从多个维度实时查看 POCT 设备的状态，确保设备运行在最佳状态。系统还具备检验数据预警功能，依据临床检验数据指标判定标准，自动进行逻辑判断并产生预警，利用 HL7 标准在各临床业务系统间的实时传输。

2. 系统支持对检验数据进行统计分析

可满足根据临床业务需求对数据进行多维度查看和比对的复杂需求。在数据存储

方面，系统严格遵守相关法律法规和医疗机构的要求，进行规范化原始数据存储，并在必要时提供系统日志的查询功能，确保数据的可追溯性和系统的安全性。

（三）信息管理规范

管理系统，可参考上面章节中 GB/T 29790-2020 《即时检测质量和能力的要求》中关于文件管理、记录、人员、仪器与试剂管理、检验程序、质量控制等内容。

1. 检验后程序

管理系统需具备结果报告要素管理的功能，确保各项报告内容完整且准确；同时，该系统应支持结果记录与保存，以便用户随时查阅和追溯历史数据；此外，危急值管理关系病人安全，是信息管理不可或缺的一部分。

1）结果报告要素管理

管理系统汇总的信息需包括 POCT 报告的核心要素：患者姓名、性别、年龄、识别号、检测日期和时间、结果、科室、医疗机构名称、检验人员、申请医师、审阅医师签名及备注等。确保内容的完整性。

2）结果记录与保存

建议管理系统实时传输患者检测结果至 HIS 或 LIS 系统，并区分 POCT 与检验科结果。系统应允许特定权限人员补录 POCT 数据，并记录修改删除时间及相关人员，确保数据完整性和可追溯性。

3）危急值管理

管理系统危急值处理功能应与医院实验室系统一致，能识别异常与危急值并提醒。同时，系统能识别报告、处理人员及时间、措施等。

2. 提示信息

管理系统应覆盖管理规范中的提示消息类型，并具备发布和管理功能。系统需通过权限设置向不同用户推送消息，并实时提醒。对于危急值管理等特定流程，应遵循临床实验室管理办法和医疗机构要求设置管理系统。

3. 质量指标评估

管理系统应实现对质量指标的监控与统计功能。POCT 的质量指标包括但不限于检测 TAT 时间、室内质控合格率、室间质评合格率、设备比对合格率、与检验科的一致性、单个项目精密度、偏倚及总误差。

管理系统优化建议：应支持实时或周期性统计计算 POCT 质量指标，推动质量的不断提升。一旦质量指标超过预设标准，系统应立即通知 POCT 管理人员。设定标准建议参考相应的标准要求（例如 GB/T 19634-2005 体外诊断检验系统自测用血糖监测系统通用技术条件等标准）。

（四）系统安全及应急管理

1. 系统传输一致性

建议管理系统与 HIS 或 LIS 进行连接。管理系统在院内使用前于一定周期时间内需进行确认与运行验证，确认和运行验证包括管理系统与医院各系统之间的接口正常运行与数据传输一致性。

2. 系统安全性及应急管理

1）系统安全性

系统应当防止非授权者访问与篡改相关数据，同时符合国家或国际有关数据保护方面的要求。强化 LIS 用于 POCT 项目管理时的安全技术包括：①强化冗余技术，确保实验室信息网络的持续正常运行，避免因网络故障或变化导致实验室或医院业务质量的瞬时恶化甚至内部业务系统的中断；②建立安全可靠的数据中心，对数据进行双备份，保障信息系统数据的安全性；③配置安全监控系统并强化入侵监测技术；④完善实验室信息系统及硬件的日常维护。

2）POCT 信息系统的应急管理

①当信息系统因突发事件而无法正常提供服务时，采取应急响应和管理措施以尽量降低系统服务中断对实验室业务活动的影响显得至关重要；②建立实验室信息系统应急预案并定期组织相关演练；③实验室应建立信息系统应急处理领导小组，负责领导、组织和协调全院信息系统突发事件的应急保障工作，以确保故障应急预案的顺利执行。

（五）POCT 信息化管理案例

1. 血糖信息化管理系统的业务模型及分级背景

中国健康教育与促进协会糖尿病教育与管理工作分会联合内分泌代谢科及医院信息化专家，共同制定了《院内血糖管理信息系统建设与应用专家共识》，旨在推动我国医疗机构内部血糖管理信息化的建设与实施。该共识将血糖信息化管理系统分为 0 到 6 级分级标准，为医疗机构提供了科学、合理的指导策略和可借鉴的实践案例，以支持血糖管理信息化的稳步发展。通过这些标准和指导，医疗机构可以更有效地构建和应用血糖管理信息系统，提升血糖管理的效率和水平，从而提高糖尿病患者的生活质量和治疗效果。

2. 血糖信息化管理系统的分级

1）血糖信息化管理 0 级（科室管理）

这是血糖信息化管理的初级阶段，主要关注于单个科室层面的血糖管理，如图 4-4-12 所示。

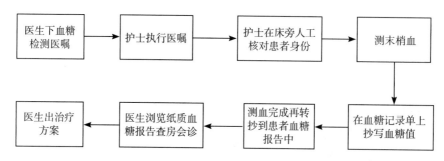

图 4-4-12　血糖信息化管理 0 级（科室管理）业务流程图

2）血糖信息化管理 1 级（科室管理）

在这个级别上，血糖信息化管理扩展到跨科室层面的血糖数据整合和共享，如图 4-4-13 所示。

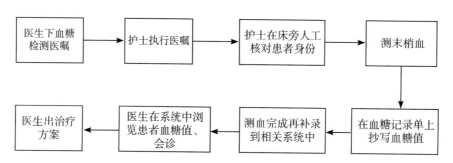

图 4-4-13　血糖信息化管理 1 级（科室管理）业务流程图

3）血糖信息化管理 2 级（科室管理）

这一级别的管理更加全面，涉及科室间层面的血糖数据交换，如图 4-4-14 所示。

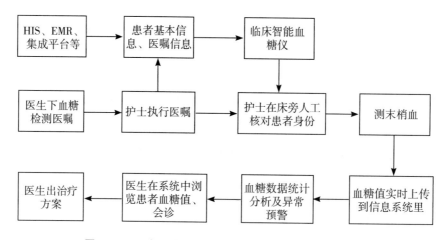

图 4-4-14　血糖信息化管理 2 级（科室管理）业务流程图

4）血糖信息化管理 3 级（多科室及全院管理）

该血糖管理可实现全院的血糖数据整合和协调，为全院的患者提供统一和高效的血糖管理，如图 4-4-15 所示。

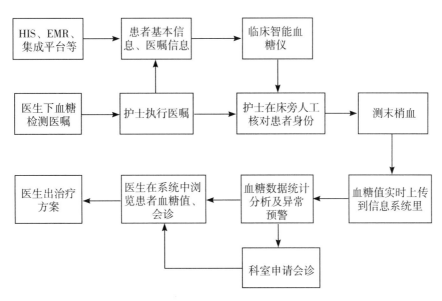

图 4-4-15 血糖信息化管理 3 级（多科室及全院管理）业务流程图

5）血糖信息化管理 4 级（跨医疗机构管理）

在这个级别上，血糖信息化管理不仅限于单一医疗机构，而是扩展到了跨多个医疗机构层面的血糖数据管理和共享，包括不同医院、诊所或健康中心院间的血糖数据交换，如图 4-4-16 所示。

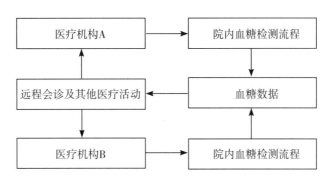

图 4-4-16 血糖信息化管理 4 级（跨医疗机构管理）业务流程图

6）血糖信息化管理 5 级（院外居家管理整合）

这一级别的血糖信息化管理系统将管理范围从医疗机构扩展至患者的院外居家环境。通过实现医疗机构与患者家庭之间的血糖数据同步和管理，确保了血糖监测和治疗方案在患者日常生活中的持续和有效执行。这样的系统设计不仅提高了患者自我管理血糖的能力，还使得医疗专业人员能够及时获取患者的血糖数据，从而进行更准确的评估和调整治疗方案。这种无缝的数据连接和远程管理能力，对于糖尿病患者的生活质量和长期健康管理至关重要，如图 4-4-17 所示。

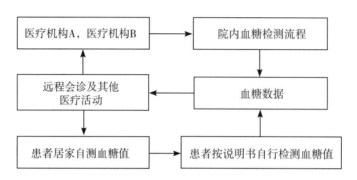

图 4-4-17　血糖信息化管理 5 级（院外居家管理整合）业务流程图

3.血糖信息化管理 1 级及以上的系统要求

1）建立一个全面的患者数据信息库

其中包含患者的姓名、年龄、性别、病区、编号、住院号、腕带号等基本信息，以及医嘱、诊断、并发症、时间段、操作人、主治医生、责任护士等医疗相关数据。

血糖仪作为数据采集的重要工具，必须与医院信息系统无缝对接，提供实时准确的数据，包括患者的姓名、性别、床位号、医嘱时间段等关键信息。

2）数据传输应多样化

支持 Wi-Fi、蓝牙、有线等多种方式，确保数据的实时传输和准确性。检测数据应详细记录，包括检测时间、上传时间、血糖值、单位、上传方式等，以便于后续的分析和处理。

3）系统应具备强大的数据分析和处理能力

能够提供结构化的数据和高 / 低血糖发生率、血糖达标率等量化指标。此外，系统还应支持临床管理与干预措施，如异常预警、危急值报警、复测提醒等，并能够根据临床路径进行灵活地设置。

4）系统的适应性开发

需要能够与 LIS、HIS、电子病历等医院系统对接，并具备扩展性以适应不同的使用场景和信息化级别。同时，质控要求也应得到满足，包括质控提醒和质控数据的提供，确保检测的准确性和可靠性。

通过这样的综合信息管理系统的建立，医疗机构能够更有效地管理患者的血糖数据，提高治疗质量，降低并发症风险，并为患者提供更加个性化和精准的医疗服务。

4.院内血糖管理架构和智能

信息化血糖管理平台，凭借信息化管理所具备的卓越高效性和准确性，有效助力多学科糖尿病管理团队实现对院内各科室糖尿病或血糖异常患者的迅速会诊与精准管理，从而提升医疗质量与效率。

1）多学科团队（MDT）

由两个或更多相关联的学科专家组成的固定团队，针对特定疾病进行深入探讨，根据患者的个性化需求，进行综合性、系统性的诊疗活动。在多学科糖尿病管理团队中，多学科之间应密切合作，充分利用各专科的专业优势，实现住院患者血糖水平的合理、有效控制。

多学科糖尿病管理团队以内分泌科医生和专科护士为主导，信息科和检验科技师提供网络技术和监测质控支持。团队还包括其他科室医护人员、药剂师、营养师、运动康复师和心理治疗师等辅助成员。

2）院内多学科血糖管理小组

以提升整体的血糖管理效率。通过这种方式，可以确保患者得到全面、个性化的治疗，提高治疗效果，降低并发症的风险，并提升患者的生活质量。在此列举笔者医院多学科血糖管理小组的架构（图4-4-18）。

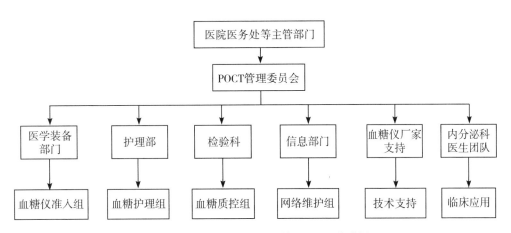

图4-4-18　院内多学科血糖管理小组架构举例

六、POCT管理软件的应用

（一）通用型POCT信息化管理软件

例如：借助某公司的cobas infinity POCT信息化管理系统，可以和院内的POCT

多类型设备连接起来统一管理，包含 Accu-Chek Inform II 血糖检测仪（具有无线连接功能）、Coagu Chek XS Pro 凝血酶原时间检测仪（用于 PT/INR 床边测试）、Cobas b221POC system 全自动血气电解质和生化分析仪、Cobas h232 心脏标志物检测仪、Urisys 1100 尿液分析仪、Reflotron Plus 干式生化分析仪。该软件也可作为拓展为中间体软件使用，Cobas infinity POCT 信息化管理软件界面如图 4-4-19 所示。

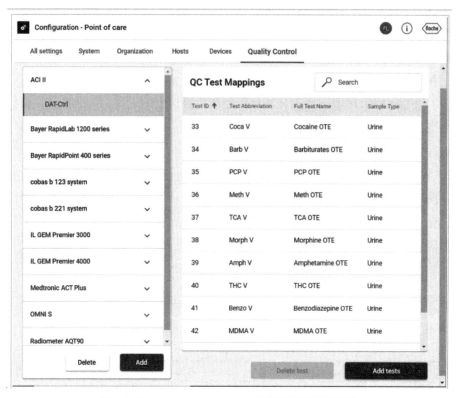

图 4-4-19　Cobas infinity POCT 信息化管理软件界面

软件主要功能包括：

1. 质控管理

主要为管理分散在各个临床科室床旁诊断的仪器，制定质控频率，进行质控结果审核和验证，根据 Levey-Jennings 图表显示质控结果，审核线性结果，定期的不精密统计。可以屏蔽未通过质控的仪器，从而保证检测结果的正确性。

2. 数据收集与保存

确保数据的记录和可追溯性，包括患者信息、检测结果、变化趋势、设备报警、操作细节等。设备采集的患者结果通过网络迅速传输至数据库，并经自动审核后保存至 LIS 系统。医生可访问患者住院期间所有检测结果，确保数据的长期保存。

3. 用户培训

在进行上机检测操作之前，操作人员必须接受专业的仪器操作培训。通过线上或线下的教学模式进行培训，并在成功通过考试之后，操作人员方可获得系统的资格证书。取得资格证书后，操作人员才具备上机进行相应检测操作工作的资格。

4. 耗材 / 样本管理

通过统一管理质控或测试耗材和试剂信息，可确保测试结果的正确性和有效性。此方法降低成本并规范试剂管理流程。

（二）医院实施 POCT 血糖信息化管理案例

笔者医院的血糖信息化管理系统在建立、使用和管理过程中，信息管理系统为医院管理层、质量控制者和临床科室等带来诸多益处。血糖智能化信息管理系统优点如表 4-4-4 所示。

表 4-4-4　血糖智能化信息管理系统优点

使用环节	优点		
	患者安全	管理效率	经济效益
血糖检测	胰岛用量准确，保证患者安全	满足医院用血糖仪使用的要求；提高临床诊疗效率	降低胰岛素使用费用
信息化管理系统	危急值提示功能，满足三甲复评、日常管理对患者安全的要求	降低漏检率，提高工作效率助力临床管理，提高诊疗效率	节省大量人力物力
质控管理	改善患者临床转归	提高质控管理效率	合理安排质控频次
培训	线上培训及授权	帮助实现全院管理（护理培训、住院医师培训）	降低医院的培训支出
维护	及时修复血糖仪故障，避免导致错误的检测值	减轻检验科工作负担，提高科室管理效率	完善的售后服务，节省人力物力

该 POCT 血糖管理系统主要实现了以下功能：

（1）血糖测试提醒：系统自动提醒患者进行血糖测试，防止漏测或测试错误。

（2）血糖记录表：系统提供血糖记录表，方便医生查房和会诊，记录患者住院期间的每日血糖读数，并标注测试时间（空腹、餐前、餐后、夜间、随机血糖）。

（3）血糖危急值提示：系统实时提示血糖危急值，警示低血糖或高血糖，提醒医护人员及时干预。对于复杂情况，系统自动通知专科管理小组，以便制定个体化治疗方案。

（4）数据分析报告：系统提供全院、科室和个人层面的血糖数据分析报告，用于管理预评估。

（5）测试数据统计：系统规范统计患者血糖测试次数，便于核对收费。

（6）质控动态追踪：系统实时追踪质控状况，并自动生成质控报告，简化管理流程，血糖仪数据动态显示界面如图 4-4-20 所示。

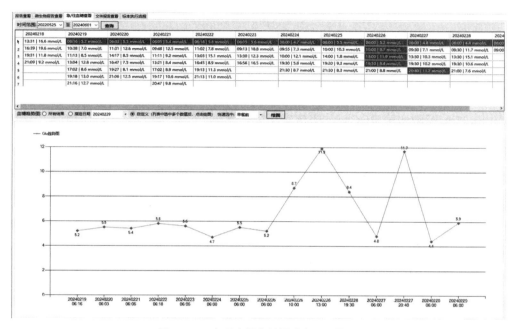

图 4-4-20　每日血糖仪数据动态显示界面

（三）ICU 的即时检测信息系统的流程构建与应用

ICU 在诊断、治疗等方面越来越多地将 POCT 模式作为常规的检测手段。以笔者医院正在使用的 ICU 的 POCT 信息系统为实例，说明 POCT 的样本采集、送检、上机、结果发布的在系统呈现的情况，以提升临床工作中 POCT 的质量管理及信息化管理。

1. ICU 的 POCT 信息系统实务及信息作业流程

本系统从全流程和可追溯性着手，基于医院 HIS 和 LIS 基础架构，作业流程包含：医嘱开立至结果发布等所有环节，通过信息化实现无纸化、信息化、数据化、可追溯、可反馈，协助临床医护诊疗，如图 4-4-21 所示。

2. ICU 的 POCT 信息系统技术架构与集成

该系统采用客户端 / 服务器（C/S）架构进行开发，通过医院内部的统一 Web Service 服务总线与 HIS 和 LIS 实现数据交互。在仪器与 LIS 之间的数据传输方面，系统使用 HL7 协议，通过传输控制协议 / 互联网协议（TCP/IP）与 POCT 信息系统进行交互。仪器的数据接口采集程序采用 C/S 模式开发，确保了仪器结果的自动接收，从而提高了数据处理的效率和准确性，系统架构见图 4-4-22。

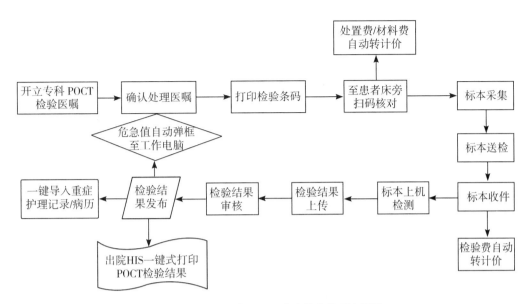

图 4-4-21　ICU 中 POCT 作业信息管理流程图

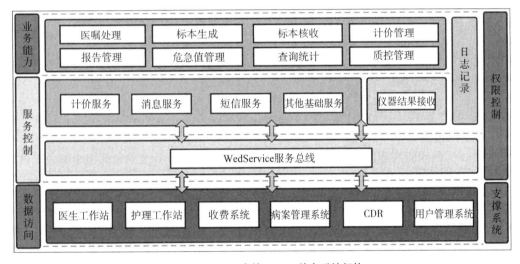

图 4-4-22　ICU 中的 POCT 信息系统架构

3. ICU 的 POCT 信息系统模块

主要包括样本管理、检验结果的查询管理、危急值管理、查询统计管理 4 个部分。

1）样本管理

流程包括医师开医嘱、护理人员处理医嘱、护士采集样本、系统扫码样本计费、由专人进行样本运送、样本接收。

2）检验结果的查询管理

该系统实现了 POCT 检验结果上传、结果审核、结果发布。在报告集成界面，临床医护可以查询患者的检验结果趋势变化，对患者病情和治疗可以有全局的了解，系统界面如图 4-4-23 所示。

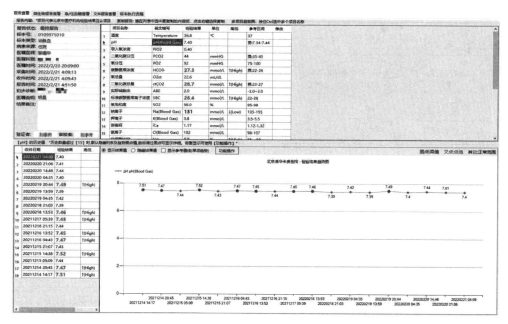

图 4-4-23　ICU 的 POCT 信息系统 - 检验结果趋势

3）危急值管理

（1）危急值的判定：医务管理部门牵头设立 POCT 报告中危急值项目和危急值报警的报警阈值。通过后台数据字典的维护危急值项目和危急值报警的报警阈值，系统判读后根据阈值判断危急值。高于危急值给予红色提醒，低于危急值给予绿色提醒。

（2）危急值的提醒：系统自动检查患者历史结果，识别新出现的危急值或 48 小时内已报告的危急值。医护人员可手动决定是否重新报告，以减少不必要的重复。若需报告，系统会弹窗显示患者信息和危急值详情。医生在 HIS 系统中收到提醒，需登录并处理危急值后，系统才会关闭弹窗。未处理的危急值将导致 HIS 电脑锁屏，直到危急值签收完成，系统界面如图 4-4-24 所示。

	锁	单一号	中文名	英文名	检验值	说明	单位	上次	趋势	高低	参考区间	危急
1	☐	72-048	C反应蛋白(全血)	CRP(B)	7.80		mg/L	(20240314)5.79	+34.72%		0-8	☐
2	☐	72A001	*白细胞计数	WBC	1.71		10^9/L	(20240314)2.93	-41.64%	L	3.5-9.5	☑
3	☐	72B001	*红细胞计数	RBC	2.83		10^12/L	(20240314)2.80	+1.07%	L	男:4.3-5.8	☐
4	☐	72C001	*血红蛋白量	HGB	86		g/L	(20240314)86	0.00%	L	男:130-175	☐
5	☐	72D001	*红细胞比积	HCT	26.4		%	(20240314)26.1	+1.15%	L	男:40-50	☐
6	☐	72E018	平均红细胞体积	MCV	93.1			(20240314)93.1	0.00%		82-100	☐
7	☐	72F001	平均红细胞血红	MCH	30.5		pg/Cell	(20240314)30.8	-0.97%		27-34	☐

危急值提醒

图 4-4-24　危急值的报警提醒

（3）危急值的记录：该危急值的签收及处理过程在 HIS 护理记录中同步生成护

理记录，护理人员确认后可保存或者编辑，该记录同步带入医师端电子病历中留存备查，系统界面如图 4-4-25 所示。

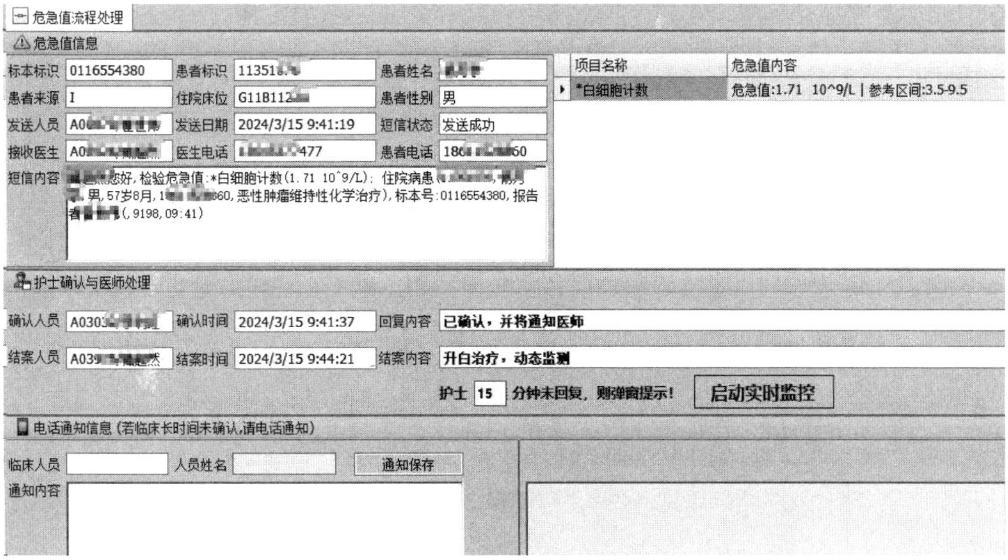

图 4-4-25　危急值报告与签收

4）查询统计管理

系统可实现结果的多维度查询，包括按照检验项目为主检索，从时间范围、姓名、年龄、科室等多维度单项或多项目的组合查询。还可提供标本流程环节采血，如采集时间、送检时间、检验时间、危急值报送 / 接收 / 处理时间等，为科室 POCT 管理提供数据支持。

4. ICU 的 POCT 信息系统应用效果

笔者医院重症医学科 POCT 信息系统于 2020 年 6 月运行至 2022 年 11 月累计检验超 4 万余次，检验差错率为 0，临床医护人员使用满意度达 98.8%。系统解决了临床以下痛点问题：

1）流程准确性

通过条形码与系统内病人信息比对，确保了样本、患者和物品信息的核对，覆盖了标本采集、上机到结果发布的全过程。

2）计费准确性

POCT 样本与收费系统关联，实现自动计价，防止漏收或多收费。

3）结果记录准确性

取代传统纸本登记，减少手写错误，便于保存和结果回溯。

4）危急值管理规范性

系统全面管理POCT危急值,监控通报率和响应率,避免重复报送,减轻医护负担,确保及时规范处理危急值,保障患者安全。

七、结语

本节从 POCT 概念、技术原理、在临床的应用场景、POCT 规范管理着手。重点介绍了 POCT 管理要点、信息化管理的基本要求、信息管理规范、系统建设与应用专家共识、信息安全及应急管理、信息化应用案例。POCT 管理信息化建设可以增强POCT 检测的准确性和时效性、简化医护人员的工作流程。依托信息系统数据的提取和分析,医院及医生可以累积更多诊疗经验,提升医疗服务质量,同时也为利用整合医疗数据进行的科研工作提供了有力支持。

（李润青）

第五节　检验结果互认平台信息化与智能化建设

一、检验结果互认的概述

检验结果互认指在不同医疗机构之间,对某些标准化和规范化的检验项目所获得的检验结果进行相互认可,避免重复检验,提高医疗效率和质量。

2024 年国务院政府工作报告,明确将"深化公立医院改革,以患者为中心改善医疗服务,推动检查检验结果互认"作为提高医疗卫生服务能力的一个重要举措。"互认"写入政府工作报告,势必将对今后一段时间的影像学及检验医学行业发展带来重大影响。

（一）检验结果互认的历程

自 2006 年起,我国开始推动全国各级医疗机构的检查检验结果互认。原国家卫生和计划生育委员会发布的《关于医疗机构间医学检验、医学影像检查互认有关问题的通知》指出,互认对于优化卫生资源、减少患者费用、简化就医流程、改善服务以及体现以人为本的服务理念至关重要。2010 年,《关于加强医疗质量控制中心建设推进同级医疗机构间检验结果互认工作的通知》进一步明确了省级和国家级医疗质量控制下的检查项目在本地区和跨省（区、市）的互认机制。

2022 年 3 月 1 日，四部委联合发布《医疗机构检查检验结果互认管理办法》，为检查检验结果互认提供了指导性意见和基本政策标准。该办法要求行业主管部门建立医疗检查检验项目质量评价指标和质量管理标准，推动标准化规范化体系建设，并对组织管理、互认规则、质量控制、监督管理等方面作出详细规定。互认范围取决于质控评价级别，如国家级质控合格的项目享有全国范围的互认，地方质控合格的项目则限于所在地区。医疗机构及其医务人员应在保证疾病诊疗的前提下，对带有互认标识的检查检验结果进行互认，并要求参加相应质量评价的频次至少为半年一次。检验结果互认代表性文件及内容概括如表 4-5-1 所示。

表 4-5-1　检验结果互认代表性文件及内容概括

时间	印发单位	文件	内容概括
2006 年 2 月	卫生部办公厅	《卫生部办公厅关于医疗机构间医学检验、医学影像检查互认有关问题的通知》（卫办医发〔2006〕32 号）	要求各省级卫生行政部门根据辖区医疗机构实际状况，合理确定开展检查互认的项目，正式以文件形式提出检验互认。强调开展医疗机构间检查互认工作首先要保证医疗质量和医疗安全，并对质量控制提出要求
2009 年 3 月	国务院办公厅	《关于深化医药卫生体制改革的意见》	推进公立医院改革试点中也提出实现检查结果互认
2009 年	卫生部	《医疗质量控制中心管理办法（试行）》（卫医政发〔2009〕51 号）	第十四条规定，省级质控中心出具的质控结论可以作为本辖区辅助检查结果互认的依据
2010 年 4 月	国务院办公厅	《国务院办公厅关于印发医药卫生体制五项重点改革2010 年度主要工作安排的通知》（国办函〔2010〕67 号）	提出实行同级医疗机构检查结果互认，初步明确了责任到部门，出台了部分互认的要求和规范
2010 年 7 月	卫生部办公厅	《卫生部办公厅关于加强医疗质量控制中心建设推进同级医疗机构检查结果互认工作的通知》（卫办医政发〔2010〕108 号）	以加强医疗质量控制中心建设为切入点，进一步推进同级医疗机构间检查结果互认工作；省级医疗质量控制中心出具的质控结论可以作为本辖区检查结果互认的依据；各省（区、市）同级医疗机构之间要于 2010 年底实现医学影像资料互认和常规临床检验项目结果互认
2012 年	国务院办公厅	《卫生事业发展"十二五"规划》	同样强调基本实现同级医疗机构检查结果互认

续表

时间	印发单位	文件	内容概括
2013 年	国务院办公厅	《国务院关于促进健康服务业发展的若干意见》	再一次强调要进一步推动医疗检查结果互认工作
2015 年	国务院办公厅颁发	《国务院办公厅关于推进分级诊疗制度建设的指导意见》国办发〔2015〕70 号	强调整合推进区域医疗资源共享,加强医疗质量和医疗安全,推进区域内不同医疗机构间检查检验结果互认
2016 年 8 月	北京市卫生和计划生育委员会、天津市卫生和计划生育委员会、河北省卫生和计划生育委员会	京卫医〔2016〕139 号文件《北京市卫生和计划生育委员会 天津市卫生和计划生育委员会河北省卫生和计划生育委员会关于开展京津冀地区医疗机构临床检验结果互认试点工作的通知》	北京市、天津市、河北省卫生健康委员会决定在京津冀区域内开展医疗机构临床检验结果互认试点工作
2020 年	国家卫生健康委	《关于进一步规范医疗行为促进合理医疗检查的指导意见》(国卫医发〔2020〕29 号)	进一步促进检查资源共享,加快医疗机构间检查结果互认,推进医疗机构内信息互联互通,有条件的地方可以实施基层检查、上级诊断
2021 年	国家卫生健康委办公厅	《国家卫生健康委办公厅关于加快推进检查检验结果互认工作的通知》(国卫办医函〔2021〕392 号)	医疗机构和医务人员应当在不影响疾病诊疗的前提下,对已纳入检查检验结果互认体系的医疗机构出具的检验结果予以认可,不再进行重复检查,同时,提出加强检查检验质量控制和推进检查资料互认共享
2022 年 3 月	国家卫生健康委、国家医保局、国家中医药局、中央军委后勤保障部卫生局等四部委	《关于印发医疗机构检查检验结果互认管理办法的通知》(国卫医发〔2022〕6 号)	明确提出加强区域平台的建设,加强推动医疗机构检查检验结果互认、互通共享等,提升检查检验的同质化水平来实现检验结果的互认共享。要求已标注互认标识的检查检验项目参加相应质量评价的频次不得少于半年一次
2022 年 10 月	北京市卫生健康委员会、天津市卫生健康委员会、河北省卫生健康委员会、山东省卫生健康委员会	《北京市卫生健康委员会 天津市卫生健康委员会 河北省卫生健康委员会 山东省卫生健康委员会关于公布 2021—2022 年度京津冀鲁区域医疗机构临床检验结果互认结果的通知》	北京市、天津市、河北省和山东省卫生健康委经研究决定,共同开展京津冀鲁区域医疗机构临床检验结果互认工作

在相关政策背景下,全国各地卫生健康委(卫健委)牵头开始推动检查检验结果互认工作。2007 年起北京市在所有三级医院和 19 家二级医院的部分化验结果中实施

了互认。2016年，京津冀地区启动了临床检验结果互认的首批试点，涉及27项检验结果互认项目，共有132家医疗机构参与，其中北京69家、天津37家、河北26家三级医疗机构及医学检验所。2019年，山东省加入互认，京津冀鲁区域的互认医疗机构增至411家，互认项目增至43项。2021年至2022年期间，京津冀鲁区域互认项目从43项增加到50项。2023年至2024年期间，京津冀鲁区域互认项目从50项增加到60项。随着国家对检验检查结果互认工作的推进，参加互认的项目会进一步扩项，以北京市为例，检验结果互认项目由2022年度的50项扩展到2024年的181项，涵盖北京市医学检验质量控制和改进中心常规开展的各专业室间质评活动的181个项目。

（二）检验结果互认的组织及质量管理

1. 互认的组织及依据

政策明确了组织管理职责，各地方卫生健康行政部门负责指导医疗机构及其医务人员按照规范执行检查检验结果互认工作，同时依据全民健康信息平台建设功能指引，加强了区域平台的建设，以促进检查检验结果的互通共享。政策同时强调，开展检查检验结果互认工作时应以确保质量安全为基础，以减轻患者负担为目标，以满足诊疗需求为核心，并以接诊医师的判断为依据。

过去十几年间，国内一些三甲医院和第三方临床实验室参与了《医学实验室质量和能力的要求》（ISO 15189）认可活动。中国合格评定国家认可委员会（CNAS）是我国唯一实施ISO 15189认可的机构，截至2024年8月全国获得CNAS认可的检验项目已超过900家，并且数量还在快速增长。由于CNAS与国际实验室认可组织（ILAC）签订了互认协议（MRA），理论上，与ILAC签订互认协议的其他国家ISO 15189认可的实验室的检验结果也应实现互认。

2. 检验结果互认的地域性差异及标识

根据《医疗机构检查检验结果互认管理办法》，检验结果具有地域性特征。对于符合国家级质量评价指标且通过国家级质量评价合格的检查检验项目，其互认范围是全国性的。而那些满足地方质量评价指标并通过地方质控组织质量评价合格的检查检验项目，其互认范围则限定在该质控组织所负责的地区。若要实现不同地区间的联合互认，相关地区的卫生健康主管部门需通过签署协议，共同组建或指定质控组织来推动互认工作的实施。根据不同区域的医疗水平和需求，制定互认结果的检验项目。

这方面的地域性差异在全国范围内是存在的，因此在报告单上，需以互认标识"HR"（互认区域）的形式注明互认区域、检测项目和参考区间。这是与CNAS不同的地方，因此必须参加区域内组织的室间质量评价并合格的项目，才能赋予互认标识"HR"标志。不同区域之间（例如北京和河北，或者是京津沪、京津冀鲁四个区域之间的互认），必须获得相关医疗行政单位的互相签署协议，才能实现区域之间、跨区域之间的结果互认。以北京市卫健委 2024 年 4 月 15 日发布的《关于印发北京市医疗机构检查检验结果互认工作实施方案》为例，医疗机构检查检验结果互认标志统一为 HR。检查检验项目参加相应专业市级质控组织开展的质量评价并合格的，医疗机构应当标注其相应的互认范围＋互认标识，如："北京 HR""京津冀 HR"等。需要采用英文标识的，采用互认范围英文首字母＋互认标识，如：北京市互认为"BJHR"，京津冀鲁区城互认为"JJJLHR"。如同一项目满足多个互认范围，则以最大范围的名称标注。未按要求参加质量评价或质量评价不合格的检查检验项目，不得标注。

二、检验结果互认的基本原则

以上除了对于管理和质量的要求外，医疗机构及其医务人员在执行检查检验结果互认时，应坚持以下原则：以检验质量与安全为底线、以质量控制合格为前提、以降低患者负担为导向、以满足医疗需求为根本、以接诊医师的判断为标准。在患者提供的检查检验结果符合互认条件且满足诊疗需求时，医疗机构不得重复进行检查。

然而，在以下情况下，医疗机构可以对相关项目进行重新检查：因病情变化，已有的检查检验结果难以反映患者当前实际病情的；检查检验结果与疾病发展关联程度高、变化较大或较快的；检查检验项目对于疾病诊疗意义重大的（如在手术、输血等重大医疗措施前）；已有的检查检验结果与患者临床表现、疾病诊断不符，难以满足临床诊疗需求的；对已有检查检验结果存疑的；患者处于急诊、急救等紧急状态下的；患者或其家属要求进一步复查的；涉及司法、伤残及病退等鉴定的；其他符合诊疗需要，确需复查的情形；系统数据异常或错误。这说明"互认"应该以确保医疗服务的准确性和安全性为前提，同时考虑到患者的具体情况和临床需求。

三、检验结果互认的管理要点

（一）检验结果同质化是检验结果互认的前提

医学检验结果同质化（homogeneity of medical test results，HMTR），指在不同

实验室进行的同一检验项目所得到的数据信息在可比性和一致性上的表现，这有助于疾病的诊断、治疗和预后判断，是实现检验结果互认的关键。同质化与检验结果互认相互依赖，前者是后者实现的基础。HMTR 对于检验结果的互认具有重要意义。为了实现 HMTR，实验室必须建立并维护一套规范且完善的临床实验室质量管理体系，以确保人、机、料、法、环，以及信息系统等方面的统一，提升临床检验的准确性和可靠性，为医疗决策提供更为坚实的数据支持。

（二）量值溯源和校准是互认的基础

为了确保实验室间结果的可比性和一致性，除了控制检验的精密度外，还需要建立检验结果的溯源性，以保证结果的准确性。参与同质化的项目应将不同的检验系统溯源到统一的参考物质或参考方法，并通过校准来实现量值溯源。校准方法和校准周期应根据检验过程的特点来规定，并在必要时进行校准验证，以确保校准（溯源）的有效性。

由于不同仪器检测同一样本的结果可能存在差异，因此在使用仪器之前，必须通过量值溯源和校准程序，以确保不同仪器的测定值达到可接受的"互认"标准。这样，即使使用不同的仪器，也能够保证检验结果的一致性和可比性，从而实现实验室间检验结果的同质化。

（三）检验结果参考区间的设定

根据《医疗机构检查检验结果互认管理办法》第 14 条的规定，省级卫生健康主管部门需要指导辖区医疗机构统一检查检验结果报告单的样式，并在报告单上注明所使用的检测方法及参考区间。设定本实验室互认项目的参考区间至关重要，因为它是临床医师判断检验结果的标准，也是制订检验项目的"医学决定水平"和"危急报告值"的重要依据。

参考区间的确定取决于检测系统和实验室服务的主要人群特点，如地域、年龄、性别等。由于参与"互认"的实验室检测系统（包括仪器、方法）可能存在差异，甚至同一实验室使用不同品牌的仪器，检测结果可能会有所不同。因此，设定准确的参考区间对于保证检验结果的准确性和一致性至关重要。

（四）加强与临床医护人员的交流与信息沟通

在开展新的临床实验室项目或建立新方法之前，应当与临床科室进行深入的学术交流。这包括通过实际操作和文献回顾来研究拟开展或互认的项目的方法学、临床意义以及经济学评估。

除了样本采集等检验前环节的沟通外，还应针对危急项目、危急值范围、危急检测样本的周转时间和报告方式等与临床讨论。临床实验室可以派遣检验医师参与临床多学科团队（MDT）的诊疗活动，协助临床医师正确解读检验报告、准确应用检验结果，为疾病的诊断和治疗提供支持。

《医疗机构检查检验结果互认管理办法》第 20 条指出，具备条件的医疗机构可以设立检查检验门诊，由医学影像、放射治疗、检验医学、病理等专业的执业医师出诊，为患者提供综合的疾病诊疗服务。

（五）信息化平台建设服务检验结果互认

互认的前提是各医疗机构建立信息共享平台，实现检验结果的电子传输和查询，便于患者和医生获取检验报告。信息共享平台应当支持 LIS、HIS 和电子病历系统（EMR）之间的数据交换和互操作性。在区域医疗联合体（医联体）内部，建立一个一体化的信息管理平台是至关重要的。为了实现医疗信息系统的无缝对接，构建云数据中心，并推动区域内卫生资源、信息资源和服务资源的高度融合，这样的平台应确保各医疗机构的信息系统能够实现无缝对接。这样不仅能够推动检验结果的同质化，还能够实现数据共享。推广电子病历系统，建立医学检验结果同质化的数据库，涵盖检验结果、质控数据、样本信息等，实现集中管理和共享。实验室应建立智能化检验报告系统，推动标准化流程。同时确保信息安全保密，防止泄露和滥用。

通过充分利用信息化手段，实时监测医疗机构的检查检验结果同质化和资料共享情况。这将使得患者和临床医生能够在获得认可的区域内的不同医疗机构内调取和打印同质化的检验报告，从而协助临床诊疗工作，提高医疗服务的质量和效率。

四、互认的质量管理——ISO 15189 对检验结果可比性的要求

ISO 15189：2022《医学实验室质量和能力的要求》及《医疗机构检查检验结果互认管理办法》的要点如下。

（一）质量管理体系

ISO 15189：2022 标准对医学实验室提出了全面的要求，包括确保公正性、保密性及与患者相关的要求，组织和管理责任，质量管理体系及咨询服务，员工、设施、设备、试剂和耗材以及支持服务等方面的资源要求，以及检验前、检验中、检验后的过程、实验室信息管理，同时涵盖了质量管理体系、文件控制、纠正措施、预防措施、

持续改进、记录控制、评估和审核、管理评审、POCT 管理等管理体系要求。

（二）室间质量评价

《医疗机构检查检验结果互认管理办法》第 25 条明确规定，医疗机构必须按照相关规定参与质控组织开展的质量评价。对于已经标注互认标识的检查检验项目，其参与质量评价的频次不得少于半年一次，以确保检验结果的准确性和可靠性。ISO 15189：2022 的 7.3 室间质量评价有以下要求：实验室应通过参与实验室间比对来监控检验方法的性能、实验室应建立室间质量评价的程序、当室间质量评价计划不可获得或不适用时实验室应采取替代方法来监控检验方法的性能、当室间质量评价结果超出预定的可接受标准时应采取适当措施并判断其是否对临床造成影响。

北京市卫健委 2024 年 4 月 15 日发布了《关于印发北京市医疗机构检查检验结果互认工作实施方案》，文件规定医学检验项目被互认的医疗机构需通过北京市质量评价指标，并参加北京市医学检验质量控制和改进中心、北京市临床检验中心质量评价合格的检查检验项目，互认范围为全市。本市二级及以下医疗机构由区级质控中心按照市级质量评价标准完成质量评价工作的，可列入全市互认范围。中医机构由北京市中医药管理局相关专业质控中心完成质量评价工作（二级及以下中医机构由区级质控中心负责完成质量评价工作）。满足区域（如：京津冀）质量评价指标，并参加相关区域对应专业质控中心质量评价合格的检查检验项目，互认范围为相关区域。室间质评要求标注互认标识的检验项目参加相应质量评价的频次不得少于每年两次，且最近一年的质评成绩合格。可见参加室间比对活动是检验项目互认的必备条件。

（三）检测系统

《医疗机构检查检验结果互认管理办法》第 22 条规定医疗机构开展检查检验所使用的仪器设备、仪器耗材等应当符合有关要求，并按规定对仪器设备进行检定、检测、校准、稳定性测量和保养。

ISO 15189：2022 的 6.6 条款规定了设备选择、购买和管理要求，包括设备验收试验、设备使用说明、设备校准和计量学溯源、设备维护与维修、设备不良事件报告以及设备使用记录等。出具检验结果信赖的检测系统不只包括设备，还必须配合使用试剂与耗材，规定了试剂与耗材的接收、储存、验收试验、库存管理、使用说明、不良事件报告以及记录。

（四）室内质量控制

检验项目互认的质量要求是：实施互认检验项目室内质控结果监控，对不符合互认实验室质量要求的实验室，通知其限期整改。室内质控精密度应符合相关国家标准、卫生行业标准或地方标准的质量要求，标准中未涉及项目可采用 1/3 的允许总误差或 EQA 评价标准。

《医疗机构检查检验结果互认管理办法》第二十四条规定医疗机构应当规范开展室内质量控制并按照有关规定向卫生健康行政部门或者质控组织及时、准确报送本机构室内质量控制情况等相关质量安全信息。

ISO 15189：2022 的 7.2 室内质量控制，详细规定了实验室内质量控制的要求，包括应设计质量控制程序以验证达到预期的结果质量，质控物的正确选择、对质控数据进行分析以防止在质控失控时发出患者结果，并在适当情况下采取相关措施，如纠正措施和预防措施等，确保实施质量控制程序达到预期的结果质量。基于此具体要求的实施，医学实验室通过认可，可为满足《医疗机构检查检验结果互认管理办法》的室内质量控制要求提供客观证据。

通过维持医学实验室 ISO 15189 认可与实验室或医疗机构实施《医疗机构检查检验结果互认管理办法》，两者互相促进满足室内质控的互认标准。

五、医疗机构内部检验结果互认的推广实施

为了实现医疗机构检验结果互认，除了综合运用信息化、人工智能、大数据挖掘等创新技术外，还应该关注以下几点内容。

（一）提升临床医生对"互认"检查检验项目结果的判读能力

通过系统化的培训班，向临床医生传授互认政策法规、基本原则及区域内的互认项目种类和最新进展。加强继续教育：鼓励临床医生参与继续教育课程，深入了解互认项目的具体内容，包括互认的适用范围、原则以及潜在风险。鼓励临床医生通过阅读专业文献、参加学术会议等方式，自主提升对互认项目方法学、临床意义及局限性的认识。

提高临床医生对风险的识别和管理能力，建立临床医生与实验室之间的沟通机制，确保医生在判读互认检验结果时能够得到充分的辅助和支持。不同等级医疗机构的医务人员在专业知识、技能水平和实践经验上存在显著差异，直接影响检验方法、结果判读以及质量控制的一致性。加强检验人员的培训、持续教育和技能提升，结合

信息化平台、人工智能和大数据等技术，实现在线培训、知识分享及远程指导，弥补专业水平差异。

（二）标准化与规范统一

不同医疗机构间标准和规范的差异不仅导致检验结果的不一致，还阻碍了医疗数据的有效共享与交流，比如不同单位对同一个项目采用不同的参考区间，项目结果无法院间比对。标准和规范的统一是检验结果互认的基础。互认医疗机构可统一的检验项目标准和方法，参照行业统一的相关标准，如 WS/T 402-2012《临床实验室检验项目参考区间的制定》、WS/T 402-2012《临床实验室检验项目参考区间的制定》和 WS/T 405-2012《血细胞分析参考区间》等，有助于提高结果的一致性和可比性。

（三）信息化智能化平台建设

不同医疗机构间的数据难以共享，存在数据隔离和信息孤岛问题。建设信息化智能化平台，利用区块链等信息化技术建立医疗数据的分布式共享网络，构建医疗数据的数字桥梁。这将为检验结果互认提供实际支持，同时需要解决数据隐私保护和法律法规约束。技术层面上，需进一步建设和完善信息化智能化平台，实现高水平的数据整合和分析能力。

六、区域性检验医学中心同质化发展的信息化与智能化建设

（一）室内质控室间化的应用

室内质控室间化可以通过实验室每天检测质控品得到数据，经过与多个使用相同质控批号的实验室的数据进行数据比对，可为各实验室间进行偏倚评估的过程。WS/T 641-2018《临床检验定量测定室内质量控制》以标准差系数（SDI）、变异系数比值（CVR）作为一致性评价指标。SDI=（实验室均值 – 组均值）/ 组标准差；CVR 的计算公式为：CVR=实验室 CV/组 CV；｜SDI｜、｜CVR｜< 1.0 为性能良好；1.0 ~ 1.5 为可接受；1.5 ~ 2.0 为临界值，推荐进行系统检查；> 2.0 为不可接受，需采取纠正措施。

区域检验中心内各实验室间进行室内质控室间化，可以横向或纵向比对区域内实验室间的精密度、正确度等，可以为区域内同质化提供重要依据。该方法只需要汇总各级实验室每日室内质控数据，无额外成本消耗，适合区域医学检验中心内各基层临床实验室在质量管理中应用。

（二）区域性检验医学中心建设

区域检验医学中心的最大特点之一是形成了一个网络化的临床实验室体系。为了提升区域内信息流、样本流、物资流等运行效率，建立区域检验信息云平台成为区域内信息互通的重要手段。传统的基层医疗机构网络接入方式固定，无法满足区域检验医学中心质量数据共享、质量监控与分析、远程会诊、区域性传染病预警等业务带宽和接入数量要求。因此，需要在区域内建立低时延、速度快、稳定性好的医疗专网环境，为区域内大量数据的有效管理和数据传输提供良好保障。云平台建设应以检验数据中心为核心，根据区域检验流程搭建检验主体业务，实现区域内实验室间或中心实验室与下一级实验室间的信息互联、互通、实时交换、信息跟踪和质量监控。

2018年4月，贵州省临床检验中心专门开发了"临床检验质量管理信息平台"，该平台作为质控数据采集、管理和统计分析的工具，能够对参与互认的实验室的质控数据进行每日实时评价、月度评价及年度总结。这一平台的应用显著提升了实验室的检测质量，提高了不同实验室间检测结果的一致性，并推动了检验结果的互认工作。

2019年3月，广东省佛山市启动检验结果互认技术平台的建设。经过2年的运行，实现了两个周期的检验结果互认，佛山市参加互认的实验室从开始的27家增加至53家。互认检验项目数也从开始的23项增加至43项。参加互认的实验室精密度达标率从原来的73.6%上升至92.6%，失控纠正处理率从原来的36.6%上升至77.4%。佛山市检验结果互认技术平台建设能实现区域间的检验结果互认，使参加互认实验室质量与能力也不断提高，为不断扩大互认检验项目打下牢固的基础，能为全国的检验结果互认推进提供参考，广东省佛山市启动检验结果互认技术平台监控界面如图4-5-1所示。

通过信息化和智能化手段来实现。因此，能够实时监控和评价检验质量的信息化和智能化手段，是区域检验医学中心建立统一且有效的质量管理体系，以及有效推进区域检验医学中心的检验质量同质化建设的重要工具。

（三）京津冀鲁检验结果互认的申请、实施与数据分析举例

1. 京津冀区域内第一批试行临床检验结果互认的实施

2016年8月22日，北京市卫生和计划生育委员会、天津市卫生和计划生育委员会、河北省卫生和计划生育委员会联合发布了《北京市卫生和计划生育委员会 天津市卫生和计划生育委员会 河北省卫生和计划生育委员会关于开展京津冀地区医疗机构临床检验结果互认试点工作的通知》（京卫医〔2016〕139号），旨在进一步推动京津冀地区的检验结果互认工作。该通知规定，京津冀区域内首批试行临床检验结果互认的项目共有27项，涵盖19项生化项目、3项免疫项目和5项血细胞分析项目。首批

参与互认的医疗机构共有 132 家，主要包括符合条件的三级医疗机构和独立的医学检验机构。

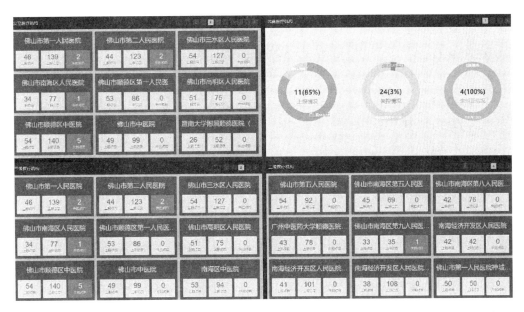

图 4-5-1　广东省佛山市启动检验结果互认技术平台监控界面

图片引自：伍启康，薛雄燕，赵光华，等.佛山市检验结果互认技术平台的建设与思考 [J].现代医院，2021，21（3）：430-433，436.

2. 2021—2022 年度京津冀鲁区域医疗机构临床检验结果互认

北京市卫生健康委员会、天津市卫生健康委员会、河北省卫生健康委员会、山东省卫生健康委员会于 2022 年 10 月 25 日联合发布《北京市卫生健康委员会 天津市卫生健康委员会 河北省卫生健康委员会 山东省卫生健康委员会关于公布 2021—2022 年度京津冀鲁区域医疗机构临床检验结果互认结果的通知》。

2021—2022 年度京津冀鲁区域临床检验结果互认项目在原 43 个基础上新增 7 个，达到 50 个。包含生化项目（23 项）、免疫项目（14 项）、血细胞分析（5 项）、凝血试验项目、临床细胞分子遗传学项目（6 项）。经过四地医学检验质控专家对已纳入临床检验结果互认医疗机构的复查，以及对新申请医疗机构的考核，京津冀鲁区域临床检验结果互认医疗机构的数量从原有的 542 家（北京 262 家、天津 67 家、河北 156 家、山东 57 家）增加至 813 家（北京 284 家、天津 89 家、河北 312 家、山东 128 家）。这 813 家医疗机构包括符合要求的三级、二级和一级医疗机构、独立医学检验实验室及民营医疗机构，进一步扩大了互认覆盖范围，提高了医疗服务质量和效率。2021—2022 年度京津冀鲁区域检验结果互认实验室精密度及重现性要求如表 4-5-2 所示。

表 4-5-2　2021—2022 年度京津冀鲁区域检验结果互认实验室精密度及重现性要求

序号	项目名称	室内不精密度	重现性
1	钾（K）	≤ 2.5%	± 6%
2	钠（Na）	≤ 1.5%	± 4 %
3	氯（Cl）	≤ 1.5%	± 5%
4	钙（Ca）	≤ 2.0%	5%
5	磷（P）	≤ 4.0%	± 10.7%
6	总蛋白（TP）	≤ 2.0%	± 5%
7	白蛋白（Alb）	≤ 2.5%	± 6%
8	总胆固醇（TC）	≤ 3.0%	± 9%
9	甘油三酯（TG）	≤ 5.0%	± 18.8%
10	肌酐（Cre）	≤ 4.0%	± 15%
11	尿素（Urea）	≤ 3.0%	± 9%
12	尿酸（UA）	≤ 4.5%	± 17%
13	葡萄糖（Glu）	≤ 3.0%	± 10%
14	丙氨酸氨基转移酶（ALT）	≤ 6.0%	± 18%
15	天门冬氨酸氨基转移酶（AST）	≤ 6.0%	± 20%
16	γ - 谷氨酰基转移酶（GGT）	≤ 3.5%	± 20%
17	乳酸脱氢酶（LDH）	≤ 4.0%	± 20%
18	肌酸激酶（CK）	≤ 5.5%	± 21%
19	糖化血红蛋白 A1c（HbA1c）	≤ 3.0%	± 7%
20	高密度脂蛋白胆固醇（HDL-C）	≤ 10.0%	± 30%
21	低密度脂蛋白胆固醇（LDL-C）	≤ 10.0%	± 30%
22	淀粉酶（AMY）	≤ 4.5%	± 15%
23	碱性磷酸酶（ALP）	≤ 5.0%	± 18%
24	乙肝病毒表面抗原（HBsAg）	与预期结果一致	与预期结果一致
25	乙肝病毒表面抗体（HBsAb）	与预期结果一致	与预期结果一致
26	丙肝病毒抗体（抗 -HCV）	与预期结果一致	与预期结果一致
27	甲胎蛋白（AFP）	≤ 8.3%	± 25%
28	癌胚抗原（CEA）	≤ 8.3%	± 25%
29	前列腺特异性抗原（PSA）	≤ 8.3%	± 25%
30	促甲状腺激（TSH）	≤ 8.3%	± 25%
31	总三碘甲状腺原氨酸（T3）	≤ 8.3%	± 25%
32	游离三碘甲状腺原氨酸（FT3）	≤ 8.3%	± 25%

序号	项目名称	室内不精密度	重现性
33	游离甲状腺（FT4）	≤ 8.3%	± 25%
34	总甲状腺（T4）	≤ 6.7%	± 20%
35	免疫球蛋白 G（IgG）	≤ 8.3%	± 25%
36	免疫球蛋白 M（IgM）	≤ 8.3%	± 25%
37	免疫球蛋白 A（IgA）	≤ 8.3%	± 25%
38	白细胞计数（WBC）	≤ 6.0%	± 15%
39	红细胞计数（RBC）	≤ 2.5%	± 6%
40	血红蛋白（Hb）	≤ 2.1%	± 6%
41	血小板计数（PLT）	≤ 8.0%	± 20%
42	血细胞比容（HCT）	≤ 4.0%	± 9%
43	凝血酶原时间（PT）	正常水平 ≤ 6.5% 异常水平 ≤ 10.0%	± 15%
44	国际标准化比值（INR）	正常水平 ≤ 6.5% 异常水平 ≤ 10.0%	± 20%
45	结核分枝杆菌（TB DNA）	与预期结果一致	与预期结果一致
46	沙眼衣原体（CT DNA）	与预期结果一致	与预期结果一致
47	淋球菌（NG DNA）	与预期结果一致	与预期结果一致
48	人乳头瘤病毒核酸 16 型（HPV-16 DNA）	与预期结果一致	与预期结果一致
49	人乳头瘤病毒核酸 18 型（HPV-18 DNA）	与预期结果一致	与预期结果一致
50	人乳头瘤病毒核酸 -16/-18 分型（HPV-16/-18DNA）	与预期结果一致	与预期结果一致

3. 实验室检验结果互认项目的扩项

随着国家对检验检查结果互认工作的推进，参加互认的项目会进一步扩项，以北京市为例，检验结果互认项目由 2022 年度的 50 项会扩展到 2024 年的 181 项，涵盖北京市医学检验质量控制和改进中心常规开展的各专业所包括室间质评活动的 181 个项目。参与互认的检查检验项目要求具备较好的稳定性，具有统一的技术标准，便于开展质量评价。

4. 实验室检验结果互认的申请、现场认证、定期监督流程

1）互认项目每日室内质控上报

以北京市互认项目为例，需要每日通过实验室质量实时监控系统（IQC 系统）上报互认项目的室内质控结果到北京市医学检验质量控制和改进中心。该中心是负责北京市医学检验质量控制和改进工作的专业机构，协助卫生健康行政部门、相关医疗机

构和采供血机构更好地开展相关专业工作。该中心的工作重点包括对不同医学领域的质量控制、培训、监测和改进等方面进行具体的工作规划和实施。

实验室质量实时监控系统（IQC 系统）是北京市医学检验质量改进和控制中心联合第三方公司开发的一套实验室内部质量管理、质量控制的软件，是一款建立在大型关系型数据库体系上的很多应用的集合。互认项目每日室内质控上报界面如图 4-5-2 所示。

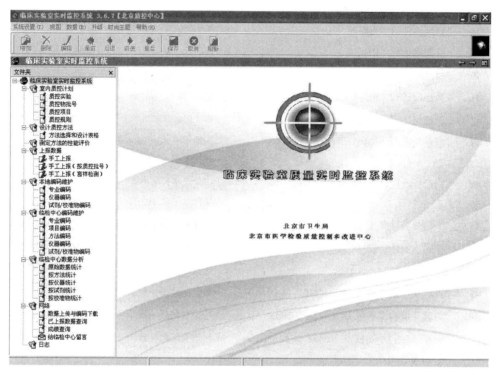

图 4-5-2　互认项目每日室内质控上报界面

IQC 系统旨在解决实验室日常工作中出现的与质量控制相关的各类问题，按照一种或者多种质量控制规则对实验室的质量进行监测和管理。主要功能包括以下几个部分。

（1）质控计划：质控计划以年度来划分，每年开始进行质控前，都需要设置该年度的质控计划，目的是生成空白的上报表格。

（2）数据录入：将质控品的检测结果录入空白的上报表格中，该工作目前需要手工填写或使用 Excel 表格导入，在未来推出的 CLInet LIS 系统中，可以由系统自动将检测结果填写到数据库中。使用其他 LIS 产品的用户，也可要求 LIS 开发商进行相关的开发改造，CLInet 将提供数据接口与 LIS 系统对接。

（3）绘制多种常用质控图：在实验室进行日常的质量控制工作中，绘制质控图是一个相对烦琐、细致的工作，本系统的绘图软件不仅能够绘制一般的 Levey-jennings 质控图，同时还可以绘制 Z 分数图、Youden 图、频数累计、频数分布的五种常用质控图，使得质量评价活动更加直观、全面。

（4）进行多规则失控判断：IQC 系统中包含了多种质控规则，如常用质控规则（1-2s、1-3s、2-2s、7X 等）等。

（5）数据上传：此功能不仅对所有的实验室本地日常的室内质量控制进行合理的评价，还能够作为整个 IQC 评价系统的数据采集端，即将每日质控的原始数据上传到互联网数据库中，参加更大范围内的室内质控实验室间的质量评价活动。

2）已上报的室内质控数据的周期性评价

医疗机构已上报的每日质控数据，由北京市医学检验质量控制和改进中心定期进行不精密度的统计，比照互认项目的不精密度复现性标准，将年度不合格的项目通过文件形式反馈给医院医务管理部门。

3）每年度盲样分发、接收、测试、回报及结果查询打印

以北京市为例，依据互认工作要求，每年度由北京市医学检验质量控制和改进中心分发盲样到各互认单位飞行检测，一般早上送到样本，当日下午 3 点前在网站上报盲样结果及检测的原始记录到特定网站。盲样回报界面如图 4-5-3 所示。

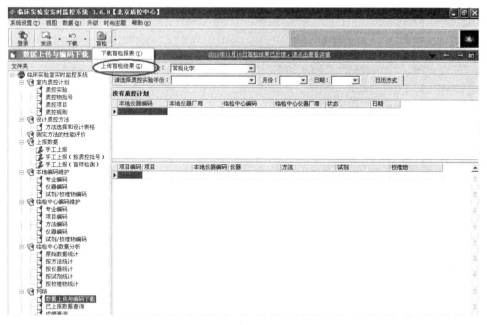

图 4-5-3　盲样回报界面

盲样结果的返回及查询、打印，经过北京市医学检验质量控制和改进中心统计后，在 2 ~ 3 个月后分发盲样结果，可在网站查询盲样结果。盲样返回结果查询、打印界

面如图 4-5-4 所示，查询打印的盲样结果如图 4-5-5 所示。

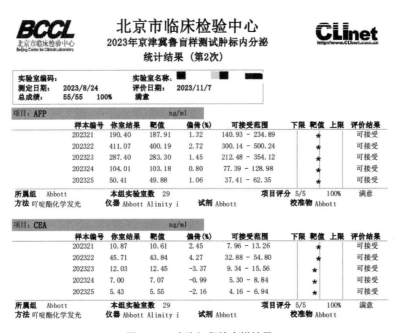

图 4-5-4　盲样返回结果查询、打印界面

图 4-5-5　查询打印的盲样结果

4）现场检查

互认项目的现场督导检查非常必要。由北京市医学检验质量控制和改进中心发布的北京市检验结果互认现场检查通知发医院医务管理部门，专家依据《区域临床检验结果互认实验室自查 / 核查表》《血细胞形态学能力调查表》查验机构互认项目。

重点查阅实验室检验结果互认项目的报告单，北京市医疗机构临床检验结果报告单参考样式，如图 4-5-6 所示。重点查阅实验室参加北京市临检中心室间质评情况，互认项目年度 EQA 是否有不合格项目，尤其关注全血细胞计数、临床常规化学、心肌标志物、脂类分析、内分泌、肿瘤标志物、肝炎标志物、糖化血红蛋白、糖化白蛋白、凝血试验、特殊蛋白等互认项目，要求提供北京市临检中心 EQA 证书。实验室 EQA 不合格项目或未参加北京市 EQA 的，要查验是否参加了其他组织机构（如国家卫健委 EQA 项目）的 EQA，需要提供证据资料（如：质评证书复印件）。

北京市医疗机构临床检验结果报告单

XXXXXX 医院　XX 科 XX 组/室

患者姓名：	性别：	年龄：	标本编号：	标本条码号：
就诊科室：	床号：	标本类型：	诊断：	
患者 ID：	病历号：	送检医生：	标本状态：	▲备注：

序号	项目名称	结果	参考区间	结果单位	提示	检测方法
	*XXXXXX					
	★XXXXXX					

采样时间: 202X-XX-XX XX:XX 接收时间: 202X-XX-XX XX:XX 报告时间: 202X-XX-XX XX:XX 检验者：　　　审核者：

此报告仅对送检标本负责，结果供医生参考。

"*"为北京市检验结果互认项目标识，等同于"北京 HR"；"★"等同于"京津冀鲁 HR"。

地址：　　　　　　　　　　　　　　电话：

图 4-5-6　北京市医疗机构临床检验结果报告单参考样式

七、结语

检查检验结果互认已经受到各方重视。互认实验室要具有质量的同质性及信息系统的建设。本章节详细介绍了检验结果互认概述、检验结果互认的基本原则、检验结果互认过程中应注意的问题、ISO 15189 对检验结果可比性的要求与实施、医疗机构检验结果互认信息化、区域性检验医学中心同质化发展的信息化与智能化建设、京津冀鲁检验结果互认的申请、实施、与数据分析。对临床实验室人员和医院管理部门进行日常管理有借鉴意义。

（李润青）

第六节　外部数据库的挖掘及应用

一、前言

利用外部数据库进行数据分析与挖掘在医疗健康领域也发挥着重要作用，无论是医疗决策、学术研究还是个人需求，外部数据库都为我们提供了大量有价值的数据。通过对外部数据库进行挖掘和分析，不仅可以提高决策效率、增强研究可靠性、满足特定需求，还可以帮助医生进行疾病诊断、药物推荐以及制订个性化治疗方案。但外部数据库的挖掘与使用为我们带来了无限可能性和机遇的同时，也需重视外部数据库使用中可能遇到的挑战，确保数据的质量、安全和合法性。

二、外部数据库相关的基本知识

（一）基本概念

外部数据库的挖掘指通过应用统计、人工智能等方法，对数据库中数据进行分析，从大规模数据中查找隐藏于其中有效的、新颖的、潜在有用的知识，并从中找出有价值的信息和规律。

（二）医学相关的外部数据库的应用场景

1. 疾病预测

通过分析外部数据库中大量的病历数据、症状以及遗传信息，来建立疾病预测模型，从而提前发现患者可能患上的疾病，并采取相应措施进行预防。

2. 临床决策支持

基于患者的门急诊病历、住院病历、影像结果、实验室结果、用药情况、手术诊疗记录、随访记录和医保数据等大量的临床数据和病例数据，医学数据库可以建立临床决策支持系统，为医生提供诊断和治疗决策的参考，以提高医疗水平和准确性。

3. 药物研发

通过各类医药类官网数据、期刊文献、各国药典、各国专利局等医学数据库来分析药物分子、基因组数据以及患者数据，不仅拓展了医药企业数据分析方法，还帮助制药企业缩短了新药研发时间、提高研发效率，让药物的筛选过程更为简单安全，使得药物分析技术高效又经济。

4. 慢性病管理

慢性病管理包含前期的健康干预，患病后的临床诊治、保健康复、并发症的防治等，是一项全流程管理，依赖预防、治疗、保健、康复等多领域医护团队的协作。通过医学数据库可以跟踪患者的康复情况、用药情况、生活习惯等，为患者提供个性化的慢性病管理经验，并基于数据对患者进行定制化用药及治疗方案。

5. 辅助诊断

医学数据库可以通过自然语言处理技术和机器学习算法，将文字化的医疗记录进行数字化处理，转变为结构化的数据，实现病历自动化、自动识别关键信息，并提供辅助诊断。

6. 用药安全监测

医学数据库能够利用大数据分析药物使用的安全性和有效性，检测和预防药物不良反应和相互作用等问题，提高用药安全性。

7. 学术研究

医学数据库还能支持各领域的研究，如社会科学、生物医学、工程技术等在医学检验领域也发挥着重要作用。

（三）常见的医学相关外部数据库的分类

1. 内容揭示程度分类

（1）文摘数据库：这类数据库主要提供文献的摘要信息，如 PubMed、Medline 等，它们帮助研究人员快速了解文献的主要内容。

（2）电子全文数据库：这类数据库提供文献的全文内容，方便用户直接获取详细的研究资料。

（3）引文数据库：专门收录文献之间的引用关系，有助于追踪某一领域的研究脉络。

（4）事实性数据库：包含具体的事实性数据，如药物数据库、疾病数据库等，提供具体的数值、事实或统计数据。

2. 数据类型和用途分类

（1）临床试验数据库：如 ClinicalTrials.gov，专门收录全球范围内的临床试验信息。

（2）药物数据库：包括药物的研发、生产、销售等各个环节的信息，有助于药物研究和市场分析。

（3）基因和基因组数据库：如 dbGaP（基因型和表型数据库），用于存储和分析基因与表型之间的关系。

（4）疾病数据库：提供关于各种疾病的症状、诊断、治疗等方面的信息，有助于临床诊断和治疗。

（5）生物医学期刊数据库：如 CBMdisc（中国生物医学文献数据库）和 CMCC（中文生物医学期刊数据库），收录了大量的生物医学期刊文章。

3. 数据来源和覆盖范围分类

（1）国内数据库：主要收录国内的医学文献和资料，如上述的 CBMdisc 和 CMCC。

（2）国际数据库：如 PubMed、Embase 等，收录全球范围内的医学文献和研究成果。

这些分类方式并不是相互独立的，一个数据库可能同时属于多个分类。在选择使用医学相关数据库时，用户需要根据自己的研究需求和目标，选择适合的数据库进行检索和分析。

三、医学领域外部数据库常用的数据挖掘方法

（一）数据预处理

这是医学数据挖掘的首要步骤，目的是对原始数据清洗和转换，使其适合进行后续的挖掘和分析。数据预处理包括数据清洗（通过异常检测、缺失值填充等方法筛选出可用于分析的数据）、数据集成（将多个数据集进行整合，消除差异）、数据转换（通过数学或统计方法将原始数据转换为更具研究价值的数据集）以及数据归一化（规范化处理不同数据集中的数据单位）。

（二）特征选择

从原始数据中选择出最具有代表性和区分度的特征，以提高数据挖掘模型的准确性和效率。特征选择的方法包括过滤式方法（通过方差分析、卡方检验等统计指标或相关系数等评估特征的重要性）、包裹式方法（通过建立评估模型来选择特征）和嵌入式方法（将特征选择与模型训练过程相结合）。

（三）模型构建和评估

建立能够从数据中学习和提取知识的模型，这是医学数据挖掘的核心步骤。还需要对构建的模型进行评估和验证，以确定模型的准确性和可靠性。

模型构建是基于选定的特征集合和目标变量进行建模的过程。常见的医学大数据挖掘模型包括决策树、支持向量机、朴素贝叶斯、神经网络、关联数据挖掘、聚类分

析等，可以帮助医生和研究人员从海量的医疗数据中提取有价值的信息。

1. 决策树

决策树是一种基于树形结构的分类模型，其优势在于易于理解、解释和推理。在医学领域，可以用于疾病预测、诊断路径优化等。

2. 支持向量机

支持向量机是一种二分类模型，通过定义一个最优超平面将样本划分到不同的类别，可以用于疾病辅助诊断、药物疗效预测等。

3. 朴素贝叶斯

朴素贝叶斯是一种基于概率统计的分类算法，常用于文本分类和垃圾邮件过滤，可应用于疾病风险评估、基因序列分类等。

4. 神经网络

神经网络是一种基于人工神经元网络设计的模型，可以学习和模拟人类的认知过程，具有强大的表征学习能力，能够自动提取数据的特征，可用于医学图像识别、疾病预测等复杂任务。

5. 关联数据挖掘

关联数据挖掘可以发现数据之间某些未知的、潜在的且有实际意义的关联或联系，为疾病诊断和健康管理提供参考。

6. 聚类分析

聚类分析可以将相似的数据点分组，有助于识别潜在的疾病亚型和患者群体。对建立的模型进行参数估计，确定模型输入、输出、参数和初始条件，参数估计通常采用统计学方法，如回归分析、最小二乘法等，通过与实验结果比较，判断模型的准确性。

模型构建完成后，还应确定其性能和可靠性，通过比较预测结果和观测结果之间的差异来评定模型的好坏，这就是模型评估。常见的评估指标包括准确率（预测正确的样本占总样本数的比例）、召回率（正确预测为正样本的比例）、精确率（真正例占预测为正样本的比例）和 F1-score（准确率和召回率的调和平均数）等。此外，还可以使用交叉验证将数据集分成训练集和测试集，在训练集上构建模型，在测试集上评估模型性能；使用 ROC 曲线，以假阳性率为横轴，真阳性率为纵轴，绘制出的一条曲线，评估模型在不同阈值下的性能。

此外，医学数据挖掘还涉及一些特定的方法和技术，如关键词筛选（基于词频的 TF-IDF 方法、基于文本相似度的余弦相似度方法等）、语义分析（基于自然语言处理技术，将非结构化的医学文本转化为结构化的数据）、深度学习的应用等。这些方法和技术有助于更好地理解和分析医学数据，从而提取出有价值的信息，支持医学研究和临床实践。但具体的数据挖掘方法应根据数据的性质、研究的目标以及具体的业务需求来确定。在实际应用中，可能还需要结合多种方法进行综合分析和挖掘。

四、外部数据库使用可能会遇到的问题和风险

（一）数据质量和来源

在外部数据库的挖掘和应用过程中数据质量和来源的可靠性至关重要。由于数据的价值和准确性随着时间的推移而降低，首先，应避免使用过旧的数据库可以保证数据的时效性；其次，需确保数据的准确性、完整性和一致性；最后，数据重复问题也不容忽视。只有确保数据质量，才能为后续的活动提供准确的数据支持。

可以通过数据清洗、数据规范化、数据验证、数据监控等方法提高数据质量。数据清洗是指去除无效、错误和重复的数据，包括处理缺失值、异常值，以及纠正数据中的错误；规范化处理可以消除数据之间的矛盾和冗余，统一数据格式、标准化数据值，确保数据的一致性和规范；通过对数据进行验证，可以检查数据的准确性和完整性，以及数据是否符合预定的规则和标准，如检查日期格式是否正确、数值是否在合理范围内等；对数据进行实时监控，可以及时发现和处理数据质量问题，确保数据的时效性。例如，可以设置一些监控指标来检测数据的异常变化，如数据量的突然增加或减少、数据分布的异常等。除了以上几个方法外，还可以采用一些其他的技术手段来提高数据质量，如使用数据质量评估工具来定期评估数据的质量水平，以及建立数据质量管理体系来系统化地管理和提升数据质量。

此外，提高数据质量的一个潜在解决方案是增强数据互操作性。需要基于标准的解决方案同时解决句法互操作性和语义互操作性。以最小常见肿瘤数据模型（mCODE）举例，已经建立了一个基础数据规范，其中临床肿瘤学数据被细分为六个领域（患者、疾病、实验室/生命体征、基因组学、治疗和结果），单个数据元素由标准定义，非专有术语，如医学临床术语系统命名法（SNOMED CT）和逻辑观察标识符名称和代码（LOINC）。

（二）安全、法律和伦理问题

1. 安全问题

对外部数据库进行访问、存储、传输和处理时可能出现的各种安全方面的风险和挑战。不仅威胁到数据的保密性、完整性和可用性，还可能对数据使用者的结论判定甚至声誉造成严重影响。如果外部数据库的安全设置不当或访问控制不严格，攻击者可能能够绕过身份验证机制，使得外部数据库面临非法访问权限的风险，甚至攻击者可能通过注入恶意代码或利用数据库的安全漏洞，对存储的数据进行修改、删除或插

入虚假信息，使数据可能面临被篡改或破坏的风险，具体见本书第七章。

2. 法律与伦理

不同国家和地区的法律对数据保护和隐私要求不同，需要注意外部数据库可能涉及的数据跨境数据传输和隐私保护等方面的法律和合规问题，避免法律纠纷、罚款或声誉损失等风险。外部数据库中的数据可能属于不同的个体或组织，因此在使用这些数据之前，必须获得相关方的明确授权。未经授权的数据使用可能侵犯他人的权益，引发伦理争议。

五、常用医学相关的数据库

在众多医学相关数据库中，如何将其合理运用到医学检验领域，对于实验室技术人员来说具有重要的价值。不仅为疾病的诊断和治疗提供有力的依据，为医学研究和临床实践提供了丰富的资源和支持，更有助于推动医学科学的不断发展和进步。

（一）微生物研究相关数据平台

微生物学在生物技术和生命健康领域也发挥着重要作用，微生物的鉴定信息、分类学信息、基因序列数据、功能注释、环境参数等均有其特殊性，目前，已经有许多国内外知名的微生物数据库，如 NCBI（National Center for Biotechnology Information）的生物信息学数据库专门存储和提供微生物基因组数据，虽然有基因组的注释分析，但有时缺乏一些针对性，可以尝试使用一些微生物专有数据库解决。这些数据库不仅提供了大量的微生物数据资源，还通过数据整合、标准化和系统化，使得科研人员能够更方便地进行数据查询、分析和挖掘。随着微生物在各个领域的应用越来越广泛，微生物数据库的建设和更新也变得越来越重要（表 4-6-1）。

（二）免疫学研究相关数据平台

免疫学相关的数据库种类繁多，除了一些综合性的免疫学数据库，如用于存储和管理大量免疫学相关数据的系统，这些系统涵盖了不同类型的细胞、细胞系、蛋白质以及基因序列等数据，数据来源于实验室、文献研究和已有的数据库等。还有一些免疫专有数据库，涵盖了从半抗原小分子、佐剂、表位、抗原、变应原到抗体等各类免疫学数据，如半抗原数据库（haptendb）、佐剂数据库（vaxjo）、表位数据库（bcipep、CED）、保护性抗原数据库（protegen）、抗体数据库（SACS、abysis）等。针对特定类型免疫学，如病毒免疫学、肺癌免疫学、胰岛素免疫学和自身免疫学等，也有专门的数据库来帮助研究人员更深入地研究和理解免疫学现象，如肿瘤抗原数据库（TANTIGEN、CIDB）、变应原及表位数据库（ALLERDB、Farrp、InformAll、SDAP）。还有用于免疫治疗的数据库（如 TIGER 数据库），免疫组学数据（如 10KIP）等供研究人员对数据进行深入的挖掘和结果展。以上仅是免疫学数据库的冰山一角，实际上，随着互联网的发展和生命科学研究的深入，免疫学数据库的种类和数量正不断增加。下面就给大家举例一些常用的免疫学领域的数据库（表 4-6-2）。

（三）肿瘤相关的大数据平台

肿瘤研究大数据平台在肿瘤疾病的早期筛查与风险评估、疾病诊断与预测、疗效评估与药物研发、临床科研支持、数据共享与利用中起到了关键的作用。如利用外部数据平台进行生信科研的分析，查阅基因、变异的功能信息、精准治疗知识和案例等。同时，实体肿瘤标志物研究平台和基于机器学习开发的肿瘤相关预后研究平台也为临床科研提供了强大的支持。随着肿瘤研究相关的外部数据库的利用广泛深入，其发展前景也充满了无限的可能（表 4-6-3）。

（四）临床常用的综合类数据平台

医学综合类数据研究平台在医学科研、临床诊疗、药物研发以及公共卫生管理等方面都具有广泛的应用前景。这些平台整合了多种类型的数据资源，包括临床随着技术的不断进步和数据的不断积累，这些平台将在未来发挥更加重要的作用，推动医学领域的发展。数据、生物标志物数据、基因组学数据、影像数据等，为医学科研人员提供了强大的数据支持和分析工具（表 4-6-4）。

（五）组学研究相关数据平台

随着蛋白质组学技术日趋成熟，蛋白质组学在重大疾病的早期检测，疾病分型和药靶发现等领域不断取得重要成果，如通过对人类感染性疾病的病原体进行蛋白质组学研究，同时结合血清学，对其进行分析，可为感染性疾病的诊断提供依据；此外，蛋白质组学还广泛应用到其他体液蛋白质研究中，如房水、泪液、关节滑液及人体分泌物等，对临床检验医学开展快速、准确的疾病诊断项目有着极其重要的作用。

近年来，"跨组学"分析也被提出，基因组测序、基因表达谱分析、蛋白质组学和代谢组学分析可产生海量数据，这与那些从特殊队列、人群、筛选试验中产生的大量复杂的医疗护理数据整合，有助于发现指导精准医疗的生物标志物。通过整合多种组学技术来全面分析生物体内相互作用的组分，能够帮助研究人员识别重要的分子网络和通路，进一步揭示生物体内的复杂相互作用。但如何从海量的数据中挖掘出有意义的生物学信息并进行准确的解释是面临的一个重要问题（表 4-6-5）。

表 4-6-1 常用的微生物领域的数据库

数据库	全称	方向	访问网站	依托背景	涉及医学检验的使用指南	用户评价
NMDC	国家微生物科学数据中心	我国微生物科学领域的科学数据汇交管理和共享服务	https://www.nmdc.cn/	中国科学院微生物研究所	涉及微生物资源、微生物及交叉技术方法、研究过程及工程、微生物组学、微生物技术以及微生物全生命周期等。专家、专利、文献、成果等微生物研究的微生物数据中心通过汇集、整合和管理大量的微生物数据资源，为检验工作者和医学界提供了丰富的数据支撑。这些数据资源不仅涵盖了微生物的物种信息、基因序列等基本信息，还包括了微生物与疾病关系、药物研发等领域的研究数据	在微生物数据资源的保存、整合、挖掘和利用方面发挥着重要作用
Isfinder	The reference centre for bacterial insertion sequences	细菌插入序列数据库	https://www.is.biotoul.fr/	丹麦哥本哈根大学生物信息中心（Center for Biological Sequence Analysis, CBA）	专注于细菌插入序列的数据库，可以用于帮助检验人员快速了解细菌菌株中的插入序列信息。这些插入序列通常与细菌的抗药性或致病性基因相关，对了解临床相关的微生物的特性和行为有重要影响。用户可以查询从细菌和古菌中分离出的插入序列的信息，包括序列的结构、功能以及相关的注释等。此外，Isfinder 数据库还提供了在线工具，可用于可视化全基因组中完整和部分的 IS 拷贝，以及进行高质量的基因组注释	用户界面友好，操作简单便捷，数据库的更新和维护及时。但它主要关注细菌插入序列的信息，对于其他类型的微生物数据覆盖相对较少
HGT-DB	Horizontal Gene Transfer Database	预测水平转移基因的数据库	http://usuaris.tinet.cat/debb/HGT/welcomeOLD.html	中国科学院微生物研究所	查询和分析水平转移基因组的相关信息，了解这些基因在微生物中的分布、功能和进化规律。通过了解细菌的水平转移基因事件，有助于了解细菌对某些药物的抗性机制，从而为医学检验和治疗提供新的思路和方法。其所提供的信息和工具对于某些特定的医学检验领域，如耐药性细菌的检测和研究，可能具有潜在的应用价值	数据覆盖范围的限制，其预测结果可能具有一定的局限性，需要结合其他数据库或实验数据进行综合分析

续表

数据库	全称	方向	访问网站	依托背景	涉及医学检验的使用指南	用户评价
VFDB	Virulence factors Database	毒力因子数据库	http://www.mgc.ac.cn/VFs/main.htm	中国医学科学院	涵盖多个属的重要医学病原菌已知毒力因子的组成、结构、功能、致病机理、毒力岛、序列和基因组信息等内容，被广泛应用于毒力因子基因鉴定、准确鉴定和评估细菌的毒力因子，正确地判断细菌的致病性，对于疾病的预防、诊断和治疗具有重要意义	细菌毒力因子方面内容全面、准确、安全、稳定的数据库
PHI	Pathogen Host Interactions	病原与宿主互作数据库	http://www.phi-base.org/	中国科学院微生物研究所	收录经过实验验证多种病原的基因信息，可以了解各种病原菌与其宿主之间的相互作用，以及这些相互作用对宿主健康和疾病发展的影响，还包括基因序列、相互作用网络、疾病信息、参考文献等，帮助检验人员深入了解各种病原菌如何感染宿主，引起疾病的过程，从而揭示病原菌的致病机制和宿主的防御机制	病原与宿主相互作用方面比较为便捷、高效的数据查询和分析工具
Effective DB	Prediction of bacterial protein secretion	细菌中分泌蛋白的比对分析数据库	http://www.effectors.org/	中国科学院微生物研究所	专注于微生物中有效基因的信息，包括序列、功能、表达调控等相关信息，以及临床相关病原菌基因组中分泌蛋白信息，在了解基因在微生物代谢、生长、适应环境等方面的作用	数据丰富、功能强大、操作简便的微生物基因数据库
CARD	The Comprehensive Antibiotic Resistance Database	抗性基因数据库	https://card.mcmaster.ca/	加拿大不列颠哥伦比亚大学的微生物学和免疫学系	可搜索素抗性基因及其相关蛋白的数据库，有助于研究抗生素对抗生素的抗性机制，并促进新型抗生素的开发和现有抗生素的合理使用。帮助检验人员了解抗生素抗性机制和抗生素使用情况	功能强大、数据丰富且易于使用的抗生素抗性研究工具
HIV Database	Human Immunodeficiency virus Database	HIV序列数据库	http://www.hiv.lanl.gov	美国国家过敏和传染病研究所，美国国立卫生研究院，联邦资金的卫生与公众服务部	提供了获得性免疫缺陷病毒（HIV）的核酸序列、免疫表位、耐药相关突变及疫苗试验等信息，并提供了大量分析工具，如表位比对，序列定位等	包含关于艾滋病毒基因序列和免疫表位的全面数据

表 4-6-2 常用的免疫学领域的数据库

数据库	全称	方向	依托背景	访问网站	涉及医学检验的使用指南	用户评价
Kabat	Database of Proteins of immunolo gical interest	具有免疫力的蛋白数据库	免疫学家 Elvin A Kabat 和他的研究小组	http://immuno. bme.nwu.edu	世界上第一个免疫学数据库，包含抗体轻、重链上的抗原结合部位、免疫球蛋白、T 细胞受体、MHC-I 类和 MHC-II 类分子以及其他免疫相关蛋白的核酸及蛋白质序列信息等	2003 年以后，该数据库不再更新
IMGT	Im Muno Gene Tics	免疫遗传信息	Marie-Paule Lefranc，法国科学研究中心和法国蒙彼利埃第二大学共同发起并协调	http://www. imgt.org	包括两个主要的数据库：LIGM-DB（面向免疫球蛋白和 T 细胞受体）和 MHC/HLA-DB（主要组织相容性复合体数据库）。包含了来自多种脊椎动物物种的免疫球蛋白和 T 细胞受体的序列信息，以及主要组织相容性复合体的相关数据。除了提供序列数据外，还包含了一系列由专家注释的比对表和其他遗传数据，如寡核苷酸引物、基因图谱等。此外还提供了多种在线工具	广泛用于自身免疫、感染、肿瘤的相关医学研究及抗体生物技术研究中

表 4-6-3 常用的肿瘤相关的数据库

数据库	全称	方向	依托背景	访问网站	涉及医学检验的使用指南	用户评价
SEER	Surveilance, Epidemiology, and End Results Program	临床肿瘤	美国国家癌症研究所	https://seer.cancer. gov/	提供了大量的临床肿瘤回顾性研究资料。涵盖了九大类部位肿瘤（乳腺肿瘤、结肠与直肠肿瘤、其他消化系统肿瘤、女性生殖系统肿瘤、淋巴系统肿瘤与血液系统肿瘤、男性生殖肿瘤、呼吸系统肿瘤、泌尿系统肿瘤及其他尚未确定的类型），数据记录中包括患者的注册编号、个人信息、原发病灶部位、肿瘤尺寸、肿瘤编码、治疗方案、死亡原因等信息	样本量大、质量高、统计能力强、数据获取便捷、部分免费

续表

数据库	全称	方向	访问网站	依托背景	涉及医学检验的使用指南	用户评价
NCI	National Cancer Institute pathway interaction database	调控通路和信号传导通路	http: //pid.nci.nih. gov/search/#content	美国国家癌症研究所	提供调控通路和信号传导通路信息，数据库还收录了丰富的通路相关基因信息，便于我们查询基因和通路之间的相关性	检索模式丰富，数据模式多样，数据口丰富载接口富
TCGA	The Cancer Genome Atlas	肿瘤基因组图谱	https: //www.cancer.gov/ccg/research/genome-sequencing/tcga	美国国家癌症研究所和国家人类基因组研究所	提供癌症相关的各种组学数据，目标是通过大规模、高通量的基因组测序和基因芯片技术集成多维成所有基因组数据，发现和分析所有人类所有肿瘤类型。研究、定义、发现新的突变、识别固有的肿瘤类型，发现固有癌症的相似和不同之处，收集肿瘤演化的证据等方面运用	大型、免费的癌症研究参考数据库
GEPIA	Gene expression profiling interactive analysis	基因表达谱数据动态分析	http: //xena.ucsc. edu	北京大学	一种对基因表达谱数据进行动态分析的网络服务器，帮助临床研究人员更有效地利用公共数据资源	填补了癌症基因组大数据信息的空白
TARGET	Therapeutically applicable research to generate effective treatments	儿童肿瘤数据库	https: //ocg.cancer. gov/programs/target/data-matrix	美国国家癌症研究所	主要针对儿童肿瘤，包含 RNA、WGS、WES、CNV、甲基化，临床信息等，内容层面广泛，临床信息比较完整，转录组通过测序和芯片技术检测特定儿童癌症的基因组，从癌症相关的改变中识别出候选的治疗靶点和表观遗传学。包括急性淋巴细胞白血病（ALL），急性髓系白血病（AML），肾脏肿瘤（KT），神经母细胞瘤（NBL）和骨肉瘤（OS）	一种多组学方法，用于确定驱动儿童癌症发展和进展的分子变化

表 4-6-4　常用的医学综合类的数据库

数据库	全称	方向	访问网站	依托背景	涉及医学检验的使用指南	用户评价
MIMIC	Medical Information Mart for Intensive Care	重症监护室患者的临床数据	https://mimic.mit.edu/	麻省理工学院（MIT）	在大型疾病和病理统计、病历记录、疾病分类、医学预警、研究竞博赛、机器学习等领域有广泛应用。该数据库涵盖了贝斯以色列女执事医疗中心在 2001 年到 2012 年期间超过四万名重症监护至患者的相关数据。包括人口统计学信息、实验室检验信息、患者用药信息、护理信息、检测成像报告以及出入院信息等	重症医学领域最大的数据库，样本量大，信息全面，患者跟踪时间长，免费使用
CHNS	China Health and Nutrition Survey	中国营养健康调查数据库	https://www.cpc.unc.edu/projects/china	美国北卡罗来纳大学人口中心与中国疾病预防控制中心营养与健康所	涉及包括健康学、营养学、社会学、人口学、经济学、公共政策等学科的诸多方面。中国健康与营养调查包括社区调查、家庭户调查、个人调查、养和体质测验、健康及健康和计划生育调查	开放性的数据库，收录的均为国内的数据，创新性高
Dryad	/	联合数据存档	http://datadryad.org/	美国国家科学基金会	存储了医学、生物学和生态学领域的研究共享数据	无须注册即可免费获取数据，内容比较综合

表 4-6-5 常用的组学研究的数据库

数据库	全称	方向	访问网站	依托背景	涉及医学检验的使用指南	用户评价
GEO	Gene Expression Omnibus	公共的基因表达数据仓库	https://www.ncbinlm.nih.gov/geo/	美国国立生物技术信息中心（NCBI）	数据涵盖了多个领域，包括肿瘤、非肿瘤、分子验证等。且数据类型丰富，包括基因表达、转录组、miRNA 表达和药物敏感性等。包含了大量关于血液学和体液学研究的基因表达数据，揭示基因在血液和体液系统中的表达模式和调控机制	数据质量高，类型丰富，存储形式多样，提供了数据可视化工具，数据检索和下载方便，提供了数据分析工具，数据更新及时
UKB	UK Biobank	人类遗传队列生物样本库（英国生物银行）	http://www.ukbiobank.ac.uk	维康信托基金和英国政府	收集了 2006—2010 年英国各地年龄在 40~69 岁之间的 50 万例志愿者的数据信息，包含大约 1500 万份血液、尿液和唾液的生物样本，收集参与者基因数据、多模态影像数据及健康相关数据	申请过程复杂烦琐，且周期长，但该数据库前瞻性、大样本量以及与健康记录的持续整合是研究人员解决各种研究问题的绝佳平台
PX	ProteomeXchange	蛋白组学数据公共平台	https://www.proteomexchange.org/	European Molecular Biology Laboratory	以蛋白质组学为主的前沿生命组学技术，主要致力于蛋白质组学数据的储存、共享和重复利用，提供多种物种的蛋白质谱数据，包括但不限于人、小鼠、大鼠以及马等	专门储存蛋白质组学数据的公共平台，共享数据的公共平台，数据前瞻性大，旗下成员众多
iProX	integrated Proteome resources	蛋白质组学质谱数据的存储平台	https://www.iprox.cn/	国家蛋白质科学中心	iProX 是中国建立的蛋白质组学数据知识中心，旨在促进蛋白质组学资源在世界范围内的共享。目前由一个蛋白质组学系统和一个蛋白质组数据库构成。是 PX 成员之一，于 2017 年启动	国际认可，符合我国人类遗传学数据的相关规定，是国内学者最好的选择

（六）WHONET 细菌监测与分析网数据

1. WHONET 简介及功能

WHONET（world health organization network of laboratories for the surveillance of antimicrobial resistance）软件是一个由世界卫生组织（WHO）自主开发并推荐的软件工具，主要用于监测和分析细菌耐药性。该软件推广的主要目的正是规范实验室数据本地化应用，对管理者又能统一标准的软件。WHONET 不仅可以方便地对本医院或本地区的细菌耐药性监测数据进行各种类型的统计分析，还可通过数据交换促进不同中心间的协作，有助于建立细菌耐药性监测网络。该软件支持多种语言，包括英语、法语、意大利语及中文简体等几十种语言，以方便不同国家和地区的用户使用。

WHONET 具备的功能包含以下几个方面：① 加强细菌耐药性监测数据在本地区或医院的应用；②管理常规病原菌的药物敏感性试验结果；③进行耐药监测数据的统计分析，尤其是抗菌药物药敏试验结果；④临床选择抗菌药，指导临床合理用药；⑤发现医院感染暴发、耐药菌株的流行情况；⑥确定耐药机制；⑦发现实验室中的质量控制问题；⑧通过数据交换，促进不同实验室间的协作；⑨建立具有本地区细菌耐药特色的区域性专家规则。

2. WHONET 数据交换及一般性分析

WHONET 软件支持将数据输出为全球耐药监测系统交换格式，以便将数据上传到该系统的信息技术平台，它可以将各个实验室的数据文件转换为通用的编码和文件格式，有利于各临床实验室分析、监控和处理当地的耐药性监测资料。WHONET 支持数据共享和协作，使得不同实验室和机构之间可以方便地交换和比较耐药性数据，并把这些信息整合到全国或者全球的耐药性监测数据文件中，促进资源的共享和不同中心间的协作，达到建立细菌耐药性监测网络的目的，促进国际合作和共同应对细菌耐药性挑战。

WHONET 软件可免费下载并通过不定期更新，从 WHONET5.0 版本开始，所有操作均在 Windows 界面下进行，操作比较方便，但有些功能仍在不断完善。目前 WHONET 的最新版本是 HONET5.6，在其软件的更新过程中，不断对一些功能进行了添加，如可对输入的资料进行排序；增加了抗生素品种，添加了大量的微生物学专家规则等。该软件的源代码开放，可进行修改和补充，以达到软件设置个性化的目的。

WHONET 是细菌耐药性监测网络的核心工具，它可以帮助实验室收集、整理、分析和报告细菌耐药性数据。这些数据对于了解当地和全球的细菌耐药性趋势至关重要，有助于指导临床治疗和公共卫生政策。WHONET 能够提供强大的数据管理和分析功能，用户可以方便地输入、编辑、查询和导出细菌耐药性数据，其生成的数据库文件以 dBASE 格式保存，其内容由实验室设置信息所决定，可以与常用的办公软件进行连接。

这种格式生成的数据文件可以直接被办公软件如 Excel、CSV 程序打开且能进行数据编辑和保存，也方便用户从其他系统导入数据。此外，WHONET 还提供了丰富的统计分析工具，如趋势分析、比较分析、相关性分析等，帮助用户深入挖掘数据中的信息，从而更好地为实验室、临床提供科学可靠的证据。通过分析 WHONET 中的数据，可加强细菌耐药性监测数据在本地区或医院的应用、管理常规病原菌的药物敏感性试验结果、进行耐药监测数据的统计分析（尤其是抗菌药物试验敏感性结果）、临床选择抗菌药物、发现医院感染暴发、耐药菌株的流行情况、确定耐药机制、发现实验室中的质量控制问题、通过数据交换促进不同实验室间的协作、建立具有本地区细菌耐药特色的区域性专家规则，为临床治疗和公共卫生政策提供了有力支持。

3. WHONET 分析方法及功能延伸

WHONET 可以自动生成多种形式的报告，包括表格、图表和文本描述等，这些报告可以展示细菌耐药性的总体情况、特定细菌或抗生素的耐药率、不同时间段或地区间的耐药率变化等，对于向医疗机构、公共卫生部门和决策者传达耐药性信息非常重要。

使用 WHONET 软件分析数据，除依据分析类型及选项选择外，也可以设置"宏"同时完成多个命令集。如图 4-6-1 所示，除进行常规病原菌的药物敏感性试验结果的总结、耐药监测数据的统计分析外，还可以帮助临床选择抗菌药物、提示医院感染暴发、提示耐药菌株的流行情况、确定耐药机制、发现实验室中的质量控制问题等，加强细菌耐药性监测数据在本地区或医院的应用。

通过 WHONET 软件生成的数据还可通过数据交换上传，如图 4-6-2 所示，使得不同实验室和机构之间可以方便地交换和比较耐药性的大数据。通过全国细菌耐药监测网（china antimicrobial resistance surveillance system，CARSS）将医疗机构常规微生物药敏实验数据按季度经细菌耐药监测信息系统上报至主管部门，通过计算机和人工分析处理，每年度统计出临床常见致病菌对各类抗菌药物的敏感率和耐药率，编写年度细菌耐药监测报告，并持续监测细菌耐药性变迁情况，为政府及时掌握全国抗菌药物临床应用和细菌耐药形势，研究制定相关抗菌药物临床应用管理政策提供了科学依据。

WHONET 软件是在不断升级和优化中，目前该软件已经实现了不同国家或地区的实验室间数据共享和协作，未来它可能会进一步扩展来推动全球细菌耐药性监测网络的建立和发展。随着全球细菌耐药性问题的日益严重和医疗信息技术的不断发展，WHONET 软件在未来将继续发挥重要作用，并不断发展完善以更好地服务于全球公共卫生事业。

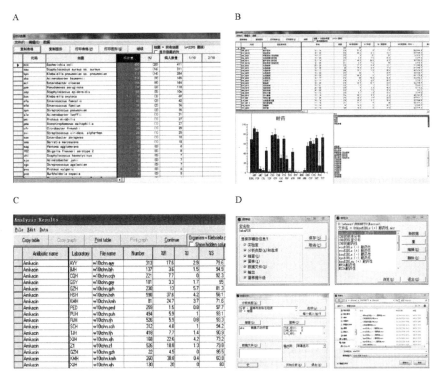

图 4-6-1　WHONET 软件本地运用举例

A. 菌株行列表及总结；B. 耐药率的统计；C. 多文件耐药 / 敏感率的比较；D. 宏的应用

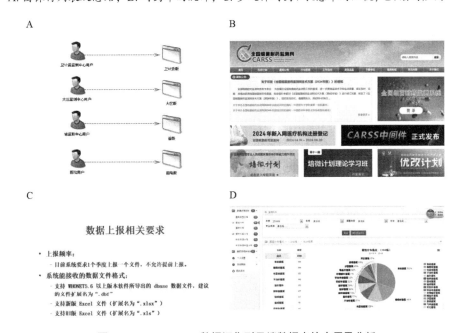

图 4-6-2　WHONET 数据汇集到云端数据库的应用及分析

A. 软件版本划分；B. 全国细菌耐药检测网；C. 数据上报要求；D. 相关统计分析举例

六、结语

随着医学科技的进步和信息化的发展，医学检验领域积累了大量的数据，不仅规模庞大，而且种类繁多，其丰富性为医学研究和临床实践提供了宝贵的资源。未来，随着数据不断增长、技术不断进步，通过数据整合与标准化、人工智能深度融合、计算机和统计领域的交叉合作等多方面的努力，医学检验数据已不限于 LIS 的结果分析，对外部数据库的挖掘就如荟萃分析将迎来更广阔的发展空间和应用前景。

（王文静）

第七节　临床检验基础数据的研发价值

临床检验基础数据指患者在诊疗过程中通过 LIS 直接收集或汇集在特定数据库中的一系列数据信息，是医疗健康大数据的一部分，作为重要的数字化资产，挖掘其价值，对后续疾病的防控、诊疗技术等创新具有重要的指导意义。编者在此举例说明。

一、检验数据积累提供新疗法或新产品研发的证据

（一）HPV 病毒分型检测及分析数据的应用

人乳头瘤病毒（human papilloma virus，HPV）是双链环状 DNA 病毒，根据致病性 HPV 被分为低危型和高危型。低危型 HPV 感染可引起包括生殖器疣、其他良性病变，而高危型 HPV 持续感染可引起宫颈癌或者癌前病变，有针对性地接种 HPV 疫苗被认为是预防 HPV 感染及宫颈癌的有效策略。目前已知的女性生殖道感染 HPV 病毒有超过 40 种基因型，其中中国女性人群的关注度较高的低危型别是 HPV6/11，高危型别是 HPV16/18/31/33/35/39/45。目前 3 种已经上市的预防性 HPV 疫苗，分别针对不同的 HPV 亚型设计，美国的九价疫苗包括 HPV6/11/16/18/31/33/45/52/58，并未包含中国人群常见的 HPV35/39 型别。这就提示我们可以基于本国数据指导疫苗研发，也支持针对性地制订疾病防控策略。

（二）检验基础数据积累指导 IVD 产品研发

对临床检验基础数据进行分类和分析，可以指导新产品的研发。以病原微生物检测为例，近几年运用较多的 mNGS 检测技术，可一次性检测近 2 万种病原微生物。当检测单位积累足够的 mNGS 数据，可以绘制常见病原微生物感染谱，通过统计分析发现引起感染性疾病的排名前 100 种病原体的占比，从而设计易操作有针对性的 tNGS 方案，后者可以诊断出整体病原感染的 96% 以上，实践表明这组数据提供的基础可解决临床大部分诊断需求（图 4-7-1）。

在分析不同系统的病原谱基础上，建立了基于多重 PCR 的 tNGS 技术，这一技术显然比 mNGS 更为灵活，也更适合我国的国情。以检验数据分析为基础，分别研发了一次性检测数百种的"中型"产品，极大地降低成本，让患者受益，具有更高的卫生经济学价值。此外，还可以结合患者不同的年龄段、综合征、科室、地域等维度进行二次分析，统计病原微生物的种类和频次，研发更多针对性的产品。随着数据的不断积累，包括肿瘤和遗传学等各疾病领域都值得探索在已有全覆盖型检测技术的数据基础上，增加分层分级的检测模式，开发检测范围在"中等数量"，或是"小但有代表性"的产品，形成以检验数据指导产品研发的"大一中一小"模式，让患者及临床选择 "适宜的检测技术"，以较低的成本解决更多的问题，符合卫生经济学原则。

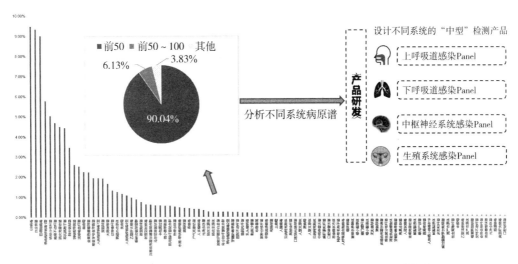

图 4-7-1　用 mNGS 积累的大数据指导研发符合临床特征的 tNGS 诊断产品

二、检验数据的计算与多模态数据模拟开发

随着新一代人工智能技术的发展，探索其与临床检验基础数据的结合，挖掘多模态下的数据融合与技术创新，具有全新的价值。近期有临床检验实验室基于自身产生的数千万例宫颈细胞学筛查产生的数据，与互联网企业联合研发，推出 AI 辅助宫颈细胞学筛查的模型。该模型的大规模应用可减少病理医师超 60% 的工作量，并且使宫颈癌筛查效率与质量均大幅提升。国家肾病临床研究中心侯凡凡院士团队结合临床数据和检验数据（血肌酐、24h 尿蛋白、尿白蛋白与肌酐比等信息）构建的适合中国人群的慢性肾病进展预测模型，通过大样本中国人群的研究证实，该模型能早期预测肾小球疾病患者的预后，尤其是发现患者在 2 年内进展为终末期肾病或估算肾小球滤过率 ≥ 40% 的风险，以便临床尽早采取干预措施，延缓患者进展为尿毒症的速度。这些案例均预示着临床检验基础数据的积累的重要价值。

值得注意的是，目前国内的临床检验基础数据，主要来源于两大体系。一是服务单体医院或医疗集团的检验科室，来源相对集中；二是大型连锁性质的第三方独立医学实验室，数据来源涵盖不同地域和民族，他们的数据较之单体医院又具有更强的代表性，将其产生的数据进行分析研究，对临床诊断、疾病的监测和预防可能发挥尤为突出的作用。

三、结语

本节主要探讨了临床检验基础数据在疫苗研发、IVD 产品研发和人工智能等方面的作用。高质量应用检验大数据的前提是数据共享和治理。应建立从数据采集、清洗、标准化、转换，到分析、应用和展示等的系统能力，这包括数据标准化能力、数据处理能力、数据可视化能力等。以此为基础，不断尝试与创新，助力促进我国医学检验诊断事业的发展。

（余　艳）

参考文献

［1］中华医学会检验分会，卫生部临床检验中心，中华检验医学杂志编辑委员会，等 . POCT 临床应用建议 [J]. 中华检验医学杂志 , 2012, 35(1): 10-16.

［2］即时检测急诊临床应用专家共识 [J]. 中华急诊医学杂志 , 2024, 33(1): 11-19.

［3］KHAN A I, KHAN M, KHAN R. Artificial Intelligence in point-of-care testing[J]. Ann Lab Med, 2023, 43(5): 401-407.

［4］朱文钏, 孔繁德, 林祥梅, 等. 免疫胶体金技术的应用及展望 [J]. 生物技术通报, 2010(4): 81-87.

［5］CHO J H, PAEK S H. Semiquantitative, bar code version of immunochromatographic assay system for human serum albumin as model analyte[J]. Biotechnology & Bioengineering, 2010, 75(6): 725-732.

［6］TERASHIMA K, TATSUMI N. Compact dry chemistry instruments[J]. Southeast Asian J Trop Med Public Health, 1999, 30 Suppl 3: 122-129.

［7］NAKAMURA H, TATSUMI N. Quality of dry chemistry testing[J]. Southeast Asian J Trop Med Public Health, 1999, 30 Suppl 3: 130-135.

［8］刘波. 即时检测常用技术及其临床应用 [J]. 中国医疗设备, 2013(8): 112-114, 13.

［9］FODOR S P, READ J L, PIRRUNG M C, et al. Light-directed, spatially addressable parallel chemical synthesis[J]. Science, 1991, 251(4995): 767-773.

［10］MCDONALD J C, DUFFY D C, ANDERSON J R, et al. Fabrication of microfluidic systems in poly(dimethylsiloxane)[J]. Electrophoresis, 2000, 21(1): 27-40.

［11］DUFFY D C, GILLIS H L, LIN J, et al. Microfabricated Centrifugal Microfluidic Systems: Characterization and Multiple Enzymatic Assays[J]. Anal Chem, 1999, 71(20): 4669-4678.

［12］LI R, GAI W, ZHU D, et al. Evaluation of a novel micro/nanofluidic chip platform for the detection of influenza A and B virus in patients with influenza-like illness[J]. AMB Express, 2019, 9(1): 77.

［13］YUNZENG ZHU X M, YIQI CHEN J L, HAOYING SHAO Y L, et al. Self-served and fully automated biochemical detection of finger-prick blood at home using a portable microfluidic analyzer[J]. Sensors and Actuators B: Chemical, 2020, Volume 303: 127235.

［14］WANG H, ZHANG W, WAN J, et al. Microchip-based human serum atherogenic lipoprotein profile analysis[J]. Anal Biochem, 2014, 467: 75-83.

［15］XING W, WANG J, ZHAO C, et al. A Highly Automated Mobile Laboratory for On-site Molecular Diagnostics in the COVID-19 Pandemic[J]. Clin Chem, 2021, 67(4): 672-683.

［16］李红涛, 姚旻. 葡萄糖目标范围内时间的研究进展 [J]. 武警医学, 2023, 34(10): 906-910.

［17］王朝平, 袁晓丽, 王敏, 等. 远程持续血糖监测的临床应用研究进展 [J]. 现代临床护理, 2023, 22(11): 82-88.

［18］贾伟平. 血糖监测技术的进步与展望 [J]. 上海交通大学学报 (医学版), 2022, 42(9): 1171-1175.

［19］王玉栋, 傅桂芬, 李湘, 等. 连续血糖监测不同时长对糖尿病患者血糖控制效果的 Meta 分析 [J]. 中华护理杂志, 2022, 57(15): 1839-1846.

［20］动态葡萄糖图谱报告临床应用专家共识 (2023 版)[J]. 中华糖尿病杂志, 2024, 16(2): 190-201.

［21］DISTILLER L A, CRANSTON I, MAZZE R. First Clinical Experience with Retrospective Flash Glucose Monitoring (FGM)Analysis in South Africa: Characterizing Glycemic Control with

Ambulatory Glucose Profile[J]. J Diabetes Sci Technol, 2016, 10(6): 1294-1302.

[22] SINGH L G, LEVITT D L, SATYARENGGA M, et al. Continuous Glucose Monitoring in General Wards for Prevention of Hypoglycemia: Results From the Glucose Telemetry System Pilot Study[J]. J Diabetes Sci Technol, 2020, 14(4): 783-790.

[23] 王志富，谭明，陈文，等. 高敏肌钙蛋白的临床应用 [J]. 中华检验医学杂志，2016, 39(9): 665-669.

[24] 中华医学会心血管病学分会，中华医学会检验医学分会. 高敏感方法检测心肌肌钙蛋白临床应用中国专家共识 (2014)[J]. 中华内科杂志，2015, 54(10): 899-904.

[25] 顾敏晔，李福刚，杨晶，等. 精准医疗大背景下 iPOCT 发展趋势 [J]. 中华检验医学杂志，2016, 39(5): 399-400.

[26] KIM S, DE JONGHE J, KULESA A B, et al. High-throughput automated microfluidic sample preparation for accurate microbial genomics[J]. Nat Commun, 2017, 8: 13919.

[27] XU Y, YAN H, ZHANG Y, et al. A fully sealed plastic chip for multiplex PCR and its application in bacteria identification[J]. Lab Chip, 2015, 15(13): 2826-2834.

[28] 时忠林，崔俊生，杨柯，等. 基于微流控芯片的核酸等温扩增技术研究进展 [J]. 中国生物工程杂志，2021, 41(Z1): 116-128.

[29] WHITESIDES G M. The origins and the future of microfluidics[J]. Nature, 2006, 442(7101): 368-373.

[30] 中华医学会检验医学分会，中国医学装备协会检验医学分会. 即时检测 (POCT) 信息化质量管理中国专家共识 [J]. 中华检验医学杂志，2020, 43(5): 562-566.

[31] 《院内血糖管理信息系统建设与应用专家共识》制订专家组. 院内血糖管理信息系统建设与应用专家共识 [J]. 中国糖尿病杂志，2021, 29(12): 881-890.

[32] 王丹丹，贺文静，杨同男，等. 重症医学科即时检测信息系统的全流程构建与应用 [J]. 中国数字医学，2022, 17(11): 75-78, 102.

[33] WANG T, ZHANG L, GONG L, et al. Differences in the system accuracy acceptability of four types of blood glucose monitoring systems against five different standards[J]. iLABMED, 2024, 1(1): 1-9.

[34] 郑建军. POCT 质量精细化管理与实践 [M]. 杭州：浙江大学出版社，2020.

[35] 中国医师协会，检验医师分会，梁国成，等. 检验与临床诊断：POCT 分册 [J]. 人民军医出版社，2010.

[36] 王清芳，施芳，余进，等. 对医学检验结果互认的思考 [J]. 中华医院管理杂志，2007, 23(z1): 191-192.

[37] 江传慧，陈燕. 检验结果互认面临的问题与对策 [J]. 国际检验医学杂志，2009, 30(12): 1234-1235.

[38] 王金金，徐黎明，俞宛君，等. 医学检验结果同质化管理发展现状与趋势 [J]. 中华预防医学杂志，2023, 57(9): 1504-1509.

[39] 李润青，宫丽君，王腾蛟，等. 西格玛方法在临床生化检验质量管理中的应用 [J]. 中华检验医学杂志，2017(9): 727-732.

[40] 李润青，刘伟腾，赵志鹏，等. 持续质量改进在异常血液样本管理中的应用 [J]. 北京医学，

2018(11): 1091-1093.

［41］刘伟腾，李润青，赵志鹏，等．检验护理品管圈在降低血液样本异常率中的应用研究 [J]. 标记免疫分析与临床，2019, 26(1): 157-160.

［42］李润青，王腾蛟，毕重阳，等．某新建三级医院检验危急值全流程管理模式的建立与优化 [J]. 标记免疫分析与临床，2018(8): 1236-1241.

［43］LI R Q, WANG T, GONG L, et al. Enhance the effectiveness of clinical laboratory critical values initiative notification by implementing a closed-loop system: A five-year retrospective observational study[J]. J Clin Lab Anal, 2019: e23038.

［44］国家卫生健康委：逐步实现跨省域医疗机构间检查检验结果互认 [J]. 中国数字医学，2021, 16(8): 53.

［45］朱宇清，方慧玲，王华梁．上海地区即时检测应用现状和质量管理模式 [J]. 中华检验医学杂志，2021, 44(9): 772-775.

［46］熊怀民，蒋廷旺，周金保，等．区域化临床检验结果互认的探索与实践 [J]. 上海交通大学学报 (医学版)，2013, 33(4): 493-496.

［47］刘晓春，周向阳，何毅，等．广西医疗机构检验结果互认项目质量分析 [J]. 广西医学，2013(6): 785-787, 791.

［48］HUANG W, HUANG D, DING Y, et al. Clinical application of intelligent technologies and integration in medical laboratories[J]. iLABMED, 2023, 1(1): 82-91.

［49］LIPPI G, PLEBANI M. Integrated diagnostics: the future of laboratory medicine?[J]. Biochem Med (Zagreb), 2020, 30(1): 010501.

［50］郭杰，刘海东，韦琴，等．基于检验大数据的结直肠癌风险预测模型建立与验证 [J]. 中华检验医学杂志，2021, 44(10): 914-920.

［51］贾音，康金松，刘善荣．人工智能在检验医学应用研发中的问题剖析及应对策略 [J]. 中华检验医学杂志，2021, 44(10): 892-896.

［52］汪润，杨明昱，张静瑜，等．全自动数字图像分析在外周血细胞形态学检查中的性能评价及验证 [J]. 中华医学杂志，2022, 102(4): 261-266.

［53］王治国，杜雨轩．提升数据质量促进临床检验结果互认 [J]. 中国卫生，2021(5): 36.

［54］温冬梅，郝晓柯．基于患者数据的实时质量控制建立原则及研究进展 [J]. 中华检验医学杂志，2022, 45(1): 82-86.

［55］陈荣贵，张勇刚，施俊柱，等．应用 σ 度量对深圳市龙华区三家综合医院临床生化检验结果互认的评价研究 [J]. 现代检验医学杂志，2021, 36(1): 141-146.

［56］孙建超，吴娴，陶永德，等．临床检验质量管理信息平台在贵州省检验结果互认工作中的应用 [J]. 贵州医药，2021, 45(3): 452-453.

［57］伍启康，薛雄燕，赵光华，等．佛山市检验结果互认技术平台的建设与思考 [J]. 现代医院，2021, 21(3): 430-433, 436.

［58］KELLY DOYLE 1, DUSTIN R BUNCH. Reference intervals: past, present, and future[J].Crit Rev Clin Lab Sci, 2023 Sep;60(6): 466-482.

［59］Clinical and Laboratory Standards Institute. Defining establishing and verifying reference intervals in theclinical laboratory; approved guideline-third edition[S].EP28-A3c, CLSI.2010.

［60］沈隽霏，潘柏申 . 间接法建立生物参考区间 [J]. 检验医学 , 2015, 4(4): 391-396.

［61］韩宁，朱东 . 间接法建立北京地区成年人 PIVKA- Ⅱ生物参考区间 [J]. 北京医学 , 2022, 44(7): 647-649.

［62］中华医学会检验医学分会，中国中西医结合学会检验医学专业委员会 . 基于患者数据的实时质量控制程序建立与性能验证专家共识 [J]. 中华检验医学杂志 , 2024, 47(1): 35-48.

［63］MA C, WANG X, WU J, et al.Real-world big-data studies in laboratory medicine: Current status, application, and future considerations[J].Clinical Biochemistry, 2020, 8421-8430.

［64］YANG J, LI Y, LIU Q, et al.Brief introduction of medical database and data mining technology in big data era[J].Journal of Evidence-Based Medicine, 2020, 13(9578).

［65］WU W T, LI Y J, FENG A Z, et al.Data mining in clinical big data: the frequently used databases, steps, and methodological models[J].Military Medical Research, 2021(004): 008.

［66］卢建璋 . 大数据时代医学数据挖掘分析平台构建 [J]. 情报科学 , 2023, 41(8): 89-94.

［67］D'ARGENIO VALERIA.The High-Throughput Analyses Era: Are We Ready for the Data Struggle?[J].High-Throughput, 2018, 7(1): 8.DOI: 10.3390/ht7010008.

［68］BOTSIS T, MURRAY J C, GHANEM P, et al. Precision Oncology Core Data Model to Support Clinical Genomics Decision Making. JCO Clin Cancer Inform. 2023 Apr;7: e2200108.

［69］于晓波，孙爱华，王琰，等 . 检验医学与生命组学协同发展的机遇和挑战 [J]. 中华检验医学杂志 , 2024, 47(1): 7-13.

［70］YUGI K, KUBOTA H, HATANO A, et al. Trans-Omics: How to Reconstruct Biochemical Networks across Multiple 'Omic' Layers. Trends Biotechnol. 2016;34: 276-290.

［71］TAO C, JIE M, YI L, et al. iProX in 2021: connecting proteomics data sharing with big data[J]. Nucleic Acids Research, 2021(D1): D1.DOI: 10.1093/nar/gkab1081.

［72］万佳林，贾晓峰，胡志民 . 基于多案例研究的生物医学科学数据开放共享策略分析 [J]. 医学信息学杂志 , 2024, 45(2): 20-25.

［73］凌鋆超，曹瑞芳，李亦学，等 . 多组学大数据共享平台研究进展 [J]. 生命科学 , 2023, 35(12): 1553-1560.DOI: 10.13376/j.cbls/2023169.

## 第五章

临床检验大数据在公共卫生领域的应用

第一节 公共卫生概述

一、公共卫生的起源及定义

公共卫生（public health）是关系到一个国家或地区人民生命健康的重要公共事业，是以提高公众健康水平、实现健康公平为目的的，通过全社会有组织的努力，采用群体手段预防疾病、延长生命、促进健康的科学和艺术。公共卫生与临床医学最大的不同，在于从"群体"视角关注健康，用"群体"手段解决健康问题，强调健康促进和疾病预防。

早期公共卫生起源于农业革命时期，由于人们在社会生产和实践过程中对于健康的认识逐渐加深，公共卫生的概念和实践应运而生。人类在开始定居与群居时，由于人口聚集产生了一系列的卫生和健康问题，如粪便和垃圾堆积，导致经鼠、蚊、蝇传播的传染性疾病，以及不安全食品和不清洁水源所带来的卫生健康问题，这些危害群体健康的问题引起了当时人们的重视和思考，使人们意识到必须通过有组织的努力来解决群体居住所带来的健康问题，公共卫生最早期的概念形成和实践操作也就在这一时期拉开了帷幕。

现代公共卫生起源于人们对科学革命和工业革命带来的副作用的应对，英国是世界上第一个实现工业革命的国家，也是现代公共卫生的起源地。1834年英国国会颁布了《新济贫法》，标志着由政府主导的现代公共卫生时代拉开序幕。20世纪以来，公共卫生不断发展和创新，随着公共卫生的不断发展，公共卫生的概念也在不断更新。目前，全世界公认的"公共卫生"定义出自耶鲁大学公共卫生系的创立者查尔斯·温斯洛（Charles-Edward Amory Winslow）教授，他在1920年发表的《公共卫生处女地》（The Untilled Fields of Public Health）一文中提道："公共卫生，是全社会的公私机构、大小社群以及所有个人，通过有组织的努力与有根据的选择，来预防疾病、延长寿命并促进健康的科学与艺术。"

二、公共卫生的职能和相关学科

当今公共卫生的职能涉及卫生健康的各个方面，主要包括监测评估、政策制定和建设保障，具体涉及疾病及其影响因素的监测、分析和评估、健康传播和健康教育、社区动员和赋能支持、卫生政策制定与实施、卫生监督管理与评价、健康服务均等化、卫生人力保障、公共卫生基础设施建设、相关科学技术创新等。公共卫生具有鲜明的交叉学科特点，除了涉及流行病学、卫生统计学、卫生事业管理学、职业卫生学、环境卫生学、营养与食品卫生学等专业核心学科以外，还与社会学、管理学、心理学、人类学、传播学、法学等社会科学，以及数学、计算机科学、神经科学、人工智能等理工类科学技术紧密相连。

流行病学（epidemiology）是公共卫生领域的核心方法学，是人类与疾病斗争过程中逐渐发展起来的一门学科，在过去一个多世纪里对疾病防治和健康促进起到了巨大作用。流行病学家又称为"疾病侦探"。英国的约翰·斯诺（John Snow，1813—1858）是公认的"流行病学之父"，他对1854年伦敦西部西敏市苏活区（Soho，Westminster）霍乱暴发原因和防控措施的研究被认为是流行病学研究的先驱。根据2001年John Last主编的《流行病学辞典》，流行病学被定义为"研究人群中与健康有关状态和事件的分布及决定因素，并应用这些研究结果来维持和促进人群健康"。我国流行病学教材中关于流行病学的定义为："流行病学是研究人群中疾病与健康状况的分布及其影响因素，并研究防治疾病及促进健康的策略和措施的科学。"流行病学研究方法主要包括三种：①观察法；②实验法；③数理法（图5-1-1）。

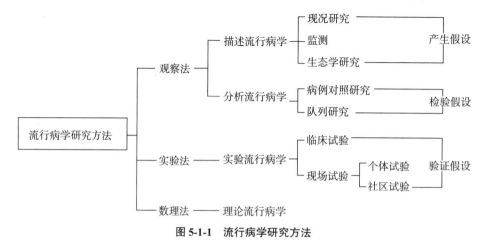

图 5-1-1　流行病学研究方法

三、公共卫生与临床大数据

临床大数据包括疾病的临床表现、影像学检查、病理学检查、实验室检查等多种数据。临床检验产生的海量数据与基于"群体"视角和"群体"方法的公共卫生有天然密切的关联，可以为公共卫生科学研究和成果转化提供强有力的数据支持，为全世界的公共卫生学者、实践者和决策者提供了宝贵的数据资源。具体而言，对临床检验大数据的分析和运用，可为疾病监测、预警和治疗，健康决定因素分析，公共卫生干预措施开发，公共卫生政策制定以及卫生技术评估提供宝贵的信息，从而为公共卫生决策提供科学循证的建议。

四、结语

公共卫生是关于人群的科学，是用群体的手段解决人类的健康问题。临床检验大数据天然地为分析解决公共卫生问题提供了人群数据基础，是开展公共卫生科学研究和实践工作的宝贵资源。

（罗思童　秦泽盈）

第二节　疾病监测、预警和治疗

一、传染病的流行监测

（一）传染病概述

传染病指由各种病原体引起的可以在人与人、动物与动物或动物与人之间互相传播的一类疾病。截至 2024 年初，我国卫生行政部门根据经济发展水平、传染病发病水平及传染病危害程度，并结合国际通用控制办法，将传染病划分为甲、乙、丙三类，共 41 种。其中，甲类传染病包括鼠疫和霍乱 2 种传染病；乙类传染病包括新型冠状病毒感染、艾滋病、猴痘、肺结核、疟疾等 27 种传染病；丙类传染病包括感染性腹泻、流行性腮腺炎、流行性感冒等 11 种传染病。此外，还包括国家卫生健康委决定列入乙类、丙类传染病管理的其他传染病和按照甲类管理开展应急监测报告的传染病，其中包括塞卡病毒、黄热病、埃博拉出血热等。除了按法定报告分类的方法外，传染病还可根据传播途径进行分类。主要的传播途径包括接触性传播、空气传播、水和食物传播、虫媒传播以及其他途径等五大类。

新型冠状病毒感染疫情让人们再次认识到传染病对于人类社会的极大影响力。当前，艾滋病、肺结核、肝炎等传统传染病仍在肆虐流行，同时由于生态环境和人类生活方式的改变，各类新发突发传染病也对人类社会造成了巨大威胁。在疫情发生之前，2019 年全球有 300 万名儿童和青少年因传染病死亡，且有 3000 万名健康寿命年数因残疾而丧失（years lived with disability，YLDs）。截至 2023 年 9 月 21 日，全球新型冠状病毒感染确诊病例数高达约 7.7 亿例，其中死亡人数约 696 万人。此外，2021 年欧美国家暴发猴痘疫情，提醒我们旧的传染病也会产生新的威胁。

为应对新发突发传染病，2005 年世界卫生大会曾颁布《国际卫生条例》（international health regulation，IHR），为各国应对突发公共卫生事件提供了总体法律框架。条例规定了各国在处理可能跨越国界的公共卫生事件和紧急情况时的权利和义务，其中包括报告公共卫生事件的要求，以及判定公共卫生事件是否构成"国际关注的突发公共卫生事件"的标准。同时，《国际卫生条例》要求各国指定一个国际卫生条例协调中心，负责代表国家与世界卫生组织沟通，建立并保持突发公共卫生事件监测和应对的核心能力。

（二）传染病监测与临床检验大数据

传染病的诊断主要依靠流行病学调查、临床表现、体格检查和临床检验，其中临床检验主要通过直接检测感染的病原体（如细菌、病毒或寄生虫）或针对上述病原体所产生的特异性抗体。当前，传染病的诊断及监测依赖于临床检验提供的病原数据，临床检验数据对于监测确诊患者的疾病发展进程也起到关键性的作用。临床检验数据对于实现传染病防控"早发现、早报告、早治疗"的核心目标，具有至关重要的作用。

1. 快速流感诊断检测（rapid influenza diagnostic tests，RIDTs）

这种方法是通过采集患者咽拭子、鼻拭子进行甲型与乙型流感病毒的快速抗原检测，是一种基于胶体金方法的 POCT 测试。新型冠状病毒感染期间，该类方法也被广泛地应用到新型冠状病毒感染的家庭自测。这种基于 POCT 的检测，非常适合快速发现患者并采取适合的隔离或治疗手段。

2. 基于病原体核酸的各种检测手段

例如 PCR 技术已经常规被应用于呼吸道传染病的诊断。对于肠道传染病，例如感染性腹泻，可以通过粪便核酸检测来识别常见病原体如腺病毒、星状病毒或轮状病毒等感染。核酸检测较抗原检测更敏感，能够发现更多的感染者及病原携带者，但在判断是因感染而发病，或者是病原携带状态，或者是感染后恢复期等，仍需要结合临床分析。

3. 粪便培养联合血清学凝集试验

可以用于诊断沙门氏菌、志贺氏菌、弯曲杆菌和大肠杆菌等细菌病原体的情况，这对随后的传染病预防控制，以及抗生素针对性治疗非常重要。

4. 血清抗体检测

艾滋病毒 / 人类免疫缺陷病毒（HIV）感染的主要诊断方法是感染者血液中的抗体检测，或者采用更敏感的抗原抗体联合检测或病毒 RNA/DNA 核酸检测。对确诊后的患者进行 CD4$^+$ T 淋巴细胞计数和病毒载量（viral load）检测可监测 HIV 感染者的疾病进展和评价高效抗逆转录病毒治疗（也称"鸡尾酒疗法"）的效果。

梅毒（Syphilis）诊断主要是对患者进行梅毒螺旋体特异性血清抗体检测；梅毒治疗效果监测可以通过监测非特异性血清学 RPR 的变化趋势来实现；当患者出现肝脏或肾脏受损等并发症时，还需要进行生化、血液常规指标的检测。

对于医疗机构产生的传染病相关临床检测数据，国家及地方相关部门可通过制定法律法规，利用大数据技术定期收集、汇总、整理和分析，从而实现传染病疫情实时监测和流行强度分析（散发、暴发、流行、大流行等），以便及时采取应对措施。此外，还可以利用累计数据，系统分析各类传染病流行的"三间分布"（时间、空间、人间），识别出发病高峰、重点地区和高危人群，以便制订有针对性的公共卫生措施。

（三）传染病监测数据应用案例

1. 中国国家传染病网络直报系统

2003 年 SARS 暴发，暴露了我国传染病监测报告信息滞后的问题。自此，我国启动了应急管理体系建设，建立了"国家统一领导、综合协调、分类管理、分级负责、属地管理为主"的应急管理体制，以及以现代网络传输技术为依托，以"横向到边、纵向到底"连接全国各地为原则，以统一、高速、快速、准确传递信息为目标的中国疾病预防控制信息系统。该信息系统于 2004 年建成投入应用，于 2010 年进行改造，其核心子系统为传染病信息报告管理系统（national notifiable diseases reporting system，NNDRS），实现了基于医疗卫生机构的法定传染病病例的实时、在线、直接报告。该系统部署在中国疾病预防控制中心（CDC）数据中心，使用搭建在互联网上的虚拟专网（virtual private network）传输数据，具有数据采集、实时统计分析、定时统计分析、基于地理信息系统（GIS）的可视化展现等功能。2004 年以来，在 NNDRS 基础上，中国 CDC 先后建设了结核病管理信息系统、鼠疫防治管理信息系统、艾滋病综合防治信息系统、麻疹监测信息报告管理系统等多个单病监测系统，部分单病监测系统能够与 NNDRS 实现个案数据的推送（图 5-2-1）。

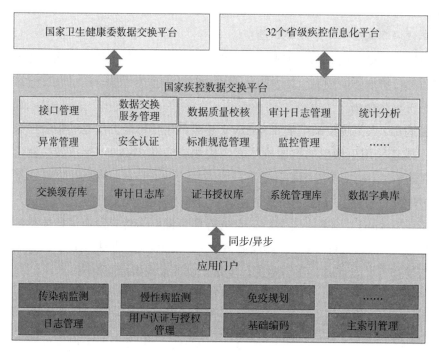

图 5-2-1　国家疾控数据交换平台图示

图片引自：李少琼，马家奇，陈梦，等．全国省级及试点地区疾控中心信息化建设效果分析 [J]. 中国公共卫生，2023，39（4）：433-436.

截至 2022 年，NNDRS 系统已经覆盖了全国几乎所有二级及以上医疗机构，使用该系统开展传染病报告、监控和数据分析研判的工作人员已有 35 万人，全国法定传染病报告及时率达到 99% 以上。《传染病信息报告管理规范（2015 年版）》，明确了传染病疫情信息应实行网络直报或直接数据交换，区域信息平台或医疗机构的电子健康档案、电子病历系统应当具备传染病信息报告管理功能。已具备传染病信息报告管理功能的要逐步实现与传染病报告信息管理系统的数据自动交换功能，并且明确当发现甲类传染病和乙类传染病中的肺炭疽、严重急性呼吸综合征等按照甲类管理的传染病例或疑似病例时，或发现其他传染病和不明原因疾病暴发时，医疗机构应于 2 小时内将传染病报告卡通过网络上传报告；对其他乙、丙类传染病病例、疑似病例和规定报告的传染病病原携带者，应于诊断后 24 小时内进行网络报告；不具备网络直报条件的医疗机构应及时向属地相关疾病预防控制机构报告，并于 24 小时内寄送出传染病报告卡至代报单位。

为避免医疗机构的传染病数据二次录入，减轻医院工作负担，提高监测数据的完整性和准确性，中国 CDC 于 2007 年启动了网络直报系统与医院信息系统对接试点。2011 年，中国 CDC 部署了公共卫生数据统一采集交换平台，并连通省、市、县三级信息平台至网络直报系统。公共卫生数据统一采集交换平台采用分布式 B/S 架构，可连接医院、社区和区域人口健康信息平台，通过标准化的数据集统一采集数据后，再根据不同的业务应用分拣到各监测信息系统。这一举措实现了传染病报告数据自动交换，提高了报告效率和质量，同时减少了数据冗余，实现了数据的分级管理。截至 2022 年 6 月，网络直报系统已覆盖全国 16.8 万家医疗卫生机构，法定传染病发现至报告的平均时间仅为 4 小时。

2. 世界卫生组织全球流感监测和应对系统（global influenza surveillance and response system，GISRS）

世界卫生组织全球流感监测和应对系统（GISRS）建立于 1952 年，该系统旨在监测流感病毒的变化、评估流感疫情的风险，并为流感疫苗的开发及其他应对措施提供科学依据。GISRS 通过全球多个国家和地区的流感数据信息汇报，持续监测流感病毒的变化与发展态势，并通过样本检验对流感病毒的分型、亚型及其对抗病毒药物的敏感性进行监测。GISRS 通过世界卫生组织的合作中心（WHO collaborating centers）、国家流感中心（national influenza centers）、世界卫生组织核心监管实验室（essential regulatory laboratories）以及流感网络（FluNet）平台发布和更新全球病毒的流行病学数据，支持各国、各地区建立和强化流感防控能力，协助制定有效的应对策略，共同对抗流感威胁。

二、传染病预测预警

（一）传染病预测预警概述

在公共卫生应急响应期间，相关决策者必须做出许多关键决策，但由于瞬息万变的环境，可获得的信息很少或不完整，以及信息可能存在偏差等原因，这些决策往往是被动的。虽然传统的监测系统会定期更新数据，但这些系统本质上是回顾性的、有延迟性的，限制了它们在辅助实时决策和行动计划方面的实用性。此时，传染病流行趋势的预测预警就发挥着至关重要的作用。

1. 数学模型在传染病预测预警中的应用

数学模型一直被用来研究人类、病原体和其他宿主在传染病暴发中的相互作用，以帮助确定预防或控制传染病的方法。传染病动力学模型是根据种群生长特征、疾病在种群内的发生、传播以及发展规律和其他社会环境因素，构建出的能反映传染病传播特性的数学模型。通过对模型的分析与模拟，传染病研究人员可以结合疾病流行规律，预测疾病变化趋势并分析其流行、发展的原因及相关影响因素。通过传染病动力学模型，研究人员可以开发针对疾病预防和控制的最佳方案，并为传染病防控决策提供量化的理论基础和数据支撑。

运用数学模型研究传染病的传播模式最早源于 1760 年，数学家 Daniel Bernoulli 在巴黎皇家科学院展示了他对天花致死率的研究，演示了如果普遍接种疫苗对该危险疾病传播的影响。1906 年，Harner 在研究麻疹的反复流行中提出离散时间模型。1911 年，Ross 通过微分方程研究疟疾在蚊子与人群之间传播的动态模型，并因此获得诺贝尔奖。1926 年，Kermack 与 McKendrick 在研究 1665—1666 年的黑死病流行模式时，提出了著名的 SIR 仓室模型，随后又在 1932 年构建了新的 SIS 仓室模型，并提出划分疾病流行与否的"阈值理论"，为传染病动力学模型研究奠定了基础。1957 年，Bailey 出版了最初的《传染病数学理论》，成为了该领域的核心著作，此后，包括传染病动力学模型在内的各类数学模型被广泛应用于研究各类传染病相关问题，如麻疹、疟疾、肺结核、流感、天花、登革热、疟疾、丝虫病、重症急性呼吸综合征（SARS）、中东呼吸综合征（MERS）、艾滋病、手足口病等。目前，最常见的传染病动力模型有 SIR、SEIR、SIRS 和 SIRD 等。

2. 传染病 SIR、SEIR、SIRS 和 SIRD 动力模型

SIR 模型（Susceptible-Infectious-Recovered Model）将人群划分为互不重叠的三类，包括易感人群（susceptible，S）、已经感染且具有传播力的人群（infective，I）和感染后康复获得免疫力的人群（recovered，R）（图 5-2-2）。SIR 模型假设感染者康复后具有永久免疫能力，方程如下：

$$
\begin{cases}
\dfrac{\mathrm{d}S}{\mathrm{d}t} = -\beta \cdot S(t) \cdot I(t) \\[2mm]
\dfrac{\mathrm{d}I}{\mathrm{d}t} = -\beta \cdot S(t) \cdot I(t) - \gamma \cdot I(t) \\[2mm]
\dfrac{\mathrm{d}R}{\mathrm{d}t} = \gamma \cdot I(t)
\end{cases}
$$

其中，β 表示传播率，γ 表示康复率。

SEIR 模型（Susceptible-Exposed-Infectious-Recovered Model）在 SIR 模型的基础上引入了已感染但尚未表现出症状的人群（Exposed，E），该模型在新型冠状病毒感染疫情的预测中被大量应用。

SIRS 模型（Susceptible-Infectious-Recovered-Susceptible Model）允许康复者重新变为易感人群，用于模拟免疫效应不是永久性的情况。SIRS 模型包括体现失去免疫力速率的参数，通常表示为 δ。

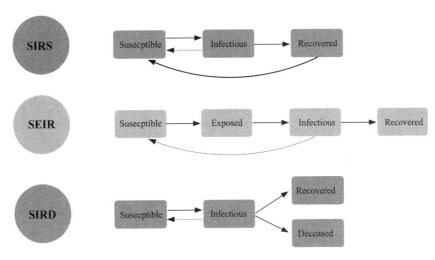

图 5-2-2　传染病传播动力模型内涵

SIRD 模型（Susceptible-Infectious-Recovered-Deceased Model）则考虑了除康复外的其他结局，如死亡。SIRD 模型的方程与 SIR 模型类似，但包括一个表示死亡速率的参数。

此外，还有许多其他扩展模型，包括考虑季节性变化、疫苗接种、人群移动、社交隔离和疾病治疗等因素的模型。

（二）传染病预测预警与临床检验大数据应用

传染病预测预警模型涉及的主要参数，如传播率、康复率、潜伏期等，通常需要通过目标人群中有关病原的检测和认识，包括对感染者抗原、抗体、病毒载量（viral load）检测等检验数据的应用。通过这些参数来确定人群的感染数量、感染时间、康复者数量、康复时间等，从而代入模型进行预测。以上参数的准确性将直接影响模型预测结果的准确性。

1. 潜伏期预测

潜伏期指病原体侵入机体到出现该传染病首个迹象或症状的时间间隔。一般来讲，不同传染病的潜伏期长短不同，且受个体感染病原体的数量及免疫力水平高低影响。计算潜伏期主要涉及病例确诊时间、暴露时间、发病时间等数据，这些数据往往需通过临床检验数据获得。

对于新发传染病，当还未确认其病原体时，病例的诊断通常通过临床症状、体征及其他非特异性的方法。例如，在新型冠状病毒感染初期曾结合流行病学史及胸部计算机断层扫描（CT）来确诊患者。如要明确诊断，则需采用特异性的病原学检测方法，例如，新型冠状病毒感染的实时荧光 RT-PCR 核酸检测、核酸测序或特异性抗原检测等。计算暴露时间与发病时间则需要明确病原体进入机体的时间及出现症状的时间，但实际生活中，这两个时间点往往难以精确观测。因此，通常将根据个体产生症状的时间及其临床检验数据的变化情况，通过拟合不同分布函数（例如，伽马分布、威布尔分布）的潜伏期截断区间，从而估计出潜伏期的分布，进而估计暴露时间和发病时间。

2. 病原检测技术对预测预警模型的影响

传染病预测预警模型大多是理论模型，与现实中的复杂情况有一定差距，且模型的准确性取决于参数估计和模型假设的合理性，其中基于不同检验结果的模型可能受到检测方法的影响，提示数据准确对统计和模型建立的重要性。

病原检测技术的变化也会带来诊断时间的差异，如早期检测流感病毒采用 RIDTs 抗原检测方法，而现在多采用核酸检测方法，后者的敏感性较前者更高，因此，基于 RIDTs 计算的模型无法与当前基于核酸检测技术的模型互相比较。在新冠早期流行阶段，对检测试剂的敏感性要求与中期和后期不同，这会导致确诊人群数量上的差异，以及暴露者数量变化。然而，尽管存在局限性，传染病动力学模型在传染病流行病学研究和公共卫生干预中始终发挥着重要作用，在帮助理解传染病传播机制、预测疫情发展趋势和制定干预策略方面有着无可替代的作用。

（三）传染病预测预警的应用案例

为了在疫情发展初期尽快对疫情传播进行估计，各国学者开发了多种传染病动力学模型，例如英国帝国理工学院开发的 NPI 模型、华盛顿大学开发的 IHME 模型、哥伦比亚大学开发的 SIR 模型等。我国西安交通大学团队在 2020 年初，根据新冠病毒传播机制，并考虑我国当时密切接触者跟踪、隔离等干预策略，建立了基于 SEIR 的传染病动力学模型。SEIR 模型参数数据来源于湖北省卫生健康委员会官方网站，选取疫情开始管理后 1 月 23 日至 2 月 24 日的疫情数据进行研究。具体取值情况如表 5-2-1 所示。

表 5-2-1　西安交通大学团队建立的修正后 SEIR 传染病动力学模型的初值设定

变量	S	E	I	Sq	Eq	H	R
取值	5917 万	4007	5241.5	2776	400（估）	1+Eq	31
取值说明	湖北省总人口官方数据	2020 年 1 月 29 日确诊人数与 1 月 23 日确诊人数的差值	官方数据基础上考虑了未检出比例	官方数据，尚接受医学观察	小于尚在接受医学观察人数	患者隔离与部分医学观察	官方数据

S：易感者；E：接触者；I：感染者；Sq：隔离易感者；Eq：隔离接触者；H：住院患者；R：康复人群

表格引自：曹盛力，冯沛华，时朋朋. 修正 SEIR 传染病动力学模型应用于湖北省 2019 冠状病毒病（COVID-19）疫情预测和评估 [J]. 浙江大学学报（医学），2020，49（2）：178-184.

该团队根据其建立的 SEIR 模型预测的感染人数与 2020 年 1 月 23 日至 2 月 12 日的实际感染人数较为吻合。2020 年 2 月 12 日起，湖北省改变新增确诊病例的统计方式，将临床诊断病例计入新增病例中。研究团队依次对模型进行修正后，修正模型与实际数据较为吻合（图 5-2-3）。

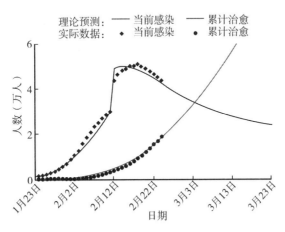

图 5-2-3　对 SEIR 模型再次修正后对湖北省新冠病毒病疫情走势的预测

图片引自：曹盛力，冯沛华，时朋朋 . 修正 SEIR 传染病动力学模型应用于湖北省 2019 冠状病毒病（COVID-19）疫情预测和评估 [J]. 浙江大学学报（医学版），2020，49（2）：178-184.

三、慢性非传染性疾病流行监测

（一）慢性非传染性疾病概述

慢性非传染性疾病，简称慢性病，指持续时间较长、疾病发展较为缓慢的疾病。慢性非传染性疾病往往具有病程长、病因复杂、迁延性、难自愈、健康损害大等特点。慢性非传染性疾病包括但不限于心血管病、脑血管病、肿瘤、糖尿病、慢性呼吸道疾病，以及精神心理疾病等。

2023 年世界卫生组织统计结果显示，全球每年有约 4100 万人死于慢性非传染性疾病，占全球所有死亡人数的 74%。其中，77% 的慢性非传染性疾病发生在中、低收入国家。在各类慢性非传染性疾病导致的死亡中，心血管疾病导致的死亡人数最多，约每年 1790 万人；癌症每年导致的死亡人数约为 930 万人，慢性呼吸道疾病每年导致的死亡人数约为 410 万人，糖尿病及糖尿病引起的肾病每年导致的死亡人数为 200 万人。以上四类疾病造成了约 80% 的慢性非传染性疾病引起的过早死亡。

尽管慢性非传染性疾病在老年人群中更为常见，但仍有 1700 万名 70 岁以下患者死于此类疾病。另外，慢性非传染性疾病与遗传、生理、环境和行为方式等多方面因素都有密切关系，例如，吸烟、缺乏体育运动、酗酒、饮食习惯以及空气污染都会增加因慢性非传染性疾病死亡的可能。因此，各年龄段人群都可能受到慢性非传染性疾病的影响。

（二）慢性非传染性疾病监测与临床检验大数据应用

随着慢性病成为人类最主要的疾病负担，慢性非传染性疾病监测成为了公共卫生领域的重要工作。慢性非传染性疾病监测是一种系统追踪和记录患者疾病状况及各方面因素的过程，对开展慢性病"三级预防"具有重要作用和意义。"三级预防"包括第一级预防（又称病因预防），指在疾病致病因子还没有进入环境之前就采取预防性措施，则称为根本性预防；第二级预防指在疾病的临床前期做好早发现、早诊断、早治疗的"三早"预防工作，以控制疾病的发展和恶化；第三级预防指对已患有某些疾病的人，采取及时的、有效的治疗措施，防止病情恶化，预防并发症和伤残，提高生命质量，延长寿命。

控制慢性非传染性疾病，早期检测和定期筛查可以帮助识别高危人群，在早期阶段发现疾病，从而尽快开展最有效的疾病管理与治疗。临床检验作为早期诊断和定期监测的核心措施，是识别潜在患者和诊断慢性病的直接依据，是管理控制疾病发展的基本手段。

1. 心血管疾病和糖尿病

1）心血管疾病监测

用于估计十年内患心血管疾病的弗雷明汉（Framingham）风险评估方法，包括了年龄、性别、是否吸烟、总胆固醇水平、高密度脂蛋白胆固醇、收缩压、是否患糖尿病等参数。其中总胆固醇水平和高密度脂蛋白胆固醇属于生化检验项目，收缩压可以在体检中测量获得。在确诊心血管疾病后，患者需定时对个人健康状况进行临床评估，评估内容包括监测血压、监测心脏超声与心电图检查等。例行的血脂检查，包括总胆固醇、低密度脂蛋白（LDL）胆固醇、高密度脂蛋白（HDL）胆固醇和甘油三酯组合监测被用于评估血管风险和降脂治疗效果，必要时还应监测肝功能与肾功能，以及早期肾损伤的标志物。另外，CT血管造影、核磁共振成像等影像检查也可以用于对患者心脏结构和功能等整体情况的临床监测。

国内外指南中均推荐将超敏C反应蛋白（hs-CRP）用于监测患者的心血管炎症风险，hs-CRP检测作为评估心脑血管病的炎症指标，不明原因的hs-CRP水平持续超过 10 mg/L（95.2 nmol/L）的患者应该评估非心血管病病因。传统CRP检测多用于评估呼吸道及血流感染，因此对试剂的检测上限有较高要求，一般应达到 ≥ 200 mg/L

的线性范围,而 hs-CRP 检测则更关注其检测下限,如要求定量检出下限 ≤ 0.150 mg/L,其报告上限一般在 20 mg/L。近来,部分厂家也在研发全段(broad range)的 CRP 检测试剂,可以较好地兼顾检测下限和检测上限,对于临床和公共卫生应用显然更有优势。

2)糖尿病监测

作为和心血管疾病相互关联的另一重要慢性非传染性疾病,糖尿病可以通过空腹血糖检测、口服葡萄糖耐量试验(OGTT)、糖化血红蛋白 A1c-(HbA1c)检测以及随机血糖检测等方法进行诊断。通过以上检测,可以得到患者的空腹血糖水平、OGTT 后的 1 小时、2 小时、3 小时的血糖水平,HbA1c 有助于监测过去 2 ~ 3 个月患者平均血糖水平。上述实验室检验结果对两种慢性非传染性疾病患者诊疗发挥关键作用。

例如,由美国 NIH 资助的糖尿病患者心血管疾病风险控制行动(the action to control cardiovascular risk in diabetes,ACCORD)研究对不同糖化血红蛋白水平的受试者开展强化治疗(intensive therapy)和标准治疗(standard therapy)。研究显示,通过两种治疗,受试者糖化血红蛋白的中位数由 8.1% 分别降至 6.4% 和 7.5 %。

2. 恶性肿瘤

1)肿瘤(tumor）

肿瘤是当今社会的医学难题之一,根据肿瘤的临床与病理表现,可以将其分为良性肿瘤与恶性肿瘤,后者也被统称为癌症(cancer)。据世界卫生组织统计,在 2020 年所有因恶性肿瘤死亡的病例当中,肺癌、结肠和直肠癌、肝癌、胃癌以及乳腺癌位列前五。肿瘤疾病的后果很严重,早期诊断与早期治疗对预后影响很大。影像学检查,例如 X 光检查、CT 扫描、磁共振成像(MRI)、超声和正电子发射断层扫描(PET)等技术通常被应用于肿瘤诊断。

2)检验指标与肿瘤诊筛

某些肿瘤可通过对高危人群的筛查实现,如对 HBV 感染者进行甲胎蛋白(AFP)和肝胆胰超声检查,对老年男性进行前列腺特异性抗原(PSA)和前列腺超声检查,对有大肠癌家族史的患者定期检测癌胚抗原(CEA)等。这里的 AFP、PSA、CEA 统称为肿瘤标志物(tumor markers,TMs),临床已常规应用的 TMs 超过上百种,这些来自实验室检测的标志物,对肿瘤具有辅助诊断价值,也可以用于肿瘤患者的治疗监测和预后分析。肿瘤的最终诊断,需要依靠手术、穿刺及内窥镜检查获取的组织样本,进行病理学检查,病理检查是肿瘤诊断的“金”标准。

肿瘤性疾病管理的核心在于早诊断与早治疗。定期的影像学随访,包括上述 CT、MRI 及 PET 扫描可用于跟踪肿瘤的发展和扩散情况。在肿瘤诊疗全过程中,合理应用 TMs 对辅助诊断和监测肿瘤治疗后的疾病发展、控制情况非常有帮助。

3. 慢性呼吸道疾病

1）慢性呼吸道疾病

慢性呼吸道疾病是一类影响气道和肺部其他结构的疾病，其中最常见的是慢性阻塞性肺病（COPD）和哮喘。慢性阻塞性肺病，也被称为肺气肿或慢性支气管炎，该疾病会导致气流受限和呼吸困难，是一种无法治愈但可以通过治疗缓解的慢性非传染性疾病。慢性阻塞性肺病可以通过避免吸烟、接触污染空气及接种疫苗来预防患病，患病后则可通过药物、氧气以及肺部康复治疗来缓解症状。哮喘则是由气道周围的炎症和肌肉紧缩引起的，会使呼吸更加困难。

慢性呼吸道疾病的诊断依赖于体格检查、肺功能测试、影像学检查；实验室检验包括血气分析、过敏原检测，以及病原学检查。肺功能检测包括肺活量测定和呼气峰值流速测试等，可用于评估肺功能，诊断慢性阻塞性肺病并监测其病情发展；胸部 X 射线或 CT 扫描可观察肺部间质及实质异常等。

2）检验指标与疾病诊筛

血常规检测中的指标，白细胞总数与中性粒细胞升高提示呼吸道细菌感染，嗜酸性粒细胞增高提示患者有过敏性疾病；过敏原检测则帮助识别过敏的致敏原，从而指导哮喘防治。如果患者在流感季发生上呼吸道或下呼吸道的急性感染，病原学检测有助于评估患者状况，有针对性的抗感染治疗可以控制病情变化，加速康复。当患者有下呼吸道感染表现时，必要的微生物培养、鉴定和药敏检测也很有必要。

（三）应用案例

《中国居民心血管病及其危险因素监测项目》是由中国国家血管病中心于 2020 年启动的一项针对我国居民心血管病的疾病监测项目，旨在建立和完善我国慢性病与营养监测信息管理制度与体系，从而贯彻落实《健康中国行动（2019—2030 年）》，《中国防治慢性病中长期规划（2017—2025 年）》有关要求。该项目目标是建立符合我国国情的居民心血管疾病监测系统，通过每五年一次的抽样调查，长期、连贯、系统地收集信息。该项目在全国 31 个省、自治区、直辖市（不包括港、澳、台地区）以行政区划分为基础，兼顾城乡及经济发展水平，采用分层多阶段随机抽样的方法，抽取 262 个具有全国和省级代表性的区县作为监测点，每个监测点各抽取 18 岁及以上常住居民 1200 人，共约 30 万人作为调查对象。

1. 主要监测内容

监测内容包括区、县级相关人口和经济指标资料以及调查对象的具体信息，包括：

（1）一般人口信息：年龄、性别、民族、职业、教育情况、婚姻状况等基本信息。

（2）个人生活习惯及疾病监测：其中包括吸烟、饮酒、膳食、身体活动情况，以及高血压、血脂异常、糖尿病、冠心病事件（陈旧性心肌梗死、冠脉成形术及支架、冠状动脉旁路移植术）、脑卒中、心房颤动、慢性心力衰竭、瓣膜性心脏病、心肌病、外周动脉疾病、慢性肾脏病的病史资料。

（3）体格测量和物理检查资料：身高、体重体脂、腰围、血压、心电图等的检查和测量，对部分调查对象进行踝臂指数（ABI）、心脏超声检查。

（4）实验室检查资料：

①全血或血清测定项目：包括血常规、空腹血糖、糖化血红蛋白、血脂四项（甘油三酯、高密度脂蛋白胆固醇、低密度脂蛋白胆固醇、总胆固醇）、血肌酐、血尿酸、血钾等；②尿液标本检测项目：测量尿肌酐、尿微量白蛋白。

以上信息涉及大量临床检验数据，通过以上数据，可以帮助我国居民尽早发现、诊断、干预及治疗心血管疾病、糖尿病等慢性疾病。

2. 疾病趋势分析的意义

可以帮助国家卫生健康部门和疾控中心全面掌握居民主要心血管病患病情况及其危险因素、变化趋势，为政府制订和调整心血管病防控政策、评价防控工作效果提供科学依据，其中包括：①我国居民心肌梗死、心力衰竭、瓣膜性心脏病、脑卒中等主要心脑血管病患病现况；②我国居民心血管病主要危险因素超重肥胖、高血压、糖尿病、血脂异常现况，对以上高危因素的知晓率、治疗率、控制率及变化趋势；③我国居民心血管病行为危险因素如吸烟、饮酒等现况和变化趋势；④定期发布居民心脑血管健康报告，对防控措施效果进行评估。

四、慢性非传染性疾病预测与预警

（一）概述

适当运用慢性非传染性疾病风险预测预警模型，可以识别慢性病风险人群，从而采取健康行动来预防或延缓疾病发生。从已有的研究来看，慢性病风险评估主要针对两种类型，一类是对单个病种的风险评估，另一类是对疾病系统或者疾病簇的风险评估。单个疾病的风险评估中，心血管疾病（CVD）、糖尿病和乳腺癌等是疾病风险评估中的经典病种。系统疾病风险评估是指同时对多种疾病进行风险评估，目前较为经典的系统性模型是美国哈佛癌症风险指数和我国"慢病风险10指标"。以上慢性病预测预警指标包括了BMI、血压、血糖和总胆固醇水平在内的临床检验数据作为参数。

（二）慢性病预测与预警中的检验大数据

1. 心血管疾病的弗雷明汉心脏研究（Framingham heart study）

该研究对心血管疾病的风险评估所涉及的危险因素主要有年龄、性别、收缩压、总胆固醇水平、BMI、吸烟史、糖尿病史等。弗雷明汉心脏研究最早提出了心血管疾病风险评估模型，其他经典的心血管疾病风险评估模型还有 ETHRISK 模型、ASSIGN 模型等。我国常用的心血管疾病风险评估模型则为 CMCS 模型和"十五"攻关模型，这些模型涉及血压、血糖、总胆固醇和高密度脂蛋白胆固醇等检验数据。其中，我国 CMCS 模型是结合 Framingham 风险模型，应用 COX 比例风险模型建立的针对我国人群的常用风险模型，该模型的风险划分较 Framingham 风险模型有所调整。例如，Framingham 风险模型中将糖尿病定义为正在进行胰岛素或降糖治疗，或有两次门诊偶测血糖超过 8.33 mmol/L（针对原始队列对象），或初次体检时空腹血糖超过 7.77 mmol/L（针对子代队列对象）；而 CMCS 模型则将糖尿病定义为有糖尿病史或基线调查时空腹血糖 超过 7.77 mmol/L。

2. 糖尿病风险模型

特别是 2 型糖尿病的风险模型，可分为侵袭性与非侵袭性模型。非侵袭性模型通常指无临床检验指标的风险模型，例如荷兰 Dutch 模型、芬兰 FINDRISC 模型及丹麦 DANISH 模型等，常用的风险因素包括有性别、年龄、吸烟、饮酒、饮食习惯、家族病史、BMI、腰围、腰围身高比和心率等。侵袭性模型则是在非侵袭性模型的基础上增加临床检验数据作为风险指标，例如血脂、血糖、尿糖、糖化血红蛋白、胰岛素水平、基因检测等。我国常用的糖尿病风险评估模型 HCL 模型就包括血糖、甘油三酯及高密度脂蛋白胆固醇等，为侵袭性模型。

3. 乳腺癌预后分析

乳腺癌是女性中最常见的癌症之一，是造成女性癌症死亡的主要原因之一。目前针对乳腺癌的风险预测模型主要是 Gail 模型，其风险指标主要包括女性初潮年龄、生育第一胎年龄、乳腺相关病史、一级亲属乳腺癌病史等。美国食品药品监督管理局（FDA）于 2001 年批准美国 35 岁以上女性，当通过 Gail 模型进行风险评估且风险预测值为 1.66% 及以上时，可采取预防性治疗。近年来，Gail 模型逐渐更新，加入一些新的风险指标，例如乳腺密度等其他临床数据，并被应用于更广泛的人群。

在系统疾病风险评估中，哈佛癌症风险指数为癌症风险提供广泛评估。我国"慢病风险 10 指标"则用于评估多重慢性病风险，指标包括吸烟、饮酒、体力运动不足、不健康饮食，以及其他临床检验指标，如肥胖、高血压、高血糖、高胆固醇血症、高甘油三酯血症和高同型半胱氨酸血症等，仍以实验室指标为核心。

（三）应用案例

1. 弗雷明汉心脏研究

这项研究始于 1948 年，由美国国家心肺血液研究所（NHLBI）指导，一直致力于找出导致心血管疾病（CVD）的相关因素或特征。该研究对三代参与者的心血管疾病发展情况进行了长期跟踪。

1948 年，研究从马萨诸塞州弗雷明汉镇招募了 5209 名年龄在 30 岁至 62 岁之间，尚未出现心血管疾病的明显症状，也没有心脏病或中风的男性和女性组成原始队列。此后，该研究于 1971 年增加了后代队列，1994 年增加了全向队列，2002 年增加了第三代队列，2003 年增加了新后代配偶队列，2003 年增加了第二代全向队列。

通过对弗雷明汉研究人群的监测，研究人员发现了心血管疾病的主要风险因素，以及这些因素（如血压、血液甘油三酯和胆固醇水平、年龄、性别和社会心理问题）的影响因素等宝贵信息。基于这些信息，研究提出了大量经典风险预测模型，包括心血管疾病 10 年风险、心血管疾病 30 年风险、心房颤动 10 年风险、心房颤动性心力衰竭 10 年风险、动脉粥样硬化性冠心病 10 年风险、冠心病 10 年风险、冠心病首次发病 2 年风险等。其中最为著名的是心血管疾病 10 年风险，该风险评估模型纳入了年龄、糖尿病、吸烟、收缩压、血脂（或以 BMI 指数作为简单替代）、总胆固醇、高密度脂蛋白胆固醇，用以估计冠心病死亡、心肌梗死、心绞痛、缺血性中风、出血性中风、短暂性脑缺血发作、外周动脉疾病、心力衰竭等心血管疾病的 10 年风险。

2. 动脉粥样硬化性心血管疾病风险计算模型

1）估算 ASCVD 风险

美国心脏协会和美国心脏病学会提出的估算模型，所需的信息与上述模型较为类似，包括年龄、性别、种族、总胆固醇、高密度脂蛋白胆固醇、收缩压、降压药使用情况、糖尿病状况和吸烟状况。

2）中国动脉粥样硬化性心血管疾病风险预测研究（prediction for ASCVD risk in China，China-PAR）

整合了中国心血管健康多中心合作研究、中国心血管病流行病学多中心协作研究（China MUCA）等中国人群前瞻性队列随访数据，开发了适用于国人 10 年 ASCVD（包括急性心肌梗死、冠心病死亡和致死性及非致死性脑卒中）发病风险评估的 China-PAR 模型。China MUCA 模型不仅综合考虑了既往评估模型中涉及的危险因素（年龄、收缩压、是否服用降压药物、总胆固醇、高密度脂蛋白胆固醇、吸烟和糖尿病），还结合中国实际情况和疾病谱的特点，纳入腰围、南北方、城乡和 ASCVD 家族史，此外，对年龄与各危险因素的交互作用也进行了分析。

另外还研究了应用 China-PAR 模型进行 ASCVD 风险分层及低危、中危、高危个体的切点划分。之后进一步开发了适合于我国年轻个体（60 岁以下）或者 10 年 ASCVD 风险为中低危个体的终身风险（至 85 岁）评估模型。研究还发现，10 年风险高危（≥ 10）和终身风险高危（≥ 32.8）人群的心血管疾病发病年龄将明显提前。

五、疾病治疗

（一）疾病治疗和临床检验大数据

公共卫生在疾病的治疗方面发挥着重要指导作用，主要通过制定疾病诊断标准、治疗指南和病情发展的评估标准为临床实践提供依据，从而提高患者的健康结果、提高医疗质量、降低医疗成本。疾病相关标准和指南是公共卫生机构开发的任何包含临床实践或公共卫生政策建议的信息产品，旨在帮助终端用户就是否、何时以及如何采取临床干预、诊断检测或公共卫生措施等做出决策，从而尽可能实现最佳的个人或集体卫生健康成果。

在制定标准或指南时，相关专业人士将组成审查委员会从而确保指导方针在制定方法上具有较高的质量，并通过透明的、以证据为基础的决策过程进行制定。其中，将循证医学原则应用于指南制定过程中，可以帮助总结临床证据，进而为标准和指南的制定提供可靠的依据。临床检验数据往往是疾病治疗效果评价的重要指标，其中推荐使用的指标多是循证医学的重要数据来源。基于循证的标准，指南制定过程需要对确定好的临床问题进行系统的文献检索，并对获得的证据（例如疾病治疗效果指标）进行系统评估。在制定建议时，除了考虑患者的基本价值观和偏好外，还必须考虑每种治疗方法可能带来的益处、风险、不便和成本，并依此完成疾病治疗标准、指南的制定。

（二）急性深静脉血栓的导管引导溶栓治疗（CDT）案例

美国胸外科医师学会（ACCP）成立于 1933 年，是一个致力于改善全球心肺健康和危重症护理的医学专业协会。ACCP 于 2008 年发布《静脉血栓栓塞性疾病的抗血栓治疗：美国胸科医师学会循证临床实践指南（第 8 版）》，其中详细介绍了胸外科治疗中的不同治疗手段使用的标准和建议。

1. CDT 的背景知识

根据第 8 版指南，在美国国家静脉注册中心的记录显示，短期血栓形成（10 天）患者相对于较长时间血栓形成的患者有更良好的治疗效果，而且溶栓成功后，通过血管内支架植入术矫正潜在的静脉病变更为有效。在 CDT 过程中，通常会增加机械性血栓碎裂（无论是否抽吸）作为手术的一部分（统称为药物机械溶栓）。虽然目前还没有单纯 CDT 与药物机械溶栓的随机比较，但回顾性分析表明，两者的溶栓成功率（70% 和 80%）和大出血率（5% 和 8%）相似；不过，药物机械溶栓的治疗时间更短、重症监护室和住院时间更短、费用更低。一项单中心回顾性研究表明，CDT 能更好地溶栓（50% 比 31%）和保留瓣膜功能（44% 比 13%）。

2. CDT 过程的实验室指标应用

根据以往临床检验指标对 CDT 治疗效果的意义，ACCP 指南建议对于大范围急性近端深静脉血栓形成（如髂股深静脉血栓形成，症状持续时间 < 14 天，功能状态良好，预期寿命 >1 年）且出血风险较低的特定患者，可使用 CDT 来减轻急性症状和血栓形成后的发病率。

溶栓治疗中动态实验室检验是监测治疗效果及患者安全的重要依据：①血浆纤维蛋白原（fibrinogen，Fg）含量，低于 1.5 g/L 时应减少药物剂量，低于 1.0 g/L 时，停止溶栓治疗；②血小板计数：低于 80×10^9/L 或较基础值降低超过 20%，应注意出血风险的增加；低于 50×10^9/L 时，应停用溶栓及抗凝药，并根据有无出血决定进一步治疗措施；③ *D*- 二聚体：能够灵敏地反映溶栓治疗是否有效，如果 *D*- 二聚体值由治疗中的高点降低并逐渐趋于正常或维持较低水平而不再升高，提示溶栓药物不再对残存血栓起效，此时可考虑停用溶栓药物，避免因延长的无效治疗而增加出血的风险。

六、结语

临床检验数据在传染病和慢性非传染性疾病的监测、预警和治疗方面发挥着至关重要的作用。我国以及世界其他许多国家都基于医疗机构的临床检验数据，构建了重大疾病的监测网络，实时跟踪疾病的流行情况和变化趋势。当出现传染病暴发苗头或在传染病流行的不同阶段，各类病人的临床检验数据可以为疫情流行趋势预测预警，提供重要的数学模型参数。在分析慢性非传染性疾病发生发展的影响因素和构建风险预测模型时，临床检验大数据是反映人体相关指标的关键数据来源，也是疾病治疗临床指南等标准规范制定的重要依据。

（罗思童　秦泽盈）

第三节　健康决定因素分析

一、健康决定因素概述

健康指个体身体、心理和社会适应上的完好状态。健康是众多因素综合作用的结果，受到多种因素的综合影响。世界卫生组织指出，健康的决定因素包括个体遗传特征、性别、收入和社会状况、受教育水平、饮用水、空气等，也受工作场所、住宅、社区和道路等各种环境、社会支持网络及卫生服务等的影响。1991 年 Dahlgren 和 Whitehead 提出了健康决定因素的生态模型，也叫作生态病因模型（ecological model of causation），将健康的诸多影响因素分成了不同层次，强调各种因素的相互作用对健康的影响。

如图 5-3-1 所示，该模型的第一层代表个体先天因素，包括了一个人的年龄、性别和遗传因素等特征。第二层代表个体行为和生活方式可能对健康带来不同影响，如人们可以选择锻炼或者不锻炼。第三层代表社会和社区的影响，例如家庭关系、同伴影响、社会支持等。第四层代表社会结构性因素，如住房、工作环境卫生、保健服务、水和卫生设施等。第五层代表宏观社会经济、文化和环境，处于内环的因素都受到外层因素的影响。

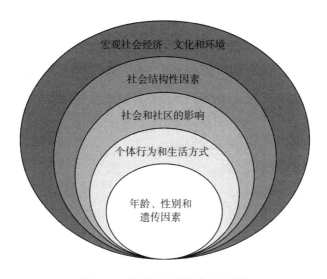

图 5-3-1　健康决定因素的生态模型

（一）年龄、性别和遗传因素

健康决定因素的生态模型认为，个体特征如年龄和遗传因素是疾病发生的根本。随着年龄的增长，个体对某些疾病的风险逐渐增加，例如心血管疾病、关节炎和老年痴呆症。性别也在健康方面扮演重要角色，因为男女生理和生活方式的不同导致了性别差异，例如女性更容易患乳腺癌，而男性更容易患前列腺癌。此外，遗传因素也对个体健康产生深远影响，一些遗传突变会增加特定遗传性疾病的风险。

（二）个体行为和生活方式

个体行为和生活方式包括饮食、体育锻炼、吸烟、饮酒等行为，不良的行为生活方式会直接或间接对健康造成不利影响。大量流行病学研究表明，人类的行为生活方式与大多数慢性非传染性疾病关系极为密切，改变个体不健康的生活方式可有效控制这些疾病的发生发展。例如，吸烟、缺乏锻炼、不健康饮食和过度饮酒，都会增加患慢性非传染性疾病（心血管疾病、癌症、慢性呼吸系统疾病和糖尿病）的风险，从而造成死亡。世界卫生组织的数据显示，每年因不良生活方式引起的慢性非传染性疾病引起的死亡人数为 4100 万人，相当于全球所有死亡人数的 74%。

（三）社会和社区的影响

每个人从出生之后就处于各种社会关系网中。社会关系会对个体健康产生重要影响，特别是家庭作为与个人关系最为密切的社会关系，对个人健康行为和健康结局意义重大。家庭、朋友、社交支持网络会对心理健康和生活质量产生积极影响。孤独与心理健康问题（如抑郁和焦虑）和慢性疾病的风险增加有关。一项基于中日韩等国的研究显示，未婚者（包括单身、离婚等在内）的患病死亡风险，明显高于已婚者。例如，与已婚者相比，未婚者脑血管疾病死亡风险比（hazard ratio，HR）为 1.12（95%CI，1.03 ~ 1.22），癌症死亡风险比为 1.06（95%CI，1.01 ~ 1.11），呼吸系统疾病死亡风险比为 1.14（95%CI，1.05 ~ 1.23）。

（四）社会结构性因素

社会结构性因素主要包括社会经济地位、工作环境、城市化等。例如，收入直接影响到人们的社会生活境况，进一步对他们的健康造成影响。世界卫生组织指出，收入与健康、死亡存在直接关系，最贫困家庭 5 岁以下儿童死亡率是最富裕家庭 5 岁以下儿童死亡率的两倍。

（五）宏观社会经济、文化和环境

从社会环境角度看，社会制度、人口、经济、家庭、医疗服务体系、文化、职业、宗教、风俗等都会影响疾病的发生和流行，从而对健康产生影响。同时，这些因素相互影响、相互作用，共同决定人群的健康水平。

此外，健康决定因素的生态模型也表明了直接和间接病因的存在。直接病因和间接病因只是相对疾病的远近而言。例如，现代不健康的生活方式（如：缺乏锻炼、高脂与高糖饮食）导致糖尿病的患病率上升，糖尿病患者如病情控制不理想，可能出现失明、肾衰竭、心脏病发作和卒中等症状。以失明、肾衰竭作为结果来看，糖尿病是直接原因，肥胖和缺乏锻炼则是近端间接原因，而经济发展导致的工作压力大、工作时间延长是远端间接原因。健康决定因素的生态模型最大限度地拓展了人类对各种可能病因的认识，从而也揭示了更多新的促进健康、预防疾病的方法，尤其强调人们共同暴露的社会生态因素，指出了改善社会生态环境对预防疾病的作用。

二、健康决定因素与临床检验大数据的价值

（一）健康决定因素分析的公共卫生方法

研究人群中疾病及健康状况影响因素的分析方法主要为观察性流行病学研究方法，包括：

1. 队列研究（cohort study）

具有较强的检验病因假设能力，是分析健康影响因素的重要研究方法之一，其基本原理是在特定人群中选择所需的研究对象，根据目前或过去某个时期是否暴露于某个待研究因素（危险因素或保护因素），或其不同的暴露水平而将研究对象分成不同的组，如暴露组和非暴露组，随访观察一段时间，检查并登记各组人群待研究的预期结局的发生情况（如疾病的发生、死亡），比较各组结局的发生率，从而评价和检验研究因素与结局的关系。如果暴露组某结局的发生率明显高于或低于非暴露组，则可推测暴露与结局可能存在因果关系，暴露是影响该结局发生的决定因素。

2. 病例对照研究（case-control study）

主要用于探索疾病的病因或危险因素和检验病因假设，可以用于探究健康的影响因素，其基本原理是以当前已经确诊的患有某特定疾病的一组患者作为病例组，以不患有该病但具有可比性的一组个体作为对照组，通过询问、实验室检查或复查病史，搜集研究对象既往对各种可能的危险因素的暴露史，测量并采用统计学检验，比较病

例组与对照组各因素暴露比例的差异是否具有统计学意义，如果病例组的暴露比例高于对照组，说明该暴露可能会增加疾病发生的危险，反之，病例组的暴露比例低于对照组，则该暴露可能会降低疾病发生的危险。最后，借助病因推断技术，判断某个或某些暴露因素是否为疾病的危险因素，从而达到探索和检验病因假说的目的。该方法是一种由果及因的分析性研究方法，是在疾病发生之后去追溯假定的病因因素的方法，可在一定程度上检验病因假说。

3. 调节效应分析（moderation effect）和中介效应分析（mediation effect）

是在研究健康影响因素时常用的统计方法，它们有助于揭示潜在的影响机制和调节因素。

1）调节效应分析

调节效应分析也称为交互效应分析，旨在识别一个或多个变量如何影响两个或多个其他变量之间的关系。20 世纪 90 年代后，调节效应分析逐渐得到研究者的重视，成为社科研究中最常用的分析方法之一。其原理是，当自变量 X 与因变量 Y 的关系受到第三个变量 Z 的影响时，变量 Z 称为调节变量。调节变量既可能影响 X 与 Y 之间关系的方向，也可能影响关系的强度。在健康影响因素的研究中，调节效应分析可以帮助研究人员理解不同因素之间的相互作用如何影响健康结果：

（1）发现潜在的调节因素：调节效应分析可以帮助确定是否存在某些因素（例如性别、年龄、基因型等），它们能够调节两个变量之间的关系。这有助于更好地理解为什么某些人群中健康效应可能不同。

（2）加深对疾病机制的理解：通过识别调节因素，研究人员可以深入了解疾病机制，并揭示不同生物学和环境因素之间的相互作用。

2）中介效应分析

中介效应分析是多变量研究的重要统计方法，其原理是解释自变量 X 对因变量 Y 的影响是如何通过中介变量实现的。在健康影响因素的研究中，中介效应可用于解释一个或多个因变量（健康结果）和自变量（潜在健康影响因素）之间的关系是如何通过一个或多个中介变量进行传递的：

（1）揭示影响机制：中介效应分析可以帮助研究人员确定健康影响因素是如何通过中介变量（例如生物标志物、生活方式因素等）影响健康结果的。

（2）验证因果关系：通过中介效应分析，研究人员可以更加确信自变量对因变量的影响是否部分或完全通过中介变量实现，从而提供更强的因果解释。

（二）临床检验数据的运用

在健康决定因素分析中，除了个体因素如年龄、性别、身高、体重外，有很多数据可以和个体的临床检验及体检数据相关联。值得一提的是，健康影响因素中，基因检测数据也是获得遗传信息的重要途径，随着测序技术的发展和测序成本下降，越来越多的测序数据被上传到公共数据库，合理和安全地使用这些数据，将其引入健康风险评估的过程中，从被评估者先天性遗传基因信息出发，精准查找被评估者先天性遗传基因缺陷，再结合问卷调查、常规实验室检查和预防性筛查等传统信息采集手段，可以综合评估其健康状况和患病风险。

生活方式也会反映在血压、血糖等数据上。例如，高血压、高血糖和高胆固醇反映了个体高盐、高糖的饮食习惯。因为高盐摄入会引起体内水分潴留，增加血容量，从而提高血压。高糖饮食会导致胰岛素抵抗和高血糖。通过监测这些临床检验指标数据，可以评估患者是否践行健康生活方式，指导其疾病诊疗等。

三、英国生物库的应用案例

（一）研究背景

英国生物样本库（UK Biobank）是英国政府于 2006 年发起的大型生物医学研究项目，收集了来自约 50 万名 40 ~ 69 岁的英国居民的生物样本和临床检验数据，是世界上最大的生物库之一，旨在帮助科学家更好地了解健康和疾病之间的关系，从而推动医学研究和生物医学科学的进展。

（二）研究设计

UK Biobank 收集了参与者的生物样本，包括血液、尿液和唾液样本。此外，UK Biobank 收集了参与者的健康信息数据，主要涉及其生活方式、病史、社会人口学指标、认知功能和听力测试结果等。UK Biobank 还通过国家卫生服务电子健康记录获取了参与者详细的健康信息。该项目开展了广泛的临床检验，用于了解和比较参与者的健康状况，研究者可结合相应的生活方式、病史等指标，探究其健康的影响因素。还进行了基因组学测序，以分析基因与健康状况之间的关系。以下是一些重要的医疗健康指标：

（1）血压：收集了参与者的血压数据，包括收缩压和舒张压。这有助于评估其心血管的健康状况。

（2）血糖：测量了参与者的血糖水平，有助于了解其糖尿病的患病情况。

（3）血脂：包括测量胆固醇、甘油三酯和高密度脂蛋白胆固醇水平，有助于评估其心脏健康和血管健康。

（4）肝功能：包括测量肝转氨酶和蛋白质水平，有助于识别其肝脏健康及合成功能。

（5）肾功能：包括肌酐和尿酸水平，用于评估其肾脏的健康状况。

UK Biobank 在随后数十年内继续追踪参与者的健康和生活状况，以便研究生活方式因素对慢性疾病发展的影响。该项目的设计允许研究人员将临床数据与基因组学数据、生物样本和生活方式信息相结合，以开展多层次的研究。

（三）主要研究结果

UK Biobank 项目作为一个重要的生物医学研究项目，积极利用临床检验指标来深入探究健康影响因素，以推动医学研究和了解慢性疾病的发病机制。该项目的研究设计允许科学家分析大规模的临床数据，其中包括了多种生化指标，用于揭示健康和潜在疾病之间的关系。

1. 检验数据用于研究健康与遗传因素的关系

通过测量血糖水平等指标，可以评估心血管健康状况。例如，一项基于 UK Biobank 的研究纳入了 339003 名参与者的血糖检测结果和基因组学数据，发现遗传因素会增加患心脑血管疾病的风险。相比低遗传风险组，高遗传风险组罹患高血压的风险比（Risk Ratio, RR）为 4.68（95% CI, 3.85 ~ 5.69），罹患中风的风险比为 2.26（95% CI，1.63 ~ 3.14），罹患糖尿病的风险比为 15.46（95% CI，10.82 ~ 22.08）。

2. 临床检验结果用于健康与个人生活方式关系的研究

通过测量肝功能、肾功能、甲状腺激素和血尿酸等指标，研究人员能初步评估糖尿病、脂质代谢异常等健康状况，在结合数据库中自我报告的生活方式信息后，可以了解潜在的代谢性疾病和生活方式的关系。例如，一项基于 UK Biobank 的研究纳入了 328594 名参与者，研究发现，与拥有健康生活方式的人群相比，不健康生活方式人群的全因死亡风险比为 1.65（95% CI 1.25 ~ 2.19），心血管疾病发病风险比为 1.29（95% CI 1.10 ~ 1.52），心血管疾病死亡风险比为 1.93（95% CI 1.16 ~ 3.20）。

3. 临床检验指标用于环境与健康关系的研究

通过测量白细胞计数、C-反应蛋白（CRP）和其他免疫学指标等，科学家可以评估慢性疾病的患病情况（如炎症和免疫反应）。例如，一项基于 UK Biobank 的研究纳入了 5391 名患有慢性阻塞性肺疾病（COPD）的参与者，结果提示环境 PM2.5 暴露量的增加，与 COPD 的患病风险呈正相关；在建筑环境指标方面，城市化与 COPD 的患病风险呈正相关，而住在绿化较好的地区则与 COPD 的患病风险呈负相关。

综上所述，UK Biobank 项目中的临床检验指标在研究健康影响因素方面发挥着关键作用。这些出自实验室的检验指标提供了深入研究慢性疾病、代谢健康等疾病与其影响因素的机会，为科学家和医疗专业人员提供了宝贵的数据资源，为推动医学研究的进展和改善公众健康做出了重大贡献。

四、结语

明确健康决定因素是开发健康干预措施、促进人群健康的基本前提。以队列研究、病例对照研究等为代表的经典流行病学研究方法，是在人群中探索健康决定因素的有效手段，而临床检验大数据为开展这些研究提供了最重要的人群数据基础。

（罗思童　秦泽盈）

第四节　公共卫生干预措施开发

一、公共卫生干预措施概述

根据健康决定因素分析结果，找到可以干预改变的因素，开发相应的干预措施，是公共卫生促进人群健康的主要途径。公共卫生干预措施主要分为行为类干预（直接改变人群健康相关行为的干预措施，例如促进体育锻炼、控盐控油、戒烟戒酒等）、结构化干预（直接改变结构化因素的干预措施，例如空气污染立法、提高健康服务可及性、提高烟草税、减少疾病社会歧视等）和生物医药技术类干预（例如疫苗接种、艾滋病暴露前/后预防服药等），且结合以上类型的综合型干预方法往往是成本效益最高的公共卫生干预方法。

（一）实验流行病学方法进行公共卫生干预

公共卫生干预措施开发主要通过实验流行病学方法开展，包括实验性研究和类试验研究，来评价干预措施的效果。实验性研究主要包括临床随机对照试验（randomized controlled trial，RCT），强调以个体为单位进行试验分组和施加干预措施，干预对象一般是患者，通常用于对某种作用于个体的疾病治疗、康复或其他健康干预方法的效果进行检验和评价。现场试验（field trial），也叫人群预防试验（prevention trial），是以尚未患病的人作为研究对象，与临床试验一样，现场试验中接受疾病预防干预措施的基本单位是个体，而不是群组。社区试验（community trial），也叫社区干预项目（community intervention program），是以人群作为整体进行试验观察，常用于对某种作用于群体的预防措施或方法进行考核或评价，群体可以是一个社区，或某一人群的各个亚人群，如某学校的班级、某工厂的车间或某城市的街道等。

（二）实验流行病学研究特点

一个完全的实验流行病学研究必须具备随机、对照、干预、前瞻四个基本特征，如果一项实验研究缺少其中一个或几个特征，这种实验就叫类实验（quasi-experiment），或自然实验（natural experiment）。根据类实验是否设立对照组可分为两类：

1. 不设平行对照组

其对比是通过下列两种方式进行的：一是自身前后对照，即同一受试者在接受干预措施前后比较。例如观察某种药物降血压的效果，可比较高血压患者服用该药物前后的血压水平。二是与已知的不给该项干预措施的结果比较。

2. 设对照组

虽然设立了平行对照组，但研究对象的分组不是随机的。如在社区试验中，并不是总能获得随机对照的，如果只能对整个居民区人群实行预防，随机分组就不可能进行，可选择具有可比性的另一个社区人群作为对照组。例如在评价某疫苗预防效果的研究中，甲社区居民被实验组注射某种疫苗，乙社区居民为对照组不注射疫苗，然后对比两组血清学和流行病学观察指标的差异，最后对该疫苗的预防效果进行评价。类实验常用于研究对象数量大、范围广而实际情况不允许对研究对象作随机分组的情况（图 5-4-1）。

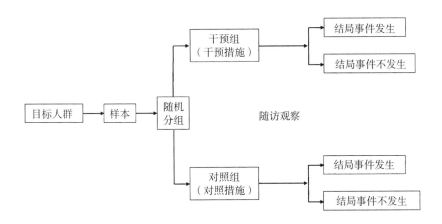

图 5-4-1　实验流行病学研究原理示意图

二、具体开发步骤与临床检验数据应用

（一）明确研究问题

公共卫生干预研究主要用于评估干预措施的效果，在进行研究设计时首先要根据临床需要和文献查阅，提出明确具体的研究问题。研究问题应根据 PICO 的框架进行构建，即对实际临床或公共卫生决策中所涉及的患者（patient）或人群（population）、干预（intervention）、对照（control）、结局（outcome）四个方面分别进行明确的定义。

例如：使用 Chatbot 提高老年人流感疫苗接种率的干预研究中，研究对象是中国香港 65 岁以上的老年人，待评价的干预措施是基于阶段变化模型（transtheoretical model，TTM）设计开展的 chatbot 线上干预，对照是没有基于 TTM 设计开展的 chatbot 线上干预，结局是参与者自我报告的流感疫苗接种情况。

（二）确定试验现场

根据不同试验目的选择具备一定条件的试验现场。现场试验和社区试验在选择试验现场时通常应考虑以下几个方面：试验地点需具备相对稳定的人口，并且人口流动性较低，同时要有足够数量的参与者；试验所研究的疾病在该地区应具有较高且稳定的发病率，以确保在试验结束时能够积累足够的发病病例，以进行有效的统计分析；在评价疫苗的免疫学效果时，应选择近期内未发生该疾病流行的地区；试验地区有较好的医疗卫生条件，包括健全的卫生防疫保健机构、完善的登记报告制度以及较高水平的医疗机构和诊断能力等。

（三）选择研究对象

根据研究目的的不同，受试人群（即研究对象）选择的标准也不同，应制订出严格的纳入和排除标准，避免某些外来因素的影响。选择研究对象的主要原则有以下几点：选择对干预措施有效的人群，选择预期发病率较高的人群，选择干预对其无害的人群，选择能试验坚持到底的人群，选择依从性好的人群。

（四）计算样本量

常用样本量计算公式涉及的参数包括：①实验组和对照组结局事件指标的数值差异大小：差异越小，所需的样本量越大；②显著性水平：即检验假设时的 I 类错误；③把握度（power）：拒绝无效假设的能力或避免假阴性的能力；④单侧检验或双侧

检验：单侧检验比双侧检验所需样本量小。

（五）随机化分组

实验性研究中需要对研究对象进行随机分组，方法包括：①简单随机分组（simple randomization）：研究对象以个体为单位用掷硬币、抽签、随机数字表等方法进行分组。②区组随机分组（block randomization）：将条件相近的一组受试对象（如年龄、性别、病情相近）作为一个区组，每一区组内的研究对象（通常 4 ~ 6 例）数量相等，然后应用单纯随机分配方法将每个区组内的研究对象进行分组。③分层随机分组（stratified randomization）：按研究对象特征，即可能产生混杂作用的某些重要因素（如年龄、性别、病程、病情等）先进行分层，然后在每一层内进行简单随机分组，最后再合并成实验组和对照组。④整群随机分组（cluster randomization）：按社区或团体分配，即以一个家庭、一个学校、一个医院、一个村庄或居民区等为单位随机分组。

（六）设立对照

对照组的设立可以根据对照措施来区分，包括标准疗法对照（有效对照）：这是临床试验中最常用的对照方式，它将新治疗方法与已知有效的标准治疗方法（药物或手术）进行比较，通常适用于已知存在肯定疗效的治疗方法的疾病。安慰剂对照：在所研究的疾病尚无有效的治疗药物或使用安慰剂后对研究对象的病情无影响时才使用。

也可以根据研究对象接受单一对照措施还是交替接受干预和对照措施来区分，包括：①平行对照：在实验过程中，将研究对象随机分为两组，A 组接受干预措施，B 组接受对照措施，且在整个实验期间不更换干预措施。②交叉对照：在实验过程中，将研究对象随机分为两组，A 组在第一阶段接受干预措施，B 组为对照组，随后两组对换，B 组接受干预措施，而 A 组成为对照组。这样，每个研究对象都兼作实验组和对照组成员，干预措施的效果可通过个体内的差异进行综合评估。③自身对照：在试验前后使用相同的人群进行对比，例如在评估某一预防计划的实施效果时，需要规定足够的观察期，然后比较实施前后人群的疾病和健康状况。

（七）使用盲法

实验流行病学研究中容易出现选择偏倚和信息偏倚。这些偏倚可以来自研究对象和研究者本人，可产生于设计阶段，也可来自资料收集或分析阶段。为避免偏倚可采用盲法（blinding 或 masking），根据盲法程度过去经常分为单盲（single blind）、双盲（double blind）和三盲（triple blind）。单盲指研究对象不知道自己被分到实验组还是对照组；双盲指研究对象和研究实施人员都不了解试验分组情况，而是由研究设计者来安排和控制全部试验；三盲指不但研究实施者和研究对象不了解分组情况，负责资料收集和分析的人员也不了解分组情况，从而更全面地减少偏倚的潜在影响。

（八）确定结局变量及其测量方法

实验流行病学研究的效应是以结局变量（outcome variable）来衡量的，在研究设计时就要明确主要结局（primary outcome）和次要结局（secondary outcome）的具体测量指标。结局变量的选择要视研究目的和研究阶段而定，主要结局指标 1 ~ 2 个，次要结局指标可以多一些，尤其要包括安全性评价的指标。但样本量的估算要以主要结局指标为准。选择结局变量时还要规定测量的方法和判断的标准，否则将导致测量偏倚，造成结果的误差。许多公共卫生干预措施开发的评价指标与临床检验数据相关。

（九）干预开展和资料收集分析

实验流行病学研究作为前瞻性的研究，通常采用专门设计的病例报告表来收集研究对象的基线、随访和结局资料。在完成了基线调查后，实验组和对照组会获得相应的干预和对照措施，并在特定的时间后接受随访。随访观察的内容主要包括三个方面：① 干预措施的执行情况；② 有关影响因素（预后影响因素）的信息；③ 结局变量。在完成了随访后，研究者将对收集到的资料进行整理分析，综合评价干预措施的效果。

三、美国降压和降脂治疗预防心脏病试验应用案例

美国降压和降脂治疗预防心脏病试验（antihypertensive and lipid-lowering treatment to prevent heart attack trial，ALLHAT），是由美国国立心脏、肺部和血液研究所（national heart，lung and blood institute，NHLBI）设计和资助的项目。该研究所是美国 NIH 下属的一个研究机构，试验于 1994 年启动，当时心血管疾病在美国和全球范围内是一个严重的公共卫生问题，在这种背景下，ALLHAT 试验旨在回答两个重要问题：降压治疗是否可以降低心脏病发作风险，以及哪种药物治疗策略最为有效。作为迄今规模最大的对比不同类型抗高血压药物对预后终点影响的随机双盲多中心临床试验。

（一）ALLHAT 试验设计及分组

该项研究采用了随机对照试验的设计，研究地点包括了美国多个医院和临床中心，招募了超过 42000 名年龄在 55 岁以上，且有高血压（收缩压 > 140 mmHg）或其他心血管疾病危险因素的患者。

随后，入组患者被随机分配到以下四个治疗组：①氨氯地平组（amlodipine）：

患者接受氨氯地平，一种钙通道拮抗剂类降压药；②利尿药组（chlorthalidone）：药物通过排除多余的盐分和水分，从而降低血压；③利普利索组（lisinopril）：患者服用 ACE 抑制剂用于降压和治疗心脏病；④控制组（control）：本组患者不接受上述三种药物中的任何一种。

该研究的结局指标包括了多项临床检验指标：①血清脂类：包括总胆固醇、低密度脂蛋白胆固醇（LDL-C）和高密度脂蛋白胆固醇（HDL-C）水平，以评估治疗对胆固醇代谢的影响；②血糖水平：有助于了解治疗对糖尿病风险的影响；③尿酸水平：分析尿酸与高血压和心脏病之间的关联。

（二）ALLHAT 试验检验指标及结果分析

ALLHAT 试验通过收集胆固醇水平、血糖水平等生化指标来评估三种降压治疗策略（氨氯地平、利尿药和利普利索）对心脏病发作、卒中和心血管死亡等临床结果的影响。结果表明，2956 例试验入选者发生了主要终点事件，三组间无显著差异（利尿药组 11.5%、氨氯地平组 11.3% 和利普利索 11.4%）。这一结果在不同性别、有无糖尿病和不同种族亚组间高度一致。预先设定的四个重要的次要终点（总死亡率、致命或非致命性脑卒中、联合的冠脉事件和联合的心血管事件）在利尿剂组与氨氯地平两组间均无显著差异。总死亡率和联合的冠脉事件在利普利索组与利尿剂组之间无显著差异，但利普利索组对于减少另外两个次要终点（脑卒中和联合的心血管事件）的作用不如利尿剂。6 年中诊断的心力衰竭在氨氯地平组与利普利索组显著多于利尿剂组，分别增加 38% 和 19%。研究表明，高血压患者中利尿药（chlorthalidone）的使用对预防心脏病发作效果显著。

ALLHAT 充分证明了严格控制高血压的重要性，2 ~ 4 mmHg 的血压控制差别对心血管事件，尤其是脑卒中可能有显著性影响；同时，ALLHAT 中为将血压降至＜140/90 mmHg，63% 的患者需要联合使用两种或更多不同种类的抗高血压药物，这种类似鸡尾酒疗法的降压治疗对临床实践和心血管疾病管理产生了深远的影响。

四、结语

开发并评价公共卫生干预措施是促进人群健康的重要一环。以随机对照试验为代表的实验流行病学方法是评价公共卫生干预措施有效性、可行性和成本效果等指标的核心方法，临床检验数据为以上方法的实施提供了重要的数据支撑。

（罗思童　秦泽盈）

第五节　公共卫生政策制定及卫生技术评估

一、公共卫生政策制定

（一）公共卫生政策制定概述

公共卫生政策是在社会内实施的法律法规和政策，目的是促进健康，确保特定健康目标的实现。世界卫生组织对此定义为：相关部门制定的任何包含临床实践或公共卫生政策建议的文件，一些典型的公共卫生政策例如：

1. 食品安全政策

与食物有关的疾病是一个重大问题，公共卫生通过制定政策，确保只向公众提供可安全食用的食物。例如，市场监管总局通过卫生政策和法规来监管食品添加剂的使用，要求食品制造商在食品中使用的所有添加剂都必须经过安全性评估，并且不得超出允许的安全剂量。此外，政府还规定必须在食品标签上清楚标识食品中所含的添加剂，以便消费者可以做出知情的选择。

2. 控烟政策

烟草是当今世界上最可预防的死因，世界卫生组织提出了 MPOWER 六项十分重要且有效的烟草控制政策，分别是：提高烟草税率和价格，禁止烟草广告、促销和赞助，保护人们不受二手烟危害，警告所有人烟草的危害，为希望戒烟者提供帮助，以及仔细监测烟草流行和预防政策的情况。这些政策都经过了实践的检验，证实可降低烟草使用。

3. 控酒政策

酗酒是导致交通事故、暴力、性侵犯、健康并发症等的主要原因之一，公共卫生政策对于减少酒精依赖和减少其对使用者的负面影响至关重要。饮酒相关政策因国家和地区而异，最常见的例子是多国政府对于购酒的年龄限制。

4. 艾滋病防治政策

公共卫生政策在教育公众有关艾滋病毒预防、如何与病毒共存、治疗选择和减少歧视方面发挥着重要作用。我国实施的"四免一关怀"政策，是艾滋病防治最有力的政策措施之一。"四免"就包括了为高风险人群提供实施免费自愿咨询检测和对艾滋病孕妇实施免费艾滋病咨询、筛查和抗病毒药物治疗，减少母婴传播，体现出检验对艾滋病防治的重要性。

（二）公共卫生政策制定与临床检验数据

当涉及公共卫生领域的疾病相关政策制定时，临床检验大数据的作用更加突出。

1.疾病相关政策的制定

首先，全国或地区性的临床检验大数据分析可以揭示疾病的流行病学特征和趋势。通过收集来自不同地区、不同人群和不同时间段的临床检验数据，可以发现疾病在人口中的分布和变化情况。例如，对于传染病的流行趋势分析，可以帮助公共卫生部门制定针对性的预防和控制策略。如果某地区出现不断增长的疾病流行趋势，公共卫生政策制定者可以采取快速应对措施，例如提高疫苗接种率、实施隔离措施和加强健康宣传等。

其次，临床检验大数据在疫苗研发和推广方面也有重要作用。疫苗的研发需要大量的临床试验和检验数据来评估其安全性和有效性。通过收集和分析大规模的临床检验数据，可以评估疫苗的接种效果、副作用和长期免疫效果，为疫苗的推广政策提供科学依据。例如，宁波市鄞州区依托健康大数据平台开发了疫苗安全性主动监测模块，先后探索了儿童百白破疫苗、13 价肺炎疫苗和成人 2 价 HPV 等疫苗的上市后安全性监测策略，通过自动检索受试者在接种后 7 天内的医疗机构就诊数据之中的检验数据，如血常规、肝肾功能等检测指标，"准实时"地监测可能由疫苗接种引发的不良事件，评估疫苗的接种效果和副作用，从而制定相应的疫苗推广政策（图 5-5-1）。

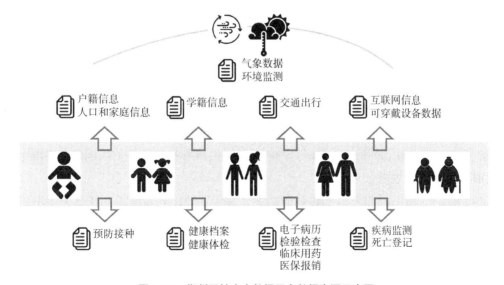

图 5-5-1 鄞州区健康大数据平台数据资源示意图

图片引用：孙烨祥，吕筠，沈鹏，等 . 健康医疗大数据驱动下的疾病防控新模式 [J]. 中华流行病学杂志，2021，42（8）：1325-1329.

最后，临床检验大数据对于新型冠状病毒感染的治疗和管理策略也曾发挥重要作用。通过对新冠病例的临床检验结果的分析，可以了解疾病的严重程度、传播途径和高风险人群等关键信息。这些信息有助于指导医疗资源的优化配置和病例管理策略的制定。例如，病例的血气分析、血常规及肝肾功能检测等指标，有助于判断病情的严重程度，指导医院对感染者的救治或分流。此外，临床检验数据还可以指导评估特定新冠治疗方案的疗效和副作用，为医生和决策者提供治疗建议和决策支持。

2. 健康促进和健康管理政策的制定

通过对大量临床检验数据进行回顾性分析，超越个体的应用价值，研究人员可以确定疾病的危险因素和风险因素，从而为制定针对性的健康促进和疾病预防政策提供支持。本章前几节介绍了将临床检验大数据结合心脏病患者的分析，可以明确高血压、高血脂、高血糖、肥胖等因素与心脏病的密切关联。基于这些数据分析的结果，政策制定者可以采取有针对性的宣传教育措施，提高公众对心脏病风险因素的认识，并通过促进健康生活方式的政策来预防心脏病的发生。

1）维生素 D 缺乏与疾病

维生素 D 是一种脂溶性维生素，很少食物天然含有维生素 D，皮肤合成是其主要的天然来源。维生素 D 在肝脏中被酶催化成 25- 羟基维生素 D［25-hydroxyvitamin D，25（OH）D］，这是维生素 D 在血液循环中的主要形式，其主要生物功能是维持血清钙和磷稳态，调控骨代谢，维持骨骼健康。另外，维生素 D 缺乏与肿瘤、心血管疾病、代谢性疾病、自身免疫性疾病、心理健康和认知功能受损，以及孕产妇出现不良妊娠结局等有关联。既往研究显示健康人群的维生素 D 缺乏率达到了 40% ~ 60% 以上，人群中维生素 D 的高缺乏率应引起重视。

2）专项检验评估老年人［25（OH）D］缺乏和预警

研究者采集了我国 10 家三甲医院的 5464 名年龄 ≥ 60 岁体检和入院老年人群的血清标本，分别采用了罗氏、新产业的化学发光分析仪及配套试剂测定血清 25- 羟维生素［25（OH）D］水平，并根据美国内分泌学会推荐标准来评估我国老年人群［25（OH）D］水平状态。

结果显示，在 60 岁及以上年龄段的老年人中，罗氏和新产业的化学发光分析仪检测到的［25（OH）D］水平分别为 22.81（15.83，31.18）ng/mL 和 16.90（13.60，21.30）ng/mL，两者之间的差异具有统计学意义（$P < 0.01$）。根据罗氏和新产业的化学发光分析仪结果，男性的［25（OH）D］水平分别为 24.50（17.54，33.02）ng/mL 和 17.60（14.20，22.50）ng/mL；女性的水平分别为 20.71（13.98，28.72）ng/mL 和 16.00（12.90，20.00）ng/mL，男性的［25（OH）D］水平显著高于女性（$P < 0.01$）。

研究结果提示，老年人群中普遍存在［25（OH）D］水平不足或缺乏的情况，因此临床医护人员应该密切关注患者的［25（OH）D］水平，并在必要时补充维生素 D。同时，特别需要关注老年人群尤其是女性的户外活动，以促进［25（OH）D］的自然合成。

该研究结果在于提醒公共卫生研究应注意研究平台选择的重要性，历史比对应该选择同种试剂与平台，应该进行［25（OH）D］免疫学检验方法及产品的 1/2 的溯源和校准。

3）北京市某医院成年患者血清［25（OH）D］水平特征分析

这是一项检验数据应用的真实世界研究，分析了 2018 年 4 月至 2023 年 3 月某三级医院成年患者血清［25（OH）D］浓度水平的分布特征和变化趋势，共纳入 9470 例在北京清华长庚医院进行血清［25（OH）D］检测的患者，回顾性分析患者［25（OH）D］浓度在不同性别、年龄、检测季节和年份之间的差异。

结果：全体研究人群的［25（OH）D］浓度的中位数（四分位数间距）为 16.52（11.58，23.26）ng/mL，其中有 6019（63.6%）例患者为维生素 D 缺乏（< 20 ng/mL），2398（25.3%）例患者为维生素 D 不足（20 ~ 30 ng/mL），仅有 1053（11.1%）例患者为维生素 D 充足状态（> 30 ng/mL）。同时显示，患者的 25（OH）D 浓度水平在不同年龄患者间和检测的不同季节间差异明显，表现为 18 ~ 39 岁年龄组人群较低，春季和秋季浓度较低。从 2018 年到 2023 年 5 年间逐年分析显示患者的［25（OH）D］浓度没有明显随年份的变化趋势。

这一项检验的数据分析研究显示医院患者的维生素 D 浓度水平偏低，但对于 18 ~ 39 岁年龄组人群和春季、冬季检测的患者中［25（OH）D］缺乏的比例较高，提示临床医护应关注就诊患者的维生素 D 缺乏状态，给予青年人补充维生素 D 或建议增加户外运动。

综上所述，通过分析临床检验数据，可以补充疾病的流行病学特征、危险因素和预防措施的有效性，可以对传染病及非传染性慢性病进行合理的治疗和管理。通过深入分析大规模的临床检验数据，可以揭示疾病的危险因素和风险因素，为制定针对性的健康政策提供科学依据。同时，临床检验大数据还可用于评估不同公共卫生治疗方案的效果，帮助医生和政策制定者做出更明智的决策。

然而，在应用临床检验大数据的过程中，仍然存在一些挑战和问题需要解决。首先，数据的质量和完整性是关键因素。由于临床检验数据往往来自不同的医疗机构和实验室，其数据格式、质量和标准可能存在差异。因此，需要制定统一的数据标准和质控机制，确保数据的准确性和可比性。在此方面，我国政府和卫健部门正在推广的"医疗机构检查检验结果互认"可以发挥很好的促进作用。其次，数据的隐私保护是一个重要的考虑因素，临床检验数据涉及个人的健康信息，必须严格遵守隐私保护的法律和伦理规范。需要采取相应的安全措施，确保数据的安全存储、传输和使用。这部分内容及解决思路在本书第七章数据研究的伦理学另有讨论。此外，数据共享和互操作性也是一个挑战。由于临床检验数据来自不同的源头，涉及多个数据系统和平台，需要解决数据的互操作性问题，以便更好地利用数据进行分析和决策。

二、卫生技术评估

卫生技术评估是对卫生技术和干预措施的特性进行的系统性多学科评估，涵盖其直接和间接后果，旨在评估卫生技术的价值，并为如何在世界各地的卫生系统中使用这些技术提供指导。卫生技术评估是一个透明且负责任的流程，决策者和其他利益相关者可以用它通过获得有关特定技术的证据，从而支持政策层面的医疗保健决策。临床检验数据在卫生技术评估领域的应用主要如下。

（一）药品政策的评估

在药物政策制定方面，临床检验大数据具有广泛的应用前景。利用临床检验数据分析和建模，能够为药物的疗效和安全性评估提供关键支持，从而帮助制定更科学、合理的药物政策。首先，药物有效性评估依赖检验数据如肝肾功能及药物浓度分析等，通过分析这些数据，可以研究不同药物的治疗效果、剂量关系和不良反应等方面，从而评估药物的疗效；微生物培养与鉴定和药敏分析则为抗生素合理使用和有效性评估提供有价值信息。这对于政策制定者来说是至关重要的，他们可以根据这些评估结果选择最适合患者需求的药物，提高治疗效果。

其次，临床检验大数据对于药物安全性评估也具有重要作用。通过分析大量的临床数据，可以发现药物的潜在不良反应、副作用以及药物相互作用等安全问题。这样的评估有助于制定药物安全管理政策，以确保患者用药的安全性。此外，临床检验大数据还可以应用于药物的效益评估和成本效益分析。通过分析大规模的临床数据，可以评估特定药物治疗的效果、患者生活质量的改善程度，并结合药物的成本信息进行成本效益分析，从而为药物的使用决策提供了科学依据。

最后，临床检验数据还可以用于监测和评估药物的实际应用效果。通过分析临床数据，可以监测不同患者群体的服药情况，了解药物在实际应用中的效果和安全性。这对于政策制定者来说是非常重要的信息，让他们能够根据实际情况调整药物政策，从而最大限度地满足患者的治疗需求。

总的来说，临床检验大数据在药物政策制定中具有巨大的潜力。通过利用大数据分析和建模技术，可以深入了解药物的疗效和安全性，评估药物的效益和成本效益，并且监测药物的实际应用效果，帮助药物政策制定者做出科学、客观的决策，提高药物治疗的效果和安全性，建立药物副作用预测和创新药物研发的数据融合共享机制，满足重大疾病临床用药研制、药物产业化等需求，最终促进公共卫生的发展。

（二）医疗服务和技术的评估

"互联网+"与医疗的深度融合为医患双方带来了便利与效率。其中，临床检验大数据在医疗服务与技术评估方面发挥着重要的作用，应用前景广阔。

首先，通过收集、分析和挖掘临床检验大数据，医院可以实现医疗服务的全流程实时监控和管理。这意味着医院能够从患者预约挂号开始，直到就诊、治疗、出院随访等环节，对整个医疗过程进行监控和管理。如果实现检验结果的互联互通，大量的临床检验数据可以为互联网医疗提供便利，有助于优化资源分配，提高医疗服务的效率和质量。

其次，临床检验大数据的应用也可以用于医疗技术的评估。医院可以通过分析临床检验数据，评估不同治疗方案的效果和安全性。根据临床数据的分析结果，医院可以制定更科学、合理的治疗方案，提高医疗质量，同时减少不必要的医疗风险和成本。这方面的研究资料正不断积累，临床检验大数据的应用还可以支持临床决策，帮助医生进行个性化治疗，提供更精确的诊断和预后评估，从而改善患者的治疗效果和生活质量，如 D-二聚体检测用于高危住院患者深静脉血栓（DVT）形成的监测已经得到共识。此外，临床检验大数据还可以为医院提供决策支持，为管理层提供全面的检验数据分析和报告，帮助其制定战略规划和政策决策，更好地应对医疗市场的需求和竞争。

综上所述，临床检验大数据在医疗服务与技术评估方面的应用是愈发重要的。通过充分利用临床检验大数据，医院可以优化医疗服务，优化患者就医体验，同时也可以支持医疗技术的评估和医院精细化管理的提升。因此，不断推进临床检验大数据的收集、分析和应用，将会进一步促进医院的发展和提升医疗服务的质量与效率。临床检验大数据应用所面临的问题主要包括数据安全与隐私保护、数据质量与标准化以及人员培训与技术支持。数据安全与隐私保护是其中一个重要问题，医院需要采取安全措施，确保敏感数据受到保护。数据质量与标准化也是关键挑战，医院需确保数据准确性和一致性，同时建立统一的数据标准。此外，专业人员的培训、技术支持的提供对于满足大数据分析与应用的需求也是必不可少的。只有克服这些挑战，才能进一步促进临床检验大数据在卫生技术方面的应用，从而提升医疗服务质量与效率，为患者带来更好的医疗体验。

三、结语

本节主要探讨了临床检验大数据在公共卫生政策制定和卫生技术评估方面发挥的重要作用。作为反映人体健康的主要客观指标，基于临床检验大数据的分析结果是真实世界决策者制定公共卫生相关政策和开展评价的关键参考依据。

（罗思童　秦泽盈）

第六节　前景和挑战

一、检验医学大数据在公共卫生领域中的应用前景

临床检验大数据在公共卫生领域具有广泛的应用前景，在公共卫生的各项职能中发挥重要作用，可以帮助开展科学研究，帮助公共卫生机构制定更科学、更有效的疾病预防控制和健康促进策略措施，为人民生命健康保驾护航。从更广阔的意义来说，加强临床检验大数据在公共卫生领域中的应用是推进健康中国建设的关键要素。党的二十大报告明确指出，要"创新医防协同、医防融合机制"。医疗机构需要加强与公共卫生部门的沟通协作，健康服务需要医疗服务和公卫服务的融合，能够广泛应用于各种临床检验数据或大数据类型，恰好是实现医防协同和医防融合的重要平台，是势在必行且符合发展潮流的。

（一）关于医防协同的思考

医防协同主要指提供治疗服务和预防服务的体系或者组织，在组织独立性的情况下开展不同层次、不同内容的合作，属于体系或者组织间协作的范畴。临床检验大数据更多来源于提供医疗服务的机构，其在公共卫生领域中的应用恰好体现了医防协同的内涵，反映了医疗机构与公共卫生部门，如疾病控制防治中心的协同发力，反映出提供医疗服务的机构与公共卫生机构可以实现有机联动和信息互通，而这种联动和互通往往是通过临床检验数据来实现的。临床检验大数据被重视和应用一定意义上支持了我国医防协同的形成和发展，例如新冠疫情防控期间医疗机构开展核酸检测的实时上传，比如在应对母婴"艾梅乙"传播中采用的孕产筛查，都是借助临床检验数据帮

助公共卫生建设的例子。

（二）对医防融合的思考

医防融合指治疗服务与预防服务之间的整合。临床检验大数据在公共卫生领域中的应用也一定程度上反映了医防融合的政策内涵。一些在公共卫生领域中重点关注的慢性非传染性疾病如高血压、糖尿病等就更加需要治疗服务与预防服务之间的整合即医防融合。在这类患者群体中，通过检验指标的例行监测，能够对其进行疾病的发生、发展以及并发症的治疗和预防起到决定性的参考作用，这也体现了临床检验大数据对于医防融合这一卫生政策的重要作用。例如我国近年推广了全面健康体检计划，其中大部分体检指标来自实验室检测，通过健康体检和基本检验指标如血糖、血脂及血常规检验，为全面健康状况画像。

二、检验数据在公共卫生领域应用的挑战

（一）应用标准的建立

1. 检测方法或原理变化

一个典型的挑战是临床检验指标的调整。当检测方法或原理变化，原有的公共卫生防控依据可能变化。例如，基于酶法的肌酐检测可能受到羟苯磺酸钙一类药物的干扰，如果酶法肌酐检测试剂配方改变，可能影响既往建立的包括肌酐在内的一些公卫防控依据。再如，我国在 2010 年前曾做过多次人口 HBV 感染与携带状态的流行病学调研，当时主要使用基于 ELISA 方法的检测试剂，而该方法对乙肝病毒 E 抗原及 E 抗体常常漏检，即使对流行病学中的重要观察指标 HBV 核心抗体也可能造成漏检，因此之前数据的可信度被怀疑。近年呼吸道病原核酸检测被用于上呼吸道感染流行季节的疾病诊疗，这与原有的上呼吸道感染经验性诊断，或者依据抗原检测所定义上报的流行率、用药标准产生不一致，同样给判断流行率和防控政策带来挑战。

2. 临床检验指标诊疗界值调整对公卫政策的影响

随着诊断标准的调整，可能会有更多或更少的人被诊断出疾病，这将影响医疗资源的需求和配置，包括医疗人员、设备和药物等。新的诊断标准可能会导致治疗指南和患者管理策略的更新，以确保患者接受最合适的治疗和护理。新的诊断标准可能会促使公共卫生政策制定者重新考虑预防措施和干预策略，以适应新的疾病定义和分类。血糖诊断标准中加入了糖化血红蛋白（HbA1C）指标，促进了糖尿病诊疗与国际接轨，一个重要因素是 HbA1C 检验方法实现了质量统一，其 CV 可以满足临床诊

疗需要。临床检验指标的 cut-off 值调整会影响公共卫生监测系统的数据收集和分析。随着试剂敏感性提高，HBV DNA 核酸定量的 cut-off 值向下调整，这意味着有 HBV 复制的携带者的基数增加，意味着治疗干预对象的增加，也意味着预防效果的提升。

另外，指标调整也提示公共卫生政策，如公众教育需要变化，提高他们对新诊断标准的认识，以便更好地进行自我管理和疾病预防。当然，诊断标准的改变可能会影响医疗保险的覆盖范围和支付政策，进而影响患者的经济负担和社会经济成本。不同国家和地区可能有不同的诊断标准。公共卫生政策需要考虑如何与国际标准接轨，促进国际合作和数据共享。

（二）数据的规范化与标准化

临床检验大数据的管理者和研究者们要想进行数据的整合与分析，数据的规范化和标准化是必不可少的。规范和标准化的数据有助于管理者研究者能够快速精确地识别出所需的研究数据，同时也为数据之间的跨数据库匹配和清洗带来更高的便捷性和提升效率。然而，目前数据之间的规范化和标准化做得尚有不足，数据管理者应当加强数据的管理质量，在临床检验大数据的采集、存储、清洗、挖掘以及分析等方面提升质量，完善并且规范化各个数据治理的流程，攻克关键性的数据治理技术，以期能够更好地让临床检验大数据服务于公共卫生领域或者是其他的医学领域。

（三）数据的信息化互联互通

狭义上来说临床检验大数据属于临床医学的使用范围，医务人员会通过各项检验指标的数值高低来判断就诊的健康和患病情况，但作为医学大数据的一种，临床检验大数据的应用就不完全局限于临床医学范畴，正如本章所描述的那样，临床检验大数据在公共卫生领域中有各种各样的应用形式。医院系统与公共卫生系统长久以来处于各司其职的形式存在，鉴于临床检验的大数据的多种应用形式，这就要求了医疗系统与公共卫生系统的信息化互通。医院系统通过对临床检验大数据的识别和分析可以将有用信息上传给公共卫生系统，以实现更好地公共卫生管理，辅助公共卫生做出相应的疾病防控决策。同时，公共卫生系统也可以给医疗实践做出及时的反馈，辅助医务工作者做出更具效率和准确的临床决策。无论是何种形式的信息互通和反馈，任何的数据信息壁垒都会影响临床检验大数据在公共卫生领域中的甚至是临床领域中的更好应用。再有，未来也更希望看到有更好的技术实现临床检验大数据的共享和分析，提高临床科研效率与降低研究成本。这方面大语言模型与 AI 智能分析可能在数据挖掘和分析方面起到示范作用。

（四）大数据的隐私和伦理问题

医疗大数据在使用过程中会涉及患者隐私和医疗机构的信息安全问题，要求相关的数据管理者和数据使用者在打通大数据之间的信息壁垒后，需要对数据进行清洗和匹配工作。再有，临床医学和检验大数据的使用会存在一些伦理性的问题，什么样的数据可以进行公开化分析，什么样的数据涉及伦理问题，仍需进行更深入的思考和区别，只有在符合伦理要求的情况下，临床检验大数据才能更好地服务于公共卫生领域，更多地探讨参考本书第七章。

三、结语

本节主要总结了临床检验数据在公共卫生领域的应用前景及挑战，公共卫生领域从业者应注意到临床检验数据的作用，尤其在应用中应及时更新，也有必要在制定公共卫生政策时纳入检验领域专家参与讨论。

（赵秀英　罗思童　秦泽盈）

参考文献

［1］The Unfinished Agenda of Communicable Diseases among Children and Adolescents before the COVID-19 Pandemic, 1990-2019: A Systematic Analysis of the Global Burden of Disease Study 2019[EB/OL](2023-07-01). https://www.thelancet.com/journals/lancet/article/PIIS0140-6736(23)00860-7/fulltext.

［2］李少琼，马家奇，陈梦，等. 全国省级及试点地区疾控中心信息化建设效果分析 [J]. 中国公共卫生，2023, 39(4): 433-436.

［3］Global Influenza Surveillance and Response System (GISRS)[EB/OL]. https://www.who.int/initiatives/global-influenza-surveillance-and-response-system.

［4］LUTZ C S, HUYNH M P, SCHROEDER M, et al. Applying infectious disease forecasting to public health: a path forward using influenza forecasting examples[J]. BMC Public Health, 2019, 19(1).

［5］吴钰莹，赵杨，吴晓亮，等. 传染病潜伏期的计算方法及其流行病学意义 [J]. 中华预防医学杂志，2020, 54(9): 1026-1030.

［6］曹盛力，冯沛华，时朋朋. 修正 SEIR 传染病动力学模型应用于湖北省 2019 冠状病毒病 (COVID-19) 疫情预测和评估 [J]. 浙江大学学报（医学版），2020, 49(2): 178-184.

［7］Framingham Heart Study[EB/OL]. https://www.framinghamheartstudy.org/.

［8］Effects of Intensive Glucose Lowering in Type 2 Diabetes[J]. New England Journal of Medicine,

2008, 358(24): 2545-2559.

[9] BRINDIE P, MAY M, GILL P, et al. Primary prevention of cardiovascular disease: a web-based risk score for seven British black and minority ethnic groups[J]. Heart, 2006, 92(11): 1595-1602.

[10] 国家"十五"攻关"冠心病、脑卒中综合危险度评估及干预方案的研究"课题组. 国人缺血性心血管病发病危险的评估方法及简易评估工具的开发研究 [J]. 中华心血管病杂志, 2003(12): 16-24.

[11] 刘静, 赵冬, 王薇, 等. 中国多省市心血管病危险因素队列研究与美国弗莱明翰心脏研究结果的比较 [J]. 中华心血管病杂志, 2004(2): 75-80.

[12] LINDSTRON J, TUOMILEHTO J. The diabetes risk score: a practical tool to predict type 2 diabetes risk[J]. Diabetes Care, 2003, 26(3): 725-731.

[13] Cardiovascular Disease (10-year risk)/Framingham Heart Study[EB/OL]. https: //www.framinghamheartstudy.org/fhs-risk-functions/cardiovascular-disease-10-year-risk/.

[14] 2018 Prevention Guidelines Tool CV Risk Calculator[EB/OL]. https: //static.heart.org/riskcalc/app/index.html#!/baseline-risk.

[15] YANG X, Li J, Hu D, et al. Predicting the 10-Year Risks of Atherosclerotic Cardiovascular Disease in Chinese Population[J]. Circulation, 2016, 134(19): 1430-1440.

[16] World Health Organization. Ageing and health. 2022; Available from: https: //www.who.int/news-room/fact-sheets/detail/ageing-and-health.

[17] BRITT K L, CUZICK J, PHILLIPS K A. Key steps for effective breast cancer prevention[J]. Nature Reviews Cancer, 2020, 20(8): 417-436.

[18] LEUNG C Y, HUANG H L, ABE S K, et al. Association of marital status with total and cause-specific mortality in Asia[J]. JAMA Network Open, 2022, 5(5): e2214181.

[19] HIPPISLEY-COX J, COUPLAND C. Diabetes treatments and risk of amputation, blindness, severe kidney failure, hyperglycaemia, and hypoglycaemia: open cohort study in primary care[J]. BMJ, 2016, 352.

[20] 方杰, 温忠麟, 欧阳劲樱, 等. 国内调节效应的方法学研究 [J]. 心理科学进展, 2022, 30(8): 12.

[21] 温忠麟, 方杰, 谢晋艳, 等. 国内中介效应的方法学研究 [J]. 心理科学进展, 2022, 30(8): 11.

[22] COLLINS R. What makes UK Biobank special?[J]. The Lancet, 2012, 379(9822): 1173-1174.

[23] PILLINGER T, OSIMO E F, de MARVAO A, et al. Effect of polygenic risk for schizophrenia on cardiac structure and function: a UK Biobank observational study[J]. The Lancet Psychiatry, 2023, 10(2): 98-107.

[24] SAID M A, VERWEIJ N, van der HARST P. Associations of combined genetic and lifestyle risks with incident cardiovascular disease and diabetes in the UK Biobank Study[J]. JAMA cardiology, 2018, 3(8): 693-702.

[25] SARKAR C, ZHANG B, NI M, et al. Environmental correlates of chronic obstructive pulmonary disease in 96779 participants from the UK Biobank: a cross-sectional, observational study[J]. The Lancet Planetary Health, 2019, 3(11): e478-e490.

［26］李立明，詹思延. 流行病学 [M]. 第八版. 北京：人民卫生出版社，2017.

［27］WANG Z, CHAN P S, FANG Y, et al. Chatbot-delivered online intervention to promote seasonal influenza vaccination during the COVID-19 pandemic: a randomized clinical trial[J]. JAMA Network Open, 2023, 6(9): e2332568.

［28］TRIAL PHA. Major outcomes in high-Risk hypertensive patients[J]. JAMA, 2002, 288(23): 2981-2997.

［29］World Health Organization. WHO report on the global tobacco epidemic, 2023: protect people from tobacco smoke. 2023; Available from: https://www.who.int/publications/i/item/9789240077164.

［30］张晗希，韩孟杰，周郁，等. 应用中断时间序列分析我国"四免一关怀"政策实施前后对艾滋病相关病死率的影响 [J]. 中华流行病学杂志，2020, 41(3): 406-411.

［31］孙烨祥，吕筠，沈鹏，等. 健康医疗大数据驱动下的疾病防控新模式 [J]. 中华流行病学杂志，2021, 42(08): 1325-1329.

［32］李海侠，龚美亮，邓新立，等. 中国老年人维生素 D 水平多中心调查分析 [J]. 中华检验医学杂志，2021, 44(1): 6.

［33］World Health Organization. Health Technology Assessment. 2023; Available from: https://www.who.int/health-topics/health-technology-assessment#tab=tab_1.

［34］孙葵葵，王辰，庞宝森，等. 急性脑卒中住院患者深静脉血栓形成危险因素分析 [J]. 中华流行病学杂志，2004, 25(12): 5.

［35］魏婉. 关于促进和规范健康医疗大数据应用发展的指导意见 [J]. 中国科技期刊数据库科研，2016(9): 00306-00307.

［36］刘珏，闫温馨，刘民，等. 新时期健康中国建设中的医防协同：理论机制与政策演变 [J]. 中国科学基金，2023, 37(3): 451-460.

［37］吴晨，江涛，吴昊澄，等. 浙江省基于区域信息平台自动采集模式的传染病信息报告质量评价 [J]. 疾病监测，2020, 35(7): 651-655.

［38］林鸿波，沈鹏，孙烨祥，等. 基于大数据建立传染病监测预警响应模式的探索与实践 [J]. 中国卫生信息管理杂志，2020, 17(4): 416-421.

第六章

人工智能在检验中的应用

第一节　人工智能概述

一、人工智能的定义

人工智能（artificial intelligence，AI）是利用数字计算机或者数字计算机控制的机器模拟、延伸和扩展人的智能，感知环境、获取知识并使用知识获得最佳结果的理论、方法、技术及应用系统。人工智能可溯源至 20 世纪 50 年代，历经三个阶段。第一阶段始于 1956 年至 1976 年，以逻辑主义理论为核心，局限于以规则为基础的专家系统在特定领域领用。第二阶段始于 1976 年至 2006 年，以连接主义理论为核心，主要着重研发机器学习能力。第三阶段始于 2006 年至今，侧重于解释性和广义人工智能技术，包括深度学习技术兴起、深层卷积神经网络模型的建立与参数训练技巧的进步等。人工智能技术的三大主要分支：专家系统（medical expert system，MES）、人工神经网络（artificial neural nets，ANN）、数据挖掘（data mining，DM）技术在医学领域中应用日益广泛。

二、人工智能的分类

根据能否可以自主实现推理、思考和解决问题，人工智能分为弱人工智能和强人工智能。

（一）弱人工智能

弱人工智能指的是在特定任务或领域内具有专长的人工智能系统。与能够处理各种问题的强人工智能不同，弱人工智能系统通常不能进行复杂的推理或解决广泛的问题。这些系统不具备真正的自主意识或理解能力，是通过程序设计来执行特定任务，而不像人类那样自主适应变化的环境和任务，因此它们都被归类为弱人工智能。在我们的日常生活中，弱人工智能产品已经变得非常普遍，例如在各个行业广泛使用的智能机器人和无人驾驶汽车等。

（二）强人工智能

强人工智能又称作通用人工智能或类人智能，指那些能够进行推理、解决问题，并且具有知觉和自我意识的智能机器。这些机器能够自主制订解决问题的最佳方案，可以独立于人类操作，适应外界环境的变化。强人工智能的目标是达到与人类相似的能力水平，能够自主地应对各种挑战。

强人工智能的概念在哲学和技术研究领域引发了广泛的讨论，特别是关于思维、意识和认知的根本问题。目前，实现强人工智能在技术上仍然是一个巨大的挑战。在人工智能领域，尽管还没有完全达到强人工智能的水平，但有一些高级的机器人已经展现出了接近强人工智能的特征。2017 年 10 月 26 日，沙特阿拉伯授予香港汉森机器人公司生产的机器人索菲亚公民身份。作为史上首个获得公民身份的机器人，索菲亚拥有仿生橡胶皮肤，其"大脑"采用了人工智能和谷歌语音识别技术，可模拟 62 种面部表情，能识别人类面部表情、理解语言、记住与人类的互动。尽管它仍然依赖于预设的程序和算法来响应问题和交互，但是它能够进行一定程度的自然语言交流和面部表情识别。

随着强人工智能技术的进步，机器人将获得更高的自主性，这引发了人们对机器道德问题的广泛关注。智能机器的主要目标是为人类提供服务，因此我们必须将人的需求置于最重要的位置，坚持以人为本的原则。智能制造和智能服务模式的变化也对人才提出了新的要求。

三、人工智能的特征

人工智能的特性涵盖了感知、记忆与思维、学习和自适应以及行为决策。首先，它具备感知能力，能够感知外部环境并获取信息，这是智能活动的基础。其次，它具有记忆和思维能力，能够存储感知信息并利用这些信息进行分析、计算、比较、判断、联想和决策。再次，它具有学习和自适应能力，通过与环境互动不断学习并积累知识，以适应环境变化。最后，它具备行为决策能力，能够对外界刺激做出反应，形成决策并传递信息。

四、人工智能赋能新型医疗

人工智能在医疗领域的应用不仅革新了传统的医疗模式，还极大地释放了其在该领域的潜力。它已在多个方面得到应用，包括虚拟助手、医学影像分析、辅助诊疗、疾病风险预测、药物研发、健康管理、医院管理以及医学研究报告撰写等。

2017 年，腾讯发布了腾讯觅影，这是国内首款将人工智能与医学影像相结合的产品。通过计算机视觉和深度学习技术，腾讯觅影能够对各种医学影像进行训练，有效地辅助影像医生进行诊断，尤其在新型冠状病毒感染的图像诊断和疾病早期筛查方面显示出其优势。

百度也推出了百度大脑，通过收集和分析大量的医疗数据和专业文献，帮助医生完成问诊。基于百度大脑的 AI 眼底筛查一体机能够快速筛查包括糖尿病视网膜病变、青光眼等多种眼底疾病，有助于提前发现致盲风险。该系统经过权威测试，其筛查准确率已经达到了相当于有 10 年以上经验的眼科医生的水平。

这些技术在医疗领域的应用展现了巨大的潜力，为未来的医疗创新和发展提供了坚实的基础。

（李润青）

第二节 人工智能原理技术

一、认知的定义

认知是依赖知识的一类行为，指人们获得知识或应用知识的过程，或信息加工的过程，这是人的最基本的心理过程，可以认为是高级脑功能。认知涵盖了感觉、知觉、记忆、思维、想象和语言等多种心理活动。人脑通过接收外部信息，对这些信息进行加工处理，形成内在的心理活动，进而指导人的行为，这个过程被称为信息加工或认知过程。人的认知能力与认识过程紧密相连，可以说认知是认识过程的产物。

一般来说，人们通过感知（包括感觉和知觉）、思维（包括想象、联想和思考）等活动来认识客观事物。认识过程是将主观与客观相结合的过程，即主观对客观的反映，使客观事物在主观意识中得到表现。

认知功能指大脑对客观事物的特征、状态及其相互联系的反应，以及对事物，对人的意义与作用的判断能力，它是人类高级心理活动的一种表现，包括感觉、知觉、记忆、注意、思维等多个方面。感觉指物质运动作用于感觉器官，通过神经通路传入大脑，引起相应的意识现象。它是认知过程的起点，是人们感知世界的基础。感觉帮助我们捕捉到外界环境的各种信息，如颜色、声音、触觉等，为后续的知觉、记忆、思维等认知活动提供了原始材料。知觉是视觉、听觉、皮肤感觉、动觉等的结果，在很大程度上取决于主体的态度、知识和经验。记忆是人脑对过去经验的反映，包括识记、保持、再认和再现四个基本过程：识记是信息的输入和编码；保持是过去的信息在头脑中得以巩固的过程；再认是已存储的信息由于某种原因不能被提取，但当刺激重新出现时，却仍能加以确认；再现是对已存储信息进行提取，使之恢复活动。注意是认知活动对一定对象有选择的集中，注意能使人的感受性高，知觉清晰，思维敏锐。注意的方向和强度受客观刺激物特点的影响，也受个人知识经验及个性特征的制约。思维是内在知识活动的历程，在此历程中，个人运用储存在长期记忆中的信息，重新予以组织整合，从纵横交错复杂关系中获得新的理解与意义。认知功能具有整合性、多维性、相对性、先占性、发展性、联想性。

二、人工神经网络

人工神经网络自诞生以来，在人工智能领域占据着举足轻重的地位，并发挥着重要作用。自 20 世纪 80 年代以来，人工神经网络研究不断取得重大进展，与其有关的理论、方法已经发展成为一门涉及物理学、数学、计算机科学和神经生物学的交叉学科，成为人工智能的主流技术，如图 6-2-1 所示。

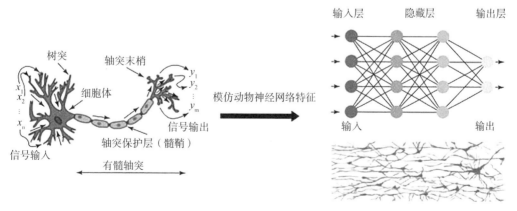

图 6-2-1 人工神经网络

神经网络这个术语可以指两种不同的网络：生物神经网络和人工神经网络是两种不同类型的网络，它们在结构和工作原理上有所区别。

生物神经网络是由生物大脑中的神经元、细胞和突触等元素组成的网络。这些网络负责产生生物的意识，并帮助生物进行思考和行为。它们在结构和功能上非常复杂，能够处理和解释来自外界的各种信息，并进行决策和反应。

人工神经网络（ANN）是一种算法数学模型，旨在模拟动物神经网络的行为特征。它通常由大量的节点（或称为神经元）和这些节点之间的连接组成，这些连接可以是有权重的。人工神经网络通过调整这些连接的权重来处理信息，并学习从输入数据中提取模式和特征。这种网络常用于分布式并行信息处理，如模式识别、预测分析和机器学习等。

总得来说，生物神经网络是自然形成的，而人工神经网络是人为设计的，用于模拟生物神经网络的处理能力。

（一）人工神经网络定义

人工神经网络（ANN）是20世纪80年代以来人工智能领域的一个重要研究方向。它通过对人脑神经元网络进行抽象和模拟，结合网络拓扑结构的知识，构建了不同的数学模型来模拟人脑神经系统处理复杂信息的方式。这些模型的特点包括高容错性、并行处理能力、自学习能力以及智能化。

人工神经网络由大量简单的单元（或称为神经元）通过复杂的连接方式组成，这些连接可以是有权重的。这种高度非线性的网络能够处理复杂的逻辑操作和非线性关系，从而实现对信息的复杂处理。

人工神经网络将生物学中对神经网络的理解与数学统计模型相结合，利用数学统计工具来实现其功能。在人工智能领域，特别是在人工感知领域，神经网络通过数学统计学的方法，使其能够具备类似于人的决策能力和简单的判断能力，这种方法是对传统逻辑学演算的一种扩展和深化。

神经网络主要通过两个方面模拟大脑的功能：首先，神经网络通过与外部环境的互动来学习知识；其次，神经元之间的连接强度，即突触的权值，用于存储和记忆学习到的知识。

人工神经网络在模式识别、智能机器人、自动控制、预测估计、生物、医学和经济等多个领域取得了显著的成功。它们能够解决许多现代计算机难以处理的复杂问题，并展现了其强大的智能特性。通过模仿人脑的复杂处理机制，神经网络能够处理非线性、不确定性和模糊性的数据，这是传统计算机算法难以做到的。

人工神经网络是由大量处理单元（或称为神经元）通过广泛的互联构成的模拟大

脑神经系统的结构和功能的人造网络。神经元及其突触是生物神经网络的基本组件，因此，要构建人工神经网络，首先要模拟生物神经元。人工神经元是对生物神经元功能和结构的模仿，是对生物神经元信息处理过程的抽象，通常通过模型图来表示。

在人工神经网络中，神经元通常被称为"处理单元"，有时从网络的角度来看，它们也被称为"节点"。人工神经网络可以被视为由人工神经元作为节点，通过有向加权弧连接起来的有向图。在这个有向图中，人工神经元模拟了生物神经元，而有向弧则模拟了轴突 - 突触 - 树突对的结构。有向弧的权值表示连接的两个人工神经元之间相互作用的强度。通过这种方式，人工神经网络能够模拟生物神经网络的处理能力，并在各种应用中展现其智能特性。

（二）卷积神经网络

卷积神经网络（CNN）是由多个不同卷积层、池化层、全连接层叠加构成，一张图像输入卷积神经网络后，经卷积层探测提取图像中每个像素通过组合或独立的方式所体现的图像特征，这些提取出的特征经由池化层挑选、降维后被全连接层分类组合并输出。CNN 在医学图像分析领域广泛应用，使得人工智能能够通过深度学习，快速准确地提取医学图像中具有诊断和治疗决策价值的关键信息、承担烦琐的病灶筛查工作、同时避免人工观察造成的主观性误差。人工智能可以从图像中直接学习到隐藏的高层次特征，进而实现对医学图像的识别、分类等功能，在临床的病灶筛查、疾病诊断等方面拥有着十分广阔的前景。图像识别学习技术的发展，为骨髓形态学涂片图像智能识别、细胞分类、信息整合提供了难得的技术平台和发展机遇，有望实现骨髓形态学人工镜检的自动化、智能化诊断。

三、推理

推理从已有的事实和知识出发，按照特定的策略不断运用知识库中的已知知识，逐步推导出结论。推理是通过程序来实现的，这种程序被称为推理机。已知事实和知识是推理的两个基本要素。已知事实也被称为证据，它用于指出推理的起点以及推理时应该使用的知识；而知识则是推理能够向前推进并逐步达到最终目标的依据。例如，在医疗诊断专家系统中，专家的经验和医学常识以某种形式存储在知识库中。首先，在为患者诊断疾病时，推理机从存储在综合数据库中的患者症状和化验结果等初始证据出发，按照某种搜索策略在知识库中寻找可与之匹配的知识，从而推出某些中间结论；然后，以这些中间结论为证据，继续在知识库中搜索与之匹配的知识，推出进一步的中间结论；这样的过程反复进行，直到最终推出结论，即确定患者的病因并给出治疗建议。人工智能作为对人类智能推理的模拟，推理有多种分类如表 6-2-1，来识别并推定得出结论。

表 6-2-1　推理的分类

依据	分类	详情
推出结论的途径	演绎推理	从全称判断推出特称判断或单称判断的过程，即由一般性知识推出适合某一具体情况的结论。是一种从一般到个别的推理
	归纳推理	是从足够多的事例中归纳出一般性结论的推理过程，是一种从个别到一般的推理
	默认推理	是在知识不完全的情况下假设某些条件已经具备所进行的推理
按照知识的确定性	确定性推理	推理时所用的知识与证据都是确定的，推出的结论也是确定的，其值或为真或为假
	不确定性推理	推理时所用的知识与证据不都是确定的，推出的结论也是不确定的
按推理过程中的单调性	单调推理	随着推理向前推进及新知识的加入，推出的结论越来越接近最终目标
	非单调推理	由于新知识的加入，不仅没有加强已推出的结论，反而要否定它，使推理退回到前面的某一步，重新开始
按推理时运用的启发性知识	启发式推理	在推理过程中，运用与问题有关的启发性知识，如解决问题的策略、技巧，以加快推理过程，提高搜索效率
	非启发式推理	在推理过程中，不运用启发性知识，只按照一般的控制逻辑进行推理

四、机器学习

（一）概述

机器学习是让机器具备学习能力，以此来提升系统自身的性能。对于机器而言，"学习"通常是指从数据中学习，通过学习算法从数据中生成模型。有了这些学习算法，只需提供经验数据，机器就能基于这些数据生成模型。当面对新的情况时，这些模型能够提供相应的判断和预测。机器学习的本质是基于数据集进行的，它通过研究数据集来发现数据之间的关联性和数据的真实含义。机器学习实质上是基于数据集，通过对数据集进行研究，找出数据集中数据之间的联系和数据的真实含义。

机器学习根据学习方式的不同，可以分为监督学习、无监督学习和强化学习。根据学习任务的不同，可以分为分类、回归、聚类和降维。分类和回归通常属于监督学习的范畴，因为它们都需要有标注的训练数据来指导模型学习。而聚类和降维则属于无监督学习的领域，因为它们通常处理的是没有标注的数据，旨在发现数据内在的结构或模式。

　　监督学习是一种机器学习方法，它使用一组已知类别的样本来调整分类器的参数，以达到所需的性能水平。这个过程也被称为监督训练或教师学习。监督学习的主要目标是利用带有标签的训练数据来学习或建立一个模型，以便能够对未知或未来的数据进行预测。在监督学习中，模型通过学习输入数据和其对应的正确输出之间的关系，来捕捉数据中的模式，从而能够在新的、未见过的数据上做出准确的预测。监督学习是一种机器学习方式，其训练数据集包含了特征（feature）和对应的标签（label）。通过训练，机器能够自己找到特征和标签之间的关联性。当机器面对只有特征而没有标签的新数据时，它能够根据学习到的模式推断出相应的标签。

　　无监督学习是一种机器学习方式，它在现实生活中的应用非常广泛，特别是在我们缺乏足够的先验知识，难以手动标注数据类别或标注成本过高的情况下。无监督学习的目标是通过对未加标签的训练样本进行学习，解决模式识别中的各种问题。在这个过程中，机器学习模型的建立不依赖于带有标签的训练数据。由于没有可用的标签，模型只能从数据本身中提取所需的信息。无监督学习是给定一批数据，但不告诉计算机这些数据是什么，让计算机自己通过学习来构建这批数据的模型。计算机能学到什么，取决于数据本身所具备的特性。这个过程可以类比为"物以类聚，人以群分"，在无监督学习的环境下，模型会尝试将具有共同特征的数据归为一个"类"或"群"。当遇到新数据时，模型会根据其特征判断它更接近哪个"类"或"群"，并据此进行"预测"，从而完成对新数据的"分类"或"分群"。同时，通过不断学习，模型也会得到进一步的完善和优化。

　　强化学习（reinforcement learning，RL），也称为再励学习或评价学习，是一种机器学习方法，它通过模拟大脑神经细胞中的奖励信号来改善行为。这种方法强调的是如何基于环境行为来获得最大化的预期利益。强化学习的灵感来自心理学中的行为主义理论，即有机体如何在环境给予的奖励或惩罚的刺激下，逐步形成对刺激的预期，并产生能够获得最大利益的习惯性行为。

　　强化学习计算模型已经被广泛应用于机器人、分析预测等人工智能领域。在强化学习中，智能体通过与环境的交互来学习，智能体会采取行动，环境会根据这些行动给出奖励或惩罚，智能体根据奖励或惩罚来调整其行为，目标是最大化长期奖励。这种学习方式非常适合于那些需要连续决策的问题，如游戏、自动驾驶和机器人导航等。

（二）机器学习的应用案例

1. 数据挖掘与分析

　　"数据挖掘"和"数据分析"经常被同时提起，并在许多场合中被认为是可以相互替代的术语。关于数据挖掘和数据分析，现在已有多种文字不同但含义接近的定义，例如，数据挖掘是"识别出巨量数据中有效的、新颖的、潜在有用的、最终可理解的模式的过程"；数据分析则通常被定义为用适当的统计方法对收集来的大量第一手资料和第二手资料进行分析，以求最大化地开发数据资料的功能，发挥数据的作用，是为了提取有用信息和形成结论而对数据加以详细研究和概括总结的过程。无论是数据分析还是数据挖掘，都是帮助人们收集数据、分析数据，使之成为信息，并做出判断，因此，可以将这两项合称为数据分析与挖掘。数据分析与挖掘技术是机器学习算法和数据存取技术的结合，利用机器学习提供的统计分析、知识发现等手段分析海量数据，同时，利用数据存取机制实现数据的高效读写。

2. 模式识别

模式识别起源于工程领域，而机器学习起源于计算机科学，这两个不同学科的结合带来了模式识别领域的调整和发展。模式识别研究主要集中在两个方面：一是研究生物体（包括人）是如何感知对象的，属于认识科学的范畴；二是在给定的任务下，如何用计算机实现模式识别的理论和方法，这些是机器学习的长项，也是机器学习研究的内容之一。

（三）专家系统与知识图谱

专家系统的定义

专家系统，指专注于某些特定领域的系统，应用人工智能技术和计算机技术，根据某领域一个或多个专家提供的知识和经验，进行推理和判断，模拟人类专家的决策过程，以便解决那些需要人类专家处理的复杂问题。例如"以自然的交谈方式预订酒店的系统""诊断是否患有特定疾病的系统"等。

专家系统是一类计算机程序，其设计目的是让计算机能够以接近甚至超越人类专家的水平来完成特定领域的复杂任务。在开发专家系统时，知识工程师的主要工作是确保计算机能够模仿人类专家在特定领域解决问题的决策和工作流程。这包括模拟人类专家如何运用他们的知识和经验来解决实际问题，以及他们解决问题的方法、技巧和步骤。通过这种方式，专家系统能够在各种专业领域提供专家级别的决策支持和辅助。专家系统的特点如表 6-2-2，简而言之，专家系统是一种模拟人类专家解决领域问题的计算机程序系统。

表 6-2-2　专家系统的特点

特点	简介
启发性	专家系统运用专家的知识与经验进行推理、判断和决策要解决的问题，其结构往往是不合理的，其问题求解（problem-solving）知识不仅包括理论知识和常识，而且包括专家本人的启发知识

续表

特点	简介
透明性	专家系统能够解释本身的推理过程和回答用户提出的问题，以便让用户了解推理过程，提高对专家系统的信赖感。例如，一个医疗诊断专家系统诊断某病人患有肺炎，而且必须用某种抗生素治疗，这一专家系统将会向病人解释为什么他患有肺炎，而且必须用某种抗生素治疗，就像一位医疗专家对病人详细解释病情和治疗方案一样
灵活性	专家系统的灵活性是指它的扩展和丰富知识库的能力，不断地增长知识，修改原有知识，不断更新及改善非编程状态下的系统性能，即自学习能力

（李润青）

第三节　人工智能在检验医学中的应用

人工智能（artificial intelligence，AI）在检验医学中也是一个快速发展的领域，它正在改变医学实验室的运作方式和医疗决策过程。借助机器学习（ML）、神经网络（ANN）、支持向量机（SVM）等数据挖掘技术和 AI 技术，检验医学在大数据挖掘和 AI 技术的应用方面已经取得了显著的进展。

2019 年 11 月，一项罗氏战略咨询网络（roche's strategic advisory network，SAN）研究显示 15.6% 的医疗组织使用了人工智能（AI），66.4% 的被调查者认为他们未来可能会使用人工智能，人工智能的主要用途包括诊断、审查患者的风险概况、实验室结果和财务分析。为了实施人工智能，实验室将需要 AI 技术及其使用的教育，以储备 AI 的相关知识来研究 AI 临床应用的临床证据。实验室医学中 AI 的应用可以帮助降低医疗保健成本，提高患者的照护质量。这项调查表明，医学界对人工智能的具体知识较差，非常需要进行人工智能教育，一种策略可能是在使用现有工具的同时实现新的人工智能工具。

全自动检测设备、自动化流水线、中间体软件以及信息系统的运用，在临床实验室中积累了大量的数据。这些数据具有结构化、离散且客观真实的特点，能够很好地满足人工智能（AI）技术在数据分析方面的需求。大数据（big data）的特征包括规模化（volume）、高速性（velocity）、多样化（variety）、价值性（value）、准确性（veracity）、动态性（vitality）、可视性（visualization）及合法性（validity），再加上数据在线（online）这一特征，呈现 8V+1O 的特征。医学大数据（medical big data）涉及与医疗健康相关的所有数据，包含了医疗机构生成的大数据，如医院 HIS 系统数据、临床实验室 LIS 检验数据、医院影像 PACS 数据、医保数据、卫生管理类数据、电子健康随访档案以及科研数据等。而在广义上，医学大数据还包括互联网医学网络大数据、可穿戴设备疾病监测及健康管理大数据、医学研究大数据、生物信息大数据以及区域卫生服务平台大数据等。

一、人工智能在检验医学领域的应用实践

人工智能在细胞形态学的自动化识别、实验室物流系统、远程控制与增强现实、自动采血机器人研发、结果的自动判断和审核等方面具有巨大的挖掘潜力和临床应用价值。

（一）检验前应用

1. 智能医嘱系统

该系统通过集成临床决策支持系统，利用现病史、主诉、既往史、辅助检查等资料，通过数据、模型、AI算法等辅助医生诊疗工作，提供决策支持和帮助，包括智能医嘱、辅助诊断、治疗方案推荐等。临床决策支持系统提供在线知识库、文献、循证指南，快速获取检验项目相关知识，包括临床指征、诊断价值和适用性等。Berikol GB等通过使用年龄、性别、危险因素和急诊胸痛患者的心肌酶（CK-MB、肌钙蛋白I）等患者数据，诊断急性冠状动脉综合征（ACS）并帮助医生决定出院或住院，利用支持向量机器（SVM）加机器学习技术对228例因胸痛就诊至急诊科的患者的临床、实验室和影像学数据以及支持向量机的性能进行了回顾。测试了四种不同的方法（支持向量机（SVM）、人工神经网络（ANN）、Naïve Bayes和Logistic回归），使用SVM的分类模型取得了99.13%的分类成功率。这项研究表明，机器学习技术可以通过快速生成相关数据来帮助急诊室工作人员做出决策。

2. 智能采血机器人

Zivanovic等人于2000年研制出单自由度结构的静脉采血机器人Bloodbot。该机器人通过装有力传感器提供的力信息与位移信息来确定皮下静脉，但该机器人只能进行一个方向的穿刺运动，且无法实现自主寻找静脉血管并对其定位，如图6-3-1所示。

2019年，我国自主开发的迈纳士Magic Nurse全自动智能穿刺采血机器人，机器人研发经历了采血流程制定，到算法编写、外观设计，再到技术改进、完善提升，采集了20多万条血管成像数据。2019年10月获批了NMPA（国家药品监督管理局）三类医疗器械产品上市许可，成为全球唯一一家通过产品注册审批的采血机器人项目，机器人能够实现精准的可视无人穿刺，自动完成扎压力带、喷消毒液、装载采血针、装载采血管、识别静脉血管、精确穿刺、采血量控制、血液混匀等全链条血液样本采

集工作，成功率高达95%以上。通过人工智能技术，采血机器人可将护士从高频率、高难度、低临床价值的采血工作中解放出来，实现采血自动化、智能化。迈纳士智能采血机器人的操作展示如图6-3-2所示。

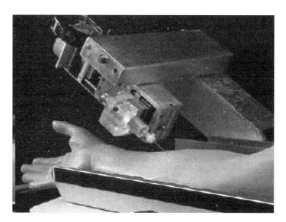

图 6-3-1　Bloodbot 静脉采血机器人

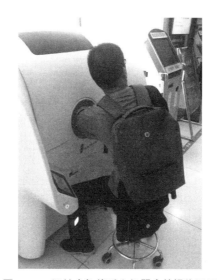

图 6-3-2　迈纳士智能采血机器人的操作展示

3. 智能物流机器人

智能硬件包括贴标备管系统、样本自动传输和签收系统、智能分拣系统、自动离心系统及智能物流机器人，实现标本采集前自动贴标备管、标本外部运输、签收、分拣、计费、离心、实验室内部运转等全过程自动化、智能化。智能系统能执行不合格标本或者分析前TAT超时的智能预警，全程基本无人为接触，提高样本运送周转时间、减轻人员工作负担、减少差错率、有效降低感染风险。检验科样本运送物流机器人如图6-3-3所示。

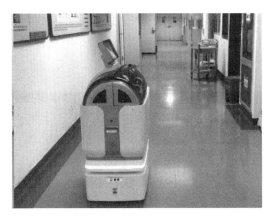

图 6-3-3　检验科样本运送物流机器人

（二）检验中阶段应用

实验室检验中的数字化和智能化涉及前（后）处理系统、中间件、智能质控、形态学智能化等，是智能化实验室的核心和主要代表。

1. 样本处理系统

前处理包括确认样品 / 条码识别、归类、离心、样品质量识别及提示、去盖、分样、血标本管标记、插入仪器使用的标本架和转运、检后标本保存和复检。检验前、检验后处理系统在生化、免疫中应用非常常见。实验室信息系统利用对检验标本整个流转分析过程中的各个环节进行信息采集和有效监控，实时进行标本分析前、分析中、分析后 TAT 监控及智能提醒；智能识别标本状态、检测并筛选出溶血、黄疸、脂血、凝块等异常样本并进行分类定位和提示；对不符合自动审核规则触动复检规则的标本智能启动重测、稀释、添加测试和备注报警信息等程序；智能识别样本预设的优先检测项目并自动进行优先离心、优先检测。

2. 实验室中间件

实验室中间件是介于传统的 LIS 和仪器（或轨道）之间的独立的系统软件或服务程序，集流水线管理和检验仪器智能管理为一体，能与 LIS 无缝衔接。中间件多由仪器厂家研发并提供给购买该仪器的实验室使用，具体见第一章第二节。

3. 室内质控管理

基于患者数据的实时质量控制（PBRTQC）是一种使用患者临床标本检测结果以实时、连续监测检测过程分析性能的质量控制方法，PBRTQC 相比质控品 QC 法的优势有：无基质效应、识别分析前误差、可减少质控品检测频率，降低成本，与质控品 QC 法联合使用可实时、连续监测分析系统的分析性能稳定性及分析误差，可识别质控品选用不当及在更换质控品批号期间持续监控检测系统性能变化，PBRTQC 在本书第四章第二节中有详细介绍。

4. 试剂管理系统

该系统能够实现试剂耗材在实验室、医院及供应商之间的全流程闭环管理，实时监控质量指标与经济指标。它还建立了试剂耗材质量管理和生命周期智能追溯体系。通过患者大数据，可以实现最低成本和最大化效益的多阶段全面质量控制策略。该系统还包括对分析全过程的质量风险智能监控、智能识别与智能预警功能。试剂冰箱采用 RFID 技术，自动识别试剂信息并感应其存储状态，解决了盘点耗时耗力、采购补货不及时的问题。结合电磁锁，通过刷卡或指纹对冰箱门禁进行管理，确保每一盒试剂的流向可控，最终实现一物一码的溯源管理。

5. 智能运维系统

该系统集成了实验室环境控制系统、实验室冷链监控系统、实验室设备监控系统、实验室环境中央监控系统、实验室门禁系统、实验室视频监控系统等功能。实验室环境控制系统通过机房控制箱和现场控制面板根据传感器和执行机构的状态信号，对新风机组、排风机、冷热源等设施设备的运行进行控制，以满足实验室运行环境的需求。实验室视频监控系统可以对员工的个人防护、操作规范、上班时间等进行视频监控和报警。

6. 结果自动审核 / 智能审核

自动审核（Auto-verification）通过人为赋予审核规则，对检验报告进行自动审核。国内外已有相关标准建立。目前已有美国临床和实验室标准协会（CLSI）的 AUTO-10《临床实验室检验结果的自动审核标准》，AUTO-15《医学实验室各专业检验结果自动审核》和我国 2018 年 8 月发布的国家卫生行业标准 WS/T 616-2018《临床实验室定量检验结果的自动审核》等。自动审核系统的主要数据要素包括临床信息、标本状态、室内质控、仪器状态、生物参考区间、分析测量范围、患者浮动均值、危急值范围、Delta 检验、项目逻辑关系判断等，运用算法设置自动审核规则。若触发人工审核规则，智能系统将执行样本重测、稀释、添加测试或备注报警信息等。此外，系统还能发送危急值结果报警、自动审核通过率等信息。自动审核系统能够缩短 TAT，提高工作效率，减少差错率，减少人力，提高危急值报告的准确性和通报及时率，保证患者生命安全。

Lin X 等建立并评估了地中海贫血基因检测结果的自动验证系统，使用 124 个存档病例通过 ROC 曲线来选择血常规、血红蛋白电泳中可用于诊断地中海贫血的最佳诊断指标。发现 alpha- 地中海贫血的最佳诊断指标为：MCV、MCH 和 HbA2；beta-地中海贫血的最佳诊断指标为 MCV、MCH、HbA 和 HbA2。自动验证系统可以将 TAT 和验证错误率分别降低 51.5% 和 0.13%，准确率达 82.8%。

7. 形态识别

在过去的四十年中，对各种细胞类型的分类通常依赖于灰度图像或其他颜色通道来表示原始图像并进行处理。由于骨髓液中存在数十种细胞，传统的图像处理方法很难对这些细胞进行准确的分类。尽管 CellaVision DM 系列和国产的迈瑞公司等研发的全自动血细胞形态学分析系统已经在临床中广泛应用，但这些系统的识别能力有限，还不能有效地应用于骨髓涂片标本的检测。

利用卷积神经网络（CNN）和迁移学习技术来提取骨髓细胞图像的特征，并实现多种细胞的同步分类，已经证明是一种更为高效的细胞识别和分类策略。在骨髓细胞形态学的人工智能分析领域，目前的研发方向主要是基于传统的人工骨髓细胞学检测流程，通过人工智能技术来替代人工在显微镜下的肉眼观察，以进行细胞的识别和分类。这个过程包括骨髓涂片的染色、扫描，生成全片或选择合适的视野以获得足够的检测细胞数量的数字图像，然后使用智能平台的细胞识别算法模型对图像中的细胞或异常有形成分进行识别、计数和分类，以发现异常细胞或形态；之后，形态学专业人员对自动分类的细胞或异常成分进行人工审核和修正，结合临床和其他检查的综合信息，快速提供诊断结果。

人工智能技术有望成为骨髓细胞形态学检查中的一种可靠工具。它能够标准化检查流程和人员培训，从而缩短报告时间，提升工作效率，减轻工作负担，减少人为误差，并解决中小型医疗机构在骨髓细胞形态分析方面的难题。这些优势预示着人工智能在此领域有着广阔的应用前景。然而，尽管深度学习算法在处理大型数据集时展现出卓越的模型建立能力，其在新数据上的应用稳定性仍需进一步验证。此外，即便在单一中心表现优异的数据模型，也不能直接保证在多中心临床环境中的推广和应用。这些挑战需要在临床实际应用中得到解决，以确保人工智能技术在骨髓细胞形态学检查中的有效性和可靠性。

（三）检验后阶段的应用

AI+ 检验后：AI 技术在检验结果的自动审核、解释和临床沟通中的应用，通过知识库、数据挖掘和人工智能等方法提高了检验结果的质量及效率。AI 技术的迅速发展，也用于疾病的诊断或风险预测。

1. 智能化报告解读

AI 作为一种技术工具，未来能够实现复杂检验的智能诊断 / 解释 / 注释报告。例如，胡长爱等建立了一种基于人工智能的尿液检验结果解释性报告系统。该系统通过收集大量患者的尿检数据，统计每个项目不同结果的频数分布，建立大人群分布模型，并根据数据分布、项目重要性和结果异常程度，为每个样本建立健康指数和各项目的异常等级，能够为临床决策提供个性化的信息。实验室提供的解释性说明应参照专著、文献、共识或指南等资料，确保规则具有可解释性和循证医学依据，使解释结果具有权威性。

2. 大数据处理

AI 有助于从数据中识别和设计特征并进行预测。各指标之间的相关性，以及不同的数值变化趋势，能够反映出患者当前的疾病状态。通过组合多个数据类型，可以弥补单一数据类型中的信息缺失，促进诊断灵敏度的提高。在 AI 的基础上，结合性别、年龄等人口统计学资料，可以进一步挖掘已有的结果与疾病之间的联系。AI 可以应用于分子生物学检验的变异检测、基因组识别、变异分类和分析表型与基因型之间的联系。

基于深度卷积神经网络（convolutional neural network，CNN）在医学图像识别中的快速发展，大量非结构化图像型检验数据得以充分利用，主要涉及形态学识别领域，包括血细胞和骨髓形态识别、染色体结构异常识别、体液有形成分识别、微生物质谱图像识别、寄生虫图像识别、抗核抗体的免疫荧光核型判读、病理组织切片判别等。对于流式细胞术分析这类混合结构的数据，以聚类、降维为主的无监督学习算法被陆续提出。不同类型的检验数据适用的特征选择算法不同。合适的特征表示可有效降低检验大数据维度，提高后期模型的训练效率和泛化能力。

3. 辅助诊断和治疗策略

医学检验的发展应针对特定的患者使用高度个性化的数据。例如，有文献报道，通过机器学习算法挖掘常规检验大数据，构建了结直肠癌（CRC）风险预测模型。该模型采用了极限梯度提升、人工神经网络、支持向量机、随机森林四种机器学习算法，挖掘患者的常规检验数据，选择模型特征并建立 CRC 的分类。

4. Chat GPT 在临床实验室应用前景

Chat GPT（Chat Generative Pre-trained Transformer）是由美国人工智能研究实验室 Open AI 于 2022 年 11 月 30 日发布的一种新型的基于人工智能技术的自然语言处理工具。该工具采用了 Transformer 神经网络架构，擅长处理序列数据，并具备出色的语言理解和文本生成能力。Chat GPT 在医学领域的应用已经展现出其广泛的应用潜力，覆盖了医学咨询、信息查询、文献总结、教育、药物治疗信息提供、辅助诊断、病历报告撰写、个性化治疗建议、知识解答、教育培训、信息管理、患者沟通等多个方面。尽管 Chat GPT 在医学领域的应用已取得初步进展，但在临床实验室领域的应用仍有待进一步探索。

展望未来，Chat GPT 在支持实验室工作人员在质量管理、临床决策、科研转化和患者服务等方面有望在临床实验室中发挥重要作用。然而，Chat GPT 在医学和检验领域的应用也面临诸多挑战，如数据隐私保护和模型解释性问题。在关键环节，Chat GPT 的应用仍需依赖专业人员的临床判断和经验。同时，确保 Chat GPT 在临床实验室中的应用符合法律法规和伦理标准，特别是在处理患者数据和隐私方面，需要保持适当的监管和界限。随着人工智能技术的不断进步和临床实验室需求的演变，Chat GPT 在临床实验室领域的应用前景将更加广阔，有望推动临床实验室质量管理的提升和检验结果互认的实现。

二、信息化对临床实验室发展机遇与挑战

人工智能技术、大数据挖掘和 Chat GPT 的应用为检验医学领域带来了前所未有的发展机遇，这些新兴技术有助于提高检验结果的准确性，推动医疗服务的个性化，促进医疗科技创新。医疗机构检验结果互认政策的发布与实施对各医疗单位信息系统的建设充满机遇与挑战。政府、医疗机构和技术公司需要持续投入和紧密合作，面临的挑战涵盖政策法规的落地实施、标准化流程的建立、数据共享机制的建设、质量控制方法的优化、人工智能前沿技术的应用、数据安全的保障、信息化智能化平台的建设、人员培训的加强和能力提升等多个方面。

各实验室通过导入 ISO 15189 标准质量体系，可规范日常运行和管理，为实现检验结果互认提供基础。人工智能、大数据挖掘和 Chat GPT 的应用将成为推动质量管理提升和检验结果互认的强有力工具。信息化智能化平台的建设为数据共享和协作提供了便利，使不同机构间的合作更加高效，这些将促进医疗质量的提升和医疗资源的优化配置。

三、结语

本章节详细介绍了人工智能在检验中的应用，如检验前阶段的智能医嘱系统、智能采血机器人、智能物流机器人，检验中阶段的检验前，检验后样本处理系统、实验室中间体软件、智能室内质控、试剂管理系统、智能运维系统，检验后阶段的结果自动审核、智能化报告解读、数据挖掘、辅助诊断和治疗策略、Chat GPT 对临床实验室发展机遇与挑战，对临床实验室日常工作和基于实验室数据进行科学研究具有借鉴意义。

（李润青）

参考文献

［1］CASCELLA M, MONTOMOLI J, BELLINI V, et al. Evaluating the Feasibility of ChatGPT in Healthcare: An Analysis of Multiple Clinical and Research Scenarios[J]. J Med Syst, 2023, 47(1): 33.

［2］潘柏申. 检验医学的发展和展望 [J]. 中华检验医学杂志, 2019, 42(8): 5.

［3］贾音, 康金松, 刘善荣. 人工智能在检验医学应用研发中的问题剖析及应对策略 [J]. 中华检验医学杂志, 2021, 44(10): 892-896.

［4］张曼. 人工智能在检验医学发展中的重要作用 [J]. 中华检验医学杂志, 2021, 44(2): 100-102.

［5］曾俊祥, 潘秀军, 沈立松. 检验医学与人工智能的现状与未来 [J]. 中华检验医学杂志, 2020, 43(12): 1145-1149.

［6］魏佳, 蒋理, 穆原, 等. 机器学习在检验医学中的应用进展与挑战 [J]. 中华检验医学杂志, 2022, 45(127): 1288-1292.

［7］阳莎, 陈鸣. 人工智能在检验医学领域的应用与趋势 [J]. 中华检验医学杂志, 2021, 44(3): 5.

［8］PARANJAPE K, SCHINKEL M, HAMMER R D, et al. The Value of Artificial Intelligence in Laboratory Medicine[J]. Am J Clin Pathol, 2021, 155(6): 823-831.

［9］包玉倩. 新技术助力血糖监测, 大数据提升管理水平 [J]. 中华糖尿病杂志, 2019, 11(5): 305-309.

［10］王晓君, 周翔宇. "人工智能＋医疗" 环境下健康档案隐私安全研究 [J]. 医学信息学杂志, 2021, 42(2): 22-24, 28.

［11］魏佳, 唐未名, 蔡针针, 等. 人工智能与检验医学 [J]. 临床检验杂志, 2018(3): 200-203.

［12］张时民. 医学检验领域人工智能技术应用与展望 [J]. 国际检验医学杂志, 2018(5): 513-516, 520.

［13］于帆, 何海洪. 人工智能在检验医学领域的应用进展 [J]. 国际检验医学杂志, 2023, 44(18): 2267-2273.

［14］BERIKOL G B, YILDIZ O, ÖZCAN I T. Diagnosis of Acute Coronary Syndrome with a Support Vector Machine[J]. J Med Syst, 2016, 40(4): 84.

［15］ZIVANOVIC A, DAVIES B L. A robotic system for blood sampling[J]. IEEE Trans Inf Technol Biomed, 2000, 4(1): 8-14.

［16］房晓楠. 迈纳士: "AI＋医疗" 打造出的全自动智能采血 MagicNurse[J]. 机器人产业, 2021(2): 56-60.

［17］周泉, 齐素文, 肖斌, 等. 人工智能助力检验医学发展 [J]. 南方医科大学学报, 2020, 40(2): 11.

［18］LIN X, CHENG B, CAI Y, et al. Establishing and evaluating an auto-verification system of thalassemia gene detection results[J]. Ann Hematol, 2019, 98(8): 1835-1844.

［19］ODUOYE M O, FATIMA E, MUZAMMIL M A, et al. Impacts of the advancement in artificial intelligence on laboratory medicine in low- and middle-income countries: Challenges and recommendations-A literature review[J]. Health Sci Rep, 2024, 7(1): e1794.

［20］胡长爱，杨大干，叶章辉，等．基于智能数据和机器学习的尿液检验结果解释性报告 [J]. 中华检验医学杂志，2021, 44(6): 8.

［21］HUGHES A, JACKUPS R. Clinical Decision Support for Laboratory Testing[J]. Clin Chem, 2022, 68(3): 402-412.

［22］井杰，黄晓春．人工智能与检验医学辅助诊疗的现状及应用前景分析 [J]. 国际检验医学杂志，2022, 43(21): 2669-2673.

［23］王莹，周玉利，顾大勇．面向机器学习的医学检验大数据构建与实践 [J]. 电脑知识与技术，2023, 19(7): 73-76.

［24］莫宏伟，人工智能导论 [M]. 北京：人民邮电出版社，2020.

［25］廉师友，人工智能概论 [M]. 北京：清华大学出版社，2020.

［26］万良，人工智能通识教程 [M]. 北京：清华大学出版社，2020.

［27］陈静，人工智能基础与应用 [M]. 北京：北京理工大学出版社，2022.

## 第七章

数据研究的伦理学及监管

"一个大规模生产、分享和应用健康大数据的时代已经开启，而我们似乎还没有为此做好准备"，早在十几年前，《大数据时代》的作者维克托·迈尔-舍恩伯格（Viktor Mayer-Schönberger）在自己的作品中就预言到大数据应用可能遇到的问题。如前六章所述，检验医学领域有大量数据在产生与流动。当对这些数据进行分析和应用时，既要体现医学伦理的精髓，又要体现数据研究的内涵，伦理与道德原则其核心是围绕患者隐私保护和"不伤害"原则。本章介绍了医学研究的伦理学发展及其核心内容，大数据和人工智能应用的风险，以及数据共享背景下的数据应用的伦理学实践与探索。

第一节　医学伦理学的发展及核心内容

一、医学伦理学简史

古今中外，医学道德的思想源远流长，由于医学实践、医学研究和其他医学活动过程都体现了伦理价值（Ethics）和道德追求，医学伦理学逐渐发展成为评价人类医疗行为和医学研究是否符合道德原则的学科。现存的《希波克拉底文集》就明确提出了医学教师及医学生的行为准则，希波克拉底誓言也是对医学伦理的概括："尽其所能为患者服务，不使患者受害；不利用患者对自己的信任去谋私利。"漫长的中华文明孕育了中医科学，其中不乏"以人为本，医乃仁术"的"类"医学伦理学论述。近百年来，以生物学、化学、生理学、药学、解剖学和遗传学为基础的生物医药科技飞速发展，这些基础科学在推动人类健康的同时，也在有意或无意之中制造了一些触目惊心的伦理学案例。现代医学伦理学正是在人类的反思和纠偏过程中不断成形，其中纽伦堡法典、赫尔辛基宣言及贝尔蒙特报告是现代医学伦理学体系构建、优化完善和推广发展的重要里程碑事件。

（一）纽伦堡法典（Nuremberg Code）

知情同意是涉及人的医学研究的核心伦理原则。1947 年发布的纽伦堡法典是一套关于人体试验的国际伦理准则，为"二战"后纽伦堡审判的成果，也是首个被国际社会普遍接受的伦理准则。其中，首次明确了受试者的自愿同意绝对必要，这意味着接受试验的人应处于有选择自由的地位，且不受任何势力的干涉和欺瞒等；受试者对于参与试验的项目应有充分的了解和认知，包括那些可以预料到的不便和危险，及对其本人健康或可能参与实验的人的影响。

（二）赫尔辛基宣言（Declaration of Helsinki）

赫尔辛基宣言（简称"宣言"）是关于人体试验的第二个国际文件。宣言于 1964 年 6 月在芬兰赫尔辛基召开的第 18 届世界医学协会联合大会被采用，后来分别在 1975 年、1983 年、1989 年、1996 年、2000 年、2008 年、2013 年进行修订，又分别在 2002 年与 2004 年进行补充注释。该宣言规定了以人作为受试对象的生物医学研究的伦理原则和限制条件，宣言包括前言共计有 37 条，其中 3 条前言中明确了涉及人类受试者的医学研究的伦理原则，包括对可鉴定身份的人体材料和数据所进行的研究；其余 34 条宣言从医学研究的基本原则、风险、负担和收益的责任、弱势群体保护、科学性要求、委员会、隐私和保密、知情同意、安慰剂的使用、试验后保障、注册发表宣传、干预措施方面做了准确而全面的规定。虽然该宣言主要针对医生群体，但作为全球医师行业组织的世界医学协会一直鼓励涉及人类受试者的医学研究均遵守这些原则。

1. 医学研究的伦理标准

宣言第 7 条明确了医学研究必须遵守的伦理标准：促进和确保对人类受试者的尊严，并保护他们的健康和权利；第 9 条规定：在医学研究中，医生有责任保护研究受试者的生命、健康、尊严、完整性、自我决定权、隐私，并为研究受试者的个人信息保密。

2. 医学研究的国际规范和伦理委员会

宣言第 10 条强调了国际规范的重要性，医生既应当考虑自己国家关于涉及人类受试者研究的伦理、法律与管理规范和标准，也应当考虑相应的国际规范和标准；第 17 条与 18 条，所有涉及人类受试者的医学研究开始前，都必须仔细评估对参与研究的个体和群体带来的可预测的风险和负担，并将其与给受试者以及受所研究疾病影响的其他个体和社区带来的可预见受益进行比较。在第 23 条中，强调了伦理委员会的重要性，在研究开始前，研究方案必须提交给相关的研究伦理委员会进行考量、指导和批准。该委员会的运作过程必须透明，必须独立于研究者、资助者和任何其他不当影响；第24条，强调研究者必须采取所有预防措施保护研究对象的隐私，必须对研究者的个人信息给予保密。

3. 医学研究的资料和数据公开

该宣言从第32条以后对医学研究的资料和数据公开进行了约束。第32条，针对使用可识别身份的人体材料或数据进行的医学研究，例如针对生物样本库或类似储存库中的材料或数据进行的研究，医生必须征得材料或数据采集、储存和（或）再使用的知情同意。可能存在特殊情况使得获取这类知情同意不现实，在这种情形下，只有经过研究伦理委员会考量和批准后研究才可进行；第36条，强调研究人员、作者、资助者、编辑和出版者在研究结果的发表和宣传方面都有伦理义务。研究人员有责任使其关于人类受试者的研究结果公开可及，并对其报告完整性和准确性负责。

由此可见，"宣言"中对于数据采集、数据应用、数据研究和数据发表做了全面客观地阐述，即便对于70多年后的基于数据应用所进行的医学研究，包括人工智能与大数据的医学应用及研究仍有很好的指导意义。

（三）贝尔蒙特报告（Belmont Report）

1974年7月，美国成立了"保护生物医学与行为学研究中的受试者委员会"，它的职责是鉴定涉及人类作为受试者的生物医学和行为研究的基本伦理原则。该委员会在1978年4月18日发表了伦理研究的经典文件，称为《贝尔蒙特报告》，因该报告是在贝尔蒙特会议中心起草的。

《贝尔蒙报告》提出了科研人员和伦理委员会评审必须遵守的3个基本伦理原则：

1. 尊重人（Respect for Persons）的原则

这至少包括两个伦理内涵，一个是将每个研究对象作为自主的行为者对待；另一个是自主能力降低的对象理应得到保护。

2. 于人有利（Beneficence）的原则

必须以合乎伦理的方式对待人，不仅尊重他们的决定，保护他们不受伤害，而且要努力保证他们的安全和健康。有利行动有两条互补的规则：一是不伤害原则；二是使可能的收益最大化和使可能的伤害最小化原则。

3. 公正性（Justice）原则

涉及人的研究的公正问题是谁应该从研究中受益，谁应该承担研究的负担。当一个人理应从研究中受益却没有充分理由而被拒绝，或者向被研究者不正当地强加了额外负担时，就发生了不公正，这种情况需要避免。

以上三项国际公认的伦理学里程碑文件，构成了当代医学伦理学蓝本。临床研究中知情同意的概念旨在保护研究参与者的权利和福利，要求研究者公开研究的相关信息，如目的、程序、潜在风险、益处、替代治疗、保密措施以及随时退出研究的权利。被研究者须有机会提出问题，澄清任何疑问，并就他们是否参与做出自主决定。在以上国际伦理准则基础上，不同国家和地区相继完善了法规要求等。当然，传统意义的医学伦理学侧重在"实验医学与医学研究"层面。

近年，对于基于医学数据所进行的系列研究，关于伦理学探讨、争议及机构审查委员会（Instiutional Review Board，IRB）致力于保护被招募参与生物医学或行为研究的人类受试者的权利和福利，其监管措施的实施尚在探讨和发展过程中。

二、我国医学伦理学的孕育与发展

《本草纲目·序》中关于"夫医之为道，君子用之以卫生，而推之以济世，故称仁术"的阐述，说明了中医体系自古就以医生的道德作为行医首要原则。中医"以人为本，医乃仁术"的医德思维，与古代"人·仁"思想的核心内容相统一，这种医德和医术相统一的医学伦理学思想，蕴含了以"仁"为核心的儒家伦理道德观念、以"兼爱"为核心的墨家道德原则以及佛教"大慈大悲""普救众生"的教义。

新中国的成立以及改革开放，进一步促进了医学伦理学科的发展。我国于1981年6月召开了第一次医学伦理道德学术会议，该会议探讨了医学伦理学科的部分基本问题，提出了"全心全意为人民服务，救死扶伤，防病治病，实行革命的人道主义，应该是医务人员道德规范的核心和实质"。这一提法在之后被吸收到我国部分医学伦理学教科书中，但具体表述可能有所差异。随着1988年中华医学会医学伦理学分会的成立，我国伦理学者开始参与到国际医学伦理体系建设中，不仅参与国际医学伦理规范文件的制定，同时也将通识性的医学伦理规范、论著介绍到国内，如雅克·蒂洛所著的《伦理学：理论与实践》（Ethics：Theory and Practice）。在近30年的医学和科技快速发展进程中，医学伦理已经渗透到医药研究、医学教育、创新发展的诸多方面，并对医学研究和临床试验的规范化、与国际接轨发挥了重要作用。在1980年创刊的《医学与哲学》和1988年创刊的《中国医学伦理学》等杂志，为医学研究的伦理依据提供大量的参考资料，两本期刊近年都不约而同发表了多篇医学数据相关的伦理学文章。

科技创新对人类的伦理挑战始终存在，如器官移植、人口老龄化、手术机器人、安宁照护、人工辅助生殖、优生优育等对医学伦理提出了多方挑战。2018年11月，举世震惊的基因编辑婴儿出生事件足以说明科技发展与医学伦理脱轨现象，事件引发了各方的高度重视。此后，我国在科技伦理治理方面相继出台多项举措。2022年3月，中共中央办公厅、国务院办公厅印发了《关于加强科技伦理治理的意见》；2023 年 2 月，国家卫健委、科技部与中医药管理局联合印发《涉及人的生命科学和医学研究伦理审查办法》（简称《办法》）。该《办法》依据《中华人民共和国民法典》《中华人民共和国基本医疗卫生与健康促进法》《中华人民共和国人类遗传资源管理条例》制定，经国家科技伦理委员会审议通过。《办法》的适用范围不仅限于在中国境内的医疗机构，更是拓宽至高等学校、科研院所等所有开展涉及人的生命科学和医学研究的伦理审查工作，其中明确了涉及人的生命科学和医学研究的伦理审查要点，伦理审查应涵盖以人为受试者或者使用人的生物样本、信息数据（包括健康记录、行为等）开展的一系列研究活动，作为我国首次明确将健康数据治理纳入伦理学审查范畴的文件，《办法》的实施将对数据科学的发展创新起到推动作用。

三、结语

现代医学伦理学体系从搭建到逐渐成熟经历了近百年时间。近 40 年，我国非常注重对医学伦理的推广实施及法治保障，如研究对象的知情同意与隐私保护、病人的权利、医生的道德义务等相继载入有关法规。人工智能、机器学习、大数据应用研究等再次给医学伦理提出挑战，且引发了全球讨论，充分说明在"构建人类命运共同体"的新理念下，管理者、医学界、研究者及数据工作者需要共同努力，不断丰富医学伦理与数据伦理的内涵与边界，发挥包括检验数据在内的医疗数据价值，从而实现数据的安全规范和综合应用。

（赵秀英）

第二节　医疗大数据应用与伦理学风险

医疗与健康管理事业和信息化技术的协同发展，及全基因组测序分析、各种数据存储平台、移动健康和数字表型的出现，共同推动了医疗数据的积累和应用。此外，非传统意义上的数据源也提供了大量健康相关信息，例如可穿戴设备、社交媒体和互联网搜索等来源的数据。这一切正在颠覆传统的、以假设驱动的和对因果关系探索为目标的医学研究模式，并且由"小数据"时代迅速转向"大数据（Big data）"时代，医学研究也开始驶向数据乃至"大数据"驱动的快车道。基于大数据的医学研究呈现出实时性、完整性、更全面、更多相关性信息交汇的特点。大数据研究通过异构数据源的倍增、先进的存储设备和允许高速数据分析的新型计算工具，正在带来公共卫生体系、医疗技术、临床诊疗等多方面的知识突破，本节围绕大数据的"采、存、管、用、理"若干方面进行分析。

一、医疗大数据的来源与应用

（一）医疗大数据的来源

医疗大数据是指将无数患者个体的医疗记录、检查、检验、治疗数据数字化后产生的大量数据。这些数据包括但不限于：① 个人基本信息、实验室检测数据、影像数据、诊断数据、治疗数据、费用结算等；② 还可能包括个人健康监测数据如：智能可穿戴设备产生的健康状况、饮食运动和睡眠数据等；③ 在线医疗社区数据如：医患沟通、病友互助讨论信息；生物信息数据如：基因组学分析数据、蛋白质组学数据等；④ 公共卫生数据如：疾病统计数据、群体健康行为数据、大规模队列研究数据等；⑤ 第三方医学检验中心产生的诊断、医学检验与病理诊断数据、影像数据；⑥ 制药公司在新药研发及临床试验过程中的数据，以及个人遗传基因数据；互联网产生的付款人记录及搜索记录等。

（二）医疗大数据的应用

如前几章节已有描述，大数据对于临床诊断辅助系统开发、协助公共卫生管理，或将医疗数据与医疗管理机构、保险公司进行结合以提高医疗服务的效率和质量，降低医疗成本等均可发挥作用。由于医疗大数据生成的数量、类型和速度不断增加，驾驭这种复杂的、多元化的数据集可以获得从局部和微观化情况下难以实现的新观点、新知识，从而改善患者的诊疗效果，提高医疗系统或公共卫生、流行病学研究的效率，并推动新诊疗模式发展。

大数据应用及研究已经成为全球共识，在关注将健康医疗数据集汇集加以利用的同时，须知庞大的医疗健康大数据的应用也极具复杂性和挑战性，包括对现有数据集的认识、存储、数据访问、质量保证（QA）、数据安全与伦理规范等（图 7-2-1）。

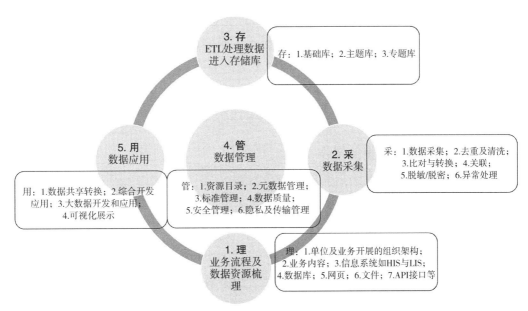

图 7-2-1　大数据应用的业务流向及数据管理的关键环节

二、医疗大数据的质量

（一）数据标准化的必要性

要实现医疗大数据的"可用"，需要医疗机构或数据储存机构之间建立数据管理的框架，建立数据验证流程，并促进标准化术语和编码系统的使用。从第一章介绍 HIS 和 LIS 及其他医疗子系统交互在管理医疗机构内的患者数据方面发挥着至关重要的作用。医疗相关数据包括了人口学信息、病史、影像或病理学检查结果、实验室检验数据、诊断及治疗方案等。利用合理的分析方法，可以从中获取大量有价值的发现，例如对相关性和趋势性的发现，为基于证据的决策提供价值信息。

而数据缺失、格式不一致和数据输入错误等问题会对研究结果的有效性和可靠性产生不利影响：① EHR 是一种突出数据库纵向特点的名称，在美国较为通用；我国一般以电子病历系统（electronic medical records，EMRs）表达，这可能和我国实施医疗记录跨院区共享的起步较晚有关。EHR 和 EMRs 是医疗大数据的主要源头，临床医生作为 EHR 的直接参与者，多数医师对数据输入不以为意，大量采用文本而不是结构化的数据输入方式，这些非结构化文本在自然语言处理（NLP）的情况下常难以识别；② 医疗机构或卫生保健部门、研究人员可能在没有任何协调或标准化的情况下，为不同目的分别收集了许多数据集合，或者编码了不同的算法、给表型做标记和生成多样性的数据字典；③ 不同系统之间的类似数据元素存在较多的可变性和异质性，即使是对于固有的结构化数据如 EHR，其中药物或实验室检验项目的名称、单位也可能存在较大差异。例如：不同 EHR 系统对收缩压或血糖水平这类简单指标使用非标准化名称时，各系统之间的数据将不具备可比性，由此产生"数据孤岛"，在解决医疗数据跨系统共享方面，解决"数据孤岛"成为核心问题。

（二）整合医疗数据的实践

1. 整合医疗数据的关键问题

（1）基本数据概念统一

医疗数据深层次应用的最大挑战在于如何解决基本数据概念之间的关系，规范"一次收集，多次使用"的范式和"适合目的"的两种数据概念。在大数据研究中，对"数据质量"最常见的定义是数据适合性，以及可用于预期目的的能力：准确性、完整性、一致性、可靠性、无偏见、及时性、通用性是评价依据。对于大数据应用及研究，数据的多样性必将引入偏见和噪声，对数据的适合性产生负面影响。

（2）数据能否通用

大数据的数量、分析速度和多样性需要特殊技术和计算能力来实现存储与访问，其价值在于能否用一个唯一的数据标识来链接不同来源的数据。

例如一位肿瘤患者，诊疗经历中产生许多医疗数据，包括家族遗传学、肿瘤分期、实验室检测的肿瘤标志物、肿瘤基因测序分析、疾病相关不良事件及进展等，这些记录常以非结构化形式表达，且可能分布在多家医疗机构、不同的信息系统和管理程序中。如果要对肿瘤患者的分期、治疗方案及预后进行分析，用以指导未来同种疾病患者的治疗，需将这些非结构化文档重新转录到结构化数据库。转录过程需要借助训练有素的人员对内容进行加工和抽象处理，通过自然语言处理系统（NLP）和其他形式的人工智能（AI）的方式进行数据加工成为近年的研究热点，但这些方案对于海量数据的处理仍不具有可推广价值。仅就临床检验全过程所产生的大量数据而言，还要解决不同检测系统的结果的可比性问题，包括方法学、参考区间、质量标准等。

2. 数据整合集成方案

数据集成主要体现在数据的收集、清洗、整合和分析过程，在解决数据互通、互操作性方面，达成国际和地区共识非常必要。数据的非标准化、不完整，以及上传到平台的时间滞后等都会影响数据分析及统计。在第一章我们介绍了《基于电子病历的医院信息平台技术规范》（WS/T 447-2014），该"规范"是医院信息平台总体技术和基本功能要求，包括信息资源规范、交互规范、安全规范和性能要求。2020 年国家卫生健康标准委员会健康信息标准专业委员会与国家卫健委统计信息中心联合发布了《国家医疗健康信息医院信息互联互通标准化成熟度测评方案》，该"测评方案"现已成为衡量医疗机构信息化建设水平的重要测评之一。2022 年 5 月，三部门联合发布《"十四五"全民健康信息化规划》，强调到 2025 年全国医疗卫生机构互通共享取得标志性进展，二级以上医院基本实现院内医疗服务信息互通共享，三级医院实现核心信息全国互通共享。

例举几个医疗数据的互通方案和实施类型：

1. 企业服务总线的形式实现中国国家医疗数据交互

聚焦于医院平台的信息交换层，这对于平台的技术架构和功能均提出了要求。企业服务总线（enterprise service Bus，ESB）和集成引擎（integration engine，IE）都是用来实现集成平台对于数据传输和信息交互的核心中间件。需要用户对实际应用场景进行分析，合理选择或结合应用这两种技术，通过开源消息中间件实现服务注册、服务发布和服务适配。相比 ESB 的通用性，IE 则是专门针对医疗行业而设计的数据交换集成工具，支持的医疗标准包括 HL7、CDA、FHIR 等。

2. 互操作性标准 HL7

在第一章与第二章已经介绍到 HL7 突出目的是在不同系统或应用程序之间实现互操作。互操作性标准（例如 HL7）和应用程序编程接口 （API）等集成策略可以促进患者信息的统一整合，达成业务流程联通和数据共享，其应用在第一、第二和第四章均有提及。

3. 互操作标准 HL7 FHIR（fast healthcare interoperability resources）

快速医疗互操作性资源（FHIR）是国际开放标准，FHIR 标准的贡献者大部分来自加拿大、澳大利亚、欧洲各国及美国，亚洲各国家参与度低。新型冠状病毒感染期间，HL7 FHIR 开始了 FHIR SANER 项目（Situational Awareness for Novel Epidemic Response，新型流行病的疫情应对），主导制定和推广《新型流行病的疫情应对的FHIR 实施指南》，用 FHIR 定义将住院系统的各种数据集中到中心化的流行病专用数据库，其中包括数据模型、治疗和管理流程等，通过数据集中有助于支持疫情数据汇总和救治能力提升。我国发布的《新型冠状病毒感染基本数据集》，也是基于FHIR 定义，目的是通过规范语义、定义，实现信息收集、存储、发布和交换过程的一致性和可比性。

4. 医疗信息交换（health information exchange，HIE）

HIE 是在《美国经济和临床健康信息技术法案，HITECH》下实施的一项医疗信息交换平台。自 2009 年实施以来，HIE 强调按照美国对互通性、安全性和保密性的规定，在某些特定机构、医疗信息组织和政府部门之间进行有关医疗保健的数据传输活动。HIE 实现了数据的标准化共享、数据共享的实时性、数据的一致性和完整性。HIE 通过标准接口将异构子系统产生的数据转换成可扩展标记语言（Extensible markup language，XML）表达的标准 CDA 文档，并在平台上用基于 XDS 互操作功能的临床文档中心（CDR）进行管理，使任何其他子系统（即使是异构系统）都可以容易地获取、兼容和使用这些数据。HIE 系统之间接口简化，开放的结构使系统间兼容性更好，在临床浏览、业务流程优化、质控、管理、数据挖掘和分析、科研等广泛应用领域产生价值。

HIE 平台不需采用 ESB 这样的中间软件。HIE 可以与业务子系统间通过业务流程驱动的基于标准的通信机制，实时进行数据的标准化转换和传输，对生产数据库产生的影响降到最低，可以提供更好地实时数据共享。最突出的表现是 HIE 使兼容系统内的医生、护士、药剂师与患者都能够适当地访问并安全地共享患者重要的电子化医疗信息，以提高患者的治疗效率、质量和费用效率；尤其可以了解患者在过往不同医疗机构的手术、用药、睡眠监测情况和心电图等检查信息；公共卫生部门管理者可借助该系统分析人口的健康状况。经过 20 余年的积累，在此基础上成型的 Epic 系统可以支持医疗服务提供者对数据的共享及二次利用，尤其在查看、下载、传输与分析方面，衍生出一部分大数据计算和功能，是对医疗数据收集及利用的成功模型。

HIE 为数据标准化提供很好的案例，其成功应用依赖于法规支持和政策引导。说明尽早实现信息互联互通，以及技术创新和标准统一的重要性，做好数据接口与数据确权等工作需要前瞻性布局。

5. 通用数据模型的建立与应用

基于观察医疗结果伙伴关系（observational medical outcomes partnership，OMOP）项目建立了通用数据模型（common data model，CDM），OMOP 创建最初目的是服务多中心药物安全性和医疗器械安全性的观察性研究。为了能够从异源的多中心捕获医疗处置措施以及相关预后的关系，CDM 实现了将观测医疗数据的格式和内容标准化，从而使信息集成与查询变为现实，也使得大量数据可以快速高效地被利用。

OMOP 通过规范数据内容实现方法、定义和结果的标准化，此后成为观察性医疗数据研究的基础。当 OMOP 项目已经结束，其 CDM 核心内容演化为观察性健康数据科学和信息学（observational health data sciences and informatics，OHDSI）项目的基础内容。OHDSI 作为一个由美国哥伦比亚大学牵头，世界性的非营利研究联盟，致力于全方位医学大数据分析的开源解决方案研究。目前，OHDSI 全球协作网络已有来自美国、加拿大、澳大利亚、英国等几十个国家和地区的上百个组织机构、高校、医院和公司企业。2017 年，OHDSI 成立了中国工作组，对多元医学数据的综合利用和跨机构患者数据临床整合提供支持。

OHDSI 的成员跨越多个学科如临床医学、生物统计学、计算机科学等，拥有超过 6 亿人口的临床数据规模，该组织于 2021 年发布了 *The Book of OHDSI*。OMOP CDM 采用"以患者为中心"的模型架构，最新的 6.0 版本包括 10 个术语表、2 个元数据表、15 个临床数据表、4 个卫生系统数据表、2 个卫生经济学数据表、3 个派生表和 2 个结果模式表。近年来，开展了许多基于标准化框架的数据实施和研究工作、实现多中心临床研究，借助内部模型外部验证，协作发表了上百篇论文，这提醒我们基础数据库建设适合我国国情 CDM 的必要性。

三、医疗大数据的应用与研究

（一）医疗大数据常用分析方法

医疗大数据的常用分析方法包括但不限于：① 统计分析：大数据研究常用统计学方法包括了描述性统计、推论统计等；② 模拟分析：通过建立模型来模拟真实情况，以预测结果和做出决策；③数据挖掘：通过使用算法和技术来发现数据中的模式和关系，以揭示隐藏的信息；④机器学习：借助人工智能（AI）技术，通过训练模型来自动化数据分析过程，以预测未来趋势并做出决策；⑤文本分析：通过分析和理解文本数据来提取有用信息；⑥图像分析：通过分析图像和视频数据来提取有用信息；⑦网络分析：通过分析网络数据和关系来挖掘隐藏的信息。实际应用场景下具体使用哪种方法取决于数据类型、分析目的和可用技术，其应用及操作方法详见前述章节。

（二）医疗大数据的应用领域及数据质量

1. 真实世界研究对药物研发及上市后观察的意义

实验室检验数据是 RDW（real world data）的重要组成部分，为患者提供高质量的医疗服务，构建多重信息分析模型和进行真实世界大数据研究（ real world big data study，RWBDS）的分析非常必要，并且 RWBDS 是大数据研究应用的优势。正如前面章节介绍，RWBDS 在检验医学实践中应用包括：参考区间的建立、基于患者数据的实时质量控制、筛查、诊断或预后建模、流行病学调查、实验室管理、分析物变异的原因分析和外部质量评估。

已有不少国家在监管审批时将 RWD 作为临床试验的补充，美国 2015 年通过的《二十一世纪治愈法案》（21st Century Cures Act），强调优先考虑患者利益，改革药品监管流程来缩短治疗急需药品的审批工作。在该法案推动下，美国建立了临床试验相关的安全性和有效性数据的收集和分析方法，从试验立项到实施的全过程数据实现电子数据管理。FDA 随之制定了 RWD 在药物审批中的应用指南，例如通过 EHR

系统推进新药应用推广和新疗法的临床转化。其中包括了 RWD 分析技术与分子分型诊断技术以及临床数据的整合，已经在推进肿瘤精准治疗中发挥作用。以肺癌靶向药物研究为例，靶向肺癌 EGFR、KRAS、PIK3CA、BRAF 等基因突变的药物使晚期肺癌患者中位生存期从此前的 14.1 个月延长到 33.5 个月，5 年生存率从 8% 增长到 18%。值得注意的是，RWD 数据的应用，应强调临床数据适用性和分析方法恰当（图 7-2-2）。

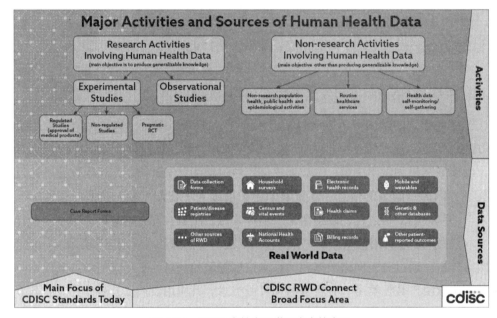

图 7-2-2　RWD 在健康医学研究中的应用

图片引自：CDISC real world data［EB/OL］，［2024-04-22］，https://www.cdisc.org/standards/real-world-data.

RWD 偏差是研究者提前要考虑的问题，这些偏差来源包括选择偏差、测量误差、采样偏差及分析偏差。用数据质量评估工具分析数据集是一种常用实践方法：①统计指标分析：包括均值、中位数、标准差等，用于检测异常值；②缺失值分析：识别数据中的缺失值，评估缺失的影响；③重复值分析：检查是否存在重复记录，确保数据唯一性；④逻辑一致性分析：针对科学研究及业务逻辑验证数据的一致性；⑤采取国际通用的数据质量评估和补救措施如：A.开展正式的数据质量评价计划；B.对照外部比较数据集验证数据；C.进行多变量分析以调整潜在的混杂因素、识别未测量的混杂因素，以及使用倾向评分技术和敏感性分析；D.丢弃不完整病例、缺失值插补和进行贝叶斯分析更新先验概率。

2. 大数据驱动的比较有效性研究

RCT 是前瞻性研究想要达到的结局，而 RWD 是分析已经出现的结局。用真实世界数据进行 RCT 的探索，被称为比较有效性研究或称为疗效比较性研究（comparative effectiveness research，CER），CER 旨在比较不同治疗方案、干预措施或医疗保健提供方案的有效性。借由数据库中积累的数字、数据为患者提供治疗方法和结果的全景分析，使研究人员能够评估干预措施的相对有效性并指导基于证据的决策。

CER 的方法又包括：观察性研究、随机试验和决策分析。CER 驱动研究人员和政策制定者思考如何从庞大的日常医学实践中提取对决策有帮助的数据信息。CER 研究可以使用 HIS 和 LIS 系统中收集的数据来扩大对象的筛选、识别符合条件的患者、跟踪治疗效果和长期随访，实现降低研究成本和提高研究效率的效果，回归分析是此类研究的常用策略。

深度学习的分析算法也可用于基于数据的 CER 研究，例如一项使用监测、流行病学和最终结果（SEER）分析法的项目，评估分析早期女性乳腺癌患者治疗采用的保乳房切除术和扩大范围乳房切除术两种术式的治疗效果。研究者从既往数据库纳入65997 名早期乳腺癌患者的医疗数据，其中 50704 人和 15293 人分别属于保乳切除术和扩大乳房切除术组。主要观察了在总生存率方面的相对有效性，模拟的分析流向由倾向得分步骤、加权生存分析步骤和引导推理步骤组成。结果显示就老年 SEER-Medicare 早期女性癌症患者的总体生存率而言，两种手术具有可比效果［survival year change = 0.08，95% 置信区间（CI）：−0.08，0.25］。这一研究和许多前瞻性研究的效果近似，用算法展示了挖掘大型电子病历数据和基于深度学习的分析的力量。

3. 大数据用于医疗、医保及医院管理

1）以 RWD 支撑医保方案选择

医疗服务的成本效益正受到前所未有的重视，卫生技术评估（Health Technology Assessment，HTA）是一种政策性研究，用于辅助决策者决定某项卫生技术是否值得使用。评估过程会涉及该项技术在疗效、安全性、经济性与社会性方面的短期和长期影响。因此激发了研究者借助 RWD 支撑医疗方案选择与医保决策的关注，或者使用 RWD 指导药物、某项检测或治疗的支付比例等。在进行 HTA 时，研究者会对某项医疗方案的疗效提出问题，如在 Ⅲ 期临床试验中发现的某药物的 efficacy（效力）是否能转换成真实世界中的 effectiveness（效果），利用大数据进行分析克服了传统描述性分析研究的局限性，可以更为客观得出分析结论。

2）医保基金应用合理性监管

在国内外的医保基金监管需要中，"大数据"显然具有不可替代性。医保基金的大数据监管，尤其需要依托大数据技术推进数据互通、场景互联、建立医疗与医保相关主题的大数据模型等；大数据可以辅助加强对高风险人群、机构的诚信画像、临床医师开单习惯，以及对欺诈骗保行为的风险识别。建立医保云平台、医保数据中台、互联网医保服务和医保安全服务的数据应用矩阵，符合大数据的数据综合治理且释放数据红利和大数据"理采存管用"的思维逻辑。

医保基金监管的主要应用技术为关联挖掘技术、聚类分析，我国已经实现的医保基金监管大数据应用包括：① 智能审核和监控，通过运用大数据分析技术对医保结算数据进行智能分析，对不合理诊疗、高额的检查、检验项目进行监控和自动拦截；② 飞行检查，根据飞行检查的工作流程和数据处理需求，研发专项模块，内置大量智能筛查规则，运用知识图谱技术、相似算法、自然语言处理技术（NLP）等技术对医保结算数据开展分析，发现不合理的、重复的用药或重复检查、检验等现象；③ 专项核查，如"检验检查合理性"针对检测项目的重复检验、检验数据来源、收费规则设置合理性等进行综合分析，再结合现场飞行检查共同应用。

现阶段医保部门主要依托第三方机构开展大数据分析工作，包括平台开发，SQL语句的设计，数据的采集、清洗和输出等。围绕数据的安全使用方面，需要建立规范透明、标准科学、约束有力的评价体系。还应该设立医保结算数据所涉及的个人信息采集、存储、传递、分析的数据全生命周期安全管理，严格划定个人信息分析应用与数据隐私保护的边界。

3）医院绩效考核及等级医院评审

国家医疗质量管理与控制信息网（national clinical information system，NCIS）是一个国家级的临床信息系统，用于医疗机构的医疗质量控制与管理。它是一个集成了临床数据、医疗知识和决策支持系统的信息平台，旨在提高医疗质量、促进临床决策的科学化和规范化。

NCIS 的医疗质量控制与管理首先是通过临床数据收集和分析来实现，NCIS 能够收集和整合医疗机构的临床数据，包括病历、检查结果、医嘱等，通过数据分析和挖掘，发现潜在的质量问题和改进机会。室间质量评价是公立医院绩效考核中的重要指标，室间质量评价活动对保证检验结果的可比性和同质性，推进临床检验结果互认，提高我国临床检验质量有重要意义。相关的监测平台还包括各省市级卫生统计数据库，卫生统计信息平台，全国医院质量监测系统（HQMS），各省市限制类医疗技术监管数据库，国家单病种质量监测平台，国家医疗机构医师护士电子注册系统等。

医院等级评审也对医院信息化提出要求，在已有的医护工作站，检验信息系统之外，医院有必要建立各自的医院质量监测系统、医院等级评审辅助系统，确保能连续、系统、准确、快速地采集、存储、传递和处理相关信息，保障网络信息安全，见本书第一章。

三、结语（Summary）

实验室数据在诊断疾病、监测治疗效果和预后分析方面起着至关重要的作用。医学检验数据与人工智能与医学大数据技术融合，必将给人类医疗和健康范式带来深远影响。但是大数据应用及研究带来的伦理及道德风险始终存在，研究人员必须对越来越多的大量数据的存储和计算相关的安全和伦理学有一个深思熟虑的计划。

（赵秀英）

第三节　医疗数据应用的伦理学

一、医疗数据与隐私

（一）医疗数据的伦理与安全特征

医疗数据指与个人健康或医疗服务相关联的各类数据，包括了个人属性数据、健康状况数据、医疗应用数据、医疗支付数据、卫生资源数据和公共卫生数据等。

从伦理及安全角度，医疗大数据具有以下特点：

1. 多样性

医疗数据来源广泛，涉及的数据类型包括文本、数字、图像、声音、视频等，格式复杂且结构不一。

2. 隐私性

医疗数据涉及个人身份、健康、家族史等隐私信息，一旦泄露或滥用，可能导致歧视、欺诈及勒索等后果。

3. 时效性

医疗数据需要及时更新和共享，例如单中心的会诊及多中心的数据传输，以便为患者提供准确有效的诊断和治疗。

4. 关联性

医疗数据之间存在着内在的逻辑关系和统计规律，通过合适的分析挖掘，可以发现潜在的知识和价值，并且这些数据得到良好应用，可以惠及大范围的人群。

5. 人际代际延伸性

如基因组学的代际遗传特性，以及流行病和传染病的人群特点。

6. 信任导致的隐私关注减低

患者出于对医护的信任以及求医时的"弱势"心理，对隐私关注度容易降低。

（二）医疗数据中的隐私

医疗数据中有非常多的患者隐私，较为突出的如传染病、性病、遗传病、家族史等。

1. 传染病史与性病史

甚至与传染病及性病接触史也属于患者隐私，只有出于医疗信任时才可能获得以上信息。

2. 遗传病史及家族史

与遗传和基因相关的疾病可能给了解疾病后果的患者带来自卑或耻辱感，甚至对患者私生活可能带来影响。

3. 图片及影像资料共享

有些数据可能关联个人的影像图片等，不加处理的数据分析可能侵犯用户的隐私权。

4. 其他属于隐私的信息

患者的婚育史、用药史、不希望他人了解的诊疗史、流行病接触史等。

5. 大数据分析时得出的信息及 AI 系统衍生的特殊信息

需被"喂给"的大量训练数据，可能涉及个人隐私的泄露和滥用的风险。

（三）数据隐私泄露的后果

1. 数据歧视

1）遗传病或慢性病可能带来的直接歧视

被侵犯的隐私可能带来多种歧视，如果雇主或保险公司从医疗数据中了解到个人敏感的信息，例如某种遗传病或慢性病，他们可能不希望雇用或投保该人，而在某些国家如美国，健康保险通常又与就业挂钩。

2）"精算公平"的计算性歧视

计算性歧视是数据歧视另一种形式，根据所谓"精算公平"的原则合理计算得出，如强调个人应该根据自己的精算风险分类来支付保险。近年来针对大数据精算的讨论一直存在，要么赞成"按风险分配"的缴费概念，要么选择放弃风险评估而统一缴费标准。但在医疗保险和就业环境中的大家似乎更倾向于允许部分按风险匹配的事件发生。

3）防止歧视的立法及实施效果

①《基因信息非歧视法》（GINA）禁止医疗保险公司或雇主基于基因信息的歧视；②《美国残疾人法》（ADA）禁止基于残疾医疗现况的就业和保险歧视；③《患者保护和平价医疗法案》（ACA）禁止医疗保险歧视，不容许保险公司因疾病等借口对受保人拒保，或擅自增加保费。这些法律是在通过限制访问数据的后果来限制后果性的隐私损害，而不是专注于保护数据本身。尽管 GINA 也包括对数据获取的一些限制，在实施中 ADA 不会限制使用大数据对"目前健康但被认为未来患病风险很高的人"产生负面影响，说明数据隐私歧视的隐秘性与不确定。

2. 隐私被泄露者的情绪代价

如果有人知道某人患性传播疾病或得知孩子的父母不是孩子的亲生父母，可能给当事人带来耻辱感，这种"心理"或"情绪"不适偏离了法律保护的范畴。但可能给患者带来尴尬、焦虑、偏执或精神折磨，这些伤害可能没有可测量的外部指标，患者可能没有受到经济伤害，也没有受到他人的当面羞辱，但他们仍然是伤害，这会影响数据的分享与研究实施。

3. 隐私泄露对公众情绪的影响

最近对临床试验参与者进行的一项关于将参加者临床试验数据（基因组信息除外）进行共享的调查发现，6.6% 的人"非常担心"，14.9% 的人对"如果信息与我有关，我可能会受到歧视"，我"有点担心"。这种情绪使其成为公众对大数据应用态度的预测指标，虽然不是主要指标，但这些情绪显然可能影响数据相关的项目实施。

4. 基因数据与扩大风险的隐患

使用患者信息衍生的大数据可造成隐私泄露问题，如被无意披露或者成为黑客等恶意活动的后果之一。GEDmatch.com 网站基因数据库被用来成功识别"金州杀手"的案例被曝光，引发了对于数据扩大风险的焦虑。GEDmatch.com 原本是一个借助算法提供世界范围内的人类基因组比对研究的非营利性项目。一位来自加利福尼亚州的遗传家谱学家，主要研究领域是利用家族谱系进行亲子认定、身份鉴定方面的工作，2017 年她应警方邀请协助破获了臭名昭著的"金州杀手"案件，这位学者利用 GEDmatch.com 网站基因数据库进行基因比对，很快从杀手的近亲基因组获得破案信息。说明个体的基因数据，不仅会暴露其个人的隐私，而且会暴露和他有血缘关系的个人的隐私。在我国也曾发生过一起借助 DNA 比对破获旧案的案例，2020 年2 月，南京市公安局破获 28 年前轰动全国的女生遇害案，该案破获归功于警方利用凶手的 DNA，发现了一个数据高度相似的 DNA 数据，而该数据来自嫌犯的一名亲属，最终锁定了 28 年来生活在距案发地发生不到 5 公里的嫌犯。

海量个人的基因信息在药物研发、疾病诊断、生命研究和亲子鉴定、生物识别方面拥有无穷的价值。DNA 指纹技术发挥作用需要依赖两个条件，其一是公共基因数据库，这个数据库中既有嫌疑人 DNA，也有普通人自愿检测的 DNA，这些数据逐渐累积，构成了庞大的公共基因数据库；其二是长线家族搜索技术，这种技术可以实现个体 DNA 一直到第三代表亲的匹配。这两个例子已经成为数据隐私和现代科技伦理讨论的典型案例，很明显共享的个人信息可能会涉及或泄露其他人的信息。因此，如果没有相应的法律保护，个人和社会的安全就得不到保障，原本应该促进人类健康的数据分享却可能阻碍这一事业的良性发展。

（四）大数据预测的道德及伦理学担忧

关于伦理学有两个主流理论：功利论与义务论，依附于两大理论，又各自形成若干伦理学体系。典型的功利主义伦理容易被识别与被攻击，而不同的义务论伦理体系因为有宗教、社会、家庭的基础，其社会认可度更为普及。在义务论的视野里面，我们对某些特定的人是有特殊义务的，如我们天生就应该对亲友有着更多的义务，因为我们不是抽象的个体，我们生活在特定的社会关系网络里。

如果将两种伦理学理论与大数据应用关联，由此可产生一个微妙而敏感的问题。

当他人通过软件系统对我们进行推断，这是否意味我们的隐私被侵犯？ Jeff Skopek 现任剑桥大学副教授，多年致力于去数据偏见和个体化医疗、生物样本库及大数据的生物伦理及道德研究，他认为"数据挖掘通常通过推断而不是直接观察的过程来产生关于他人的认知，并且有法律和规范的理由来否认这一推断可能侵犯隐私的说法"。一个经典例子：如果我通过窃取你的妇产科记录或窃听你的手机来推断你怀孕了，那显然是侵犯了隐私；如果我们是朋友，我看到你在外出吃饭时停止饮酒、改变饮食、体重增加，从而推测你怀孕了，那么很难说我侵犯了你的隐私。大数据分析是更像前者，还是更像后者尚存在辩论，类似的大数据应用的伦理讨论在相当长的时间无法尘埃落定。

人们的担忧在于大数据使我们能够比对"怀孕"这件事的观察及预测更有信心地做出太多的推断，比如一个人患某种传染病或癌症的可能等。有很多的检验指标被整合到疾病预测的公式，以至于医生更多依赖于数据的预测和结论才能做出医疗决策，这种重视数据胜过重视人的行为被描述为"数据独裁"。对上述关于"怀孕"的判断是否涉嫌侵犯医疗和健康隐私的反应，在伦理学讨论中就涉及上述的功利论和义务论。

由此带来对数据应用管理上的极端态度，有学者认为既然事后难以减少两类担忧，那么减少事前对数据的访问似乎是一个有吸引力的解决方案。然而，对数据访问的限制又无疑可能带来更多的危害，正如隐私过度保护带来的种种弊端。

二、数据泄密的环节及特点

（一）数据获取阶段

数据获取是任何大数据生命周期的初始阶段，对于数据资料的质量和积累有重大意义，患者在任何健康文件如 EHR 或 EMR 建档过程，必然涉及大量隐私资料。研究者或机构应该了解他对数据所承担的责任。大数据研究的全部环节均可能涉及隐私泄露，数据收集阶段涉及知情同意，能否以科学态度，透明方式进行数据收集，被认为是大数据的关键伦理风险（图 7-3-1）。

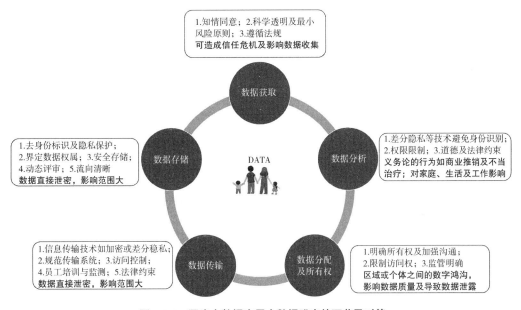

图 7-3-1 医疗大数据应用中数据泄密的环节及对策

（二）数据分析阶段

数据分析阶段产生的泄密如"大数据推论怀孕"的类似事件，当大数据分析产生的结论被不法 App、平台及商业机构获取，可能产生商业推销、不当的治疗，以及类似"大数据杀熟"获利的行径。近年类似伤害多见但常常被归入"义务论"范畴而被忽略，但这仍属于严重违反科技伦理的行为，其在更大的范围内可能涉及患者的工作、生活及家庭。

（三）数据分配及所有权

大数据分析与数字经济融合可能产生不当的分析和垄断，数据分配规则和数据所有权不清晰可能产生监管漏洞，应明晰访问权限，避免数据滥用或非法交易。例如印度西孟加拉邦核酸检测数据泄露，导致检测者的姓名、年龄、婚姻及居住地等敏感信息泄露。数据分配不当也可能产生区域或个体之间的数字鸿沟，甚至影响数据质量。

（四）数据传输环节

各种电脑病毒、木马与蠕虫传播，成为不法分子窃取用户信息的手段。很多检验医学的数据及结果可能在机构之间发送，例如第三方委托检验数据的传输，这些数据可能泄露患者隐私。2019年，美国医疗检验某诊断公司的数据曾被未经授权用户窃取，导致大约1190万名客户的个人信息如：社会安全号码、医疗资料、信用卡号码及银行账号被窃，该窃取者首先在网络市场兜售大约20万名患者的付账资料，直到被网络安全数据中心追踪才终止其恶性侵权。2022年4月，某医疗集团发生电子邮件泄露事件，导致近7万名患者医疗记录泄露，这一阶段产生的泄密影响范围通常更大，造成的损失难以估计。

根据前瞻产业研究院的分析，2021年我国独立医学实验室数量已突破2100家，这也提示建立第三方实验室的数据信息传递标准和安全防范机制的必要性。

（五）数据存储环节

在大数据应用背景中，云计算与区块链技术作为两个颠覆性创新，共同推动着数字化发展。尽管有多重防隐私泄露的技术在确保数据存储和使用安全，但仍时有信息泄露的事件发生。例如：某知名车企在微软 Azure 平台上的云存储服务器因配置错误而导致内部数据和客户敏感信息暴露于公共视野。此外，很多医疗相关信息系统如 EHR 或 EMR 是保留在传统存储设备，潜在数据泄露风险更高。因办公电子设备的更新换代产生的报废设备可能泄露重要数据，USB 设备与免费 Wi-Fi 造成的泄密也时有发生。在存储环节发生的泄密也是影响范围大，目前文献报道的数据泄密重点涉及了身份信息及金融数据，以及针对医疗数据产生的医疗欺诈（表7-3-1）。

表 7-3-1 大数据带来的数据泄露风险及影响

数据泄露类型	可能的影响	风险
个人身份信息泄露	身份盗窃、欺诈	高
金融数据泄露	账户被盗、信用卡欺诈	中
医疗记录泄露	隐私侵犯、医疗欺诈	中

续表

数据泄露类型	可能的影响	风险
商业机密泄露	竞争对手获取敏感信息	中
客户数据泄露	声誉受损、法规罚款	高
雇员数据泄露	隐私侵犯、法规罚款	中
战略计划泄露	竞争对手获取商业计划	低
知识产权泄露	知识产权侵犯、法律诉讼	低

三、隐私过度保护及其影响

在前两部分内容我们讨论了隐私泄露可能导致的种种问题，但数据的科学合理使用势必为病患带来难以估量的价值。如果因为担心隐私的患者拒绝参与数据驱动的研究项目，会导致一开始就无法开发或者根本无法准确预测到有意义的结果。隐私保护不足和过度保护都会对患者造成可认知的伤害，在数据应用的大背景下，全面的隐私最大化不是正确和可行的选择，更是对国家数智发展极其不利的选择。对于大数据应用，只有兴其利而去其弊，让健康相关大数据具有流动性，处理好正常个人数据利用与个人隐私保护的关系非常重要。

（一）隐私过度保护限制了数据的集合及质量

1.过度隐私保护影响数据收集与数据质量

数据保护无论在创建队列还是横向分析不同来源的数据时均会产生影响，使得数据即便汇集在一起但缺乏相关性，从而影响分析结论和模型预测质量，这种给数据创新分析与应用踩刹车的行为，最终会伤害到患者自身利益，也是对人类健康不负责任的态度。

2.局部利益和数字鸿沟

过度隐私保护可能出于局部利益或地方保护主义的狭隘心理，某些数据拥有者将数据据为己有，以隐私保护的名义拒绝分享。这不仅影响数据创新，也可能造成数字鸿沟，导致群体之间的不平等。

3.对国家数据创新地位产生影响

过度隐私保护可能影响国家在数据研究和应用领域的地位；同时出于隐私保护而拒绝数据分享也可能影响国家的信息交流与沟通，甚至可能造成经济、学术和创新影响，以及各种安全的影响。

4.影响公众对大数据创新的信任度

以隐私为理由对数据过度保护可能会削弱人们对本就不透明的大数据创新研究的信任度。数据去识别是数据分享的常见方法，如将数据过度隐私保护，当提供人随着时间的推移通过不同的支付人身份获得保险，或从一个地区转移到另一个地区等情况，这会导致去识别的数据很难被链接到一起。零散的健康数据使数据驱动的创新变得困难，带来了技术障碍和研究成本增多，甚至可能得出错误结论。

（二）隐私保护对创新的制衡

数据研究带来的创新可能非常有利可图，例如癌症治疗药物对应的靶点检测或算法等，其发现者有充分动机对数据进行保密，从而可以利用这些创新方法和其应用保持竞争优势。但从社会的和数据管理者的角度，人们可能更希望获得这些创新所基于的数据，以便其他研究人员也可以利用这些数据创建更好的预测模型，建立更好的方法，或者聚合数据后再分析以发现某些隐藏的疾病诊断模式，或者验证原始创新者的研究结果是否准确。

以 Myriad Genetics 公司发现的 *BRCA1* 和 *BRCA2* 基因为例，通过这两个基因专利保护，Myriad 曾一度垄断了基于 *BRCA1/2* 基因检测的乳腺癌和卵巢癌诊断市场。以隐私保护为名，Myriad Genetics 对涉及 *BRCA1/2* 两个基因筛查检测和对女性乳腺癌和卵巢癌易感性预测中获利，使得基因序列和病例专有数据库在相当长的时间内被 Myriad Genetics 公司垄断。使用其他公司产品生成的检测结果与数据库比对时被频繁地返回意义未知的变异位点信息，这样非该产品用户便无法汇总分析数据去给患者提供更好的服务。虽然隐私的概念为这种做法提供了合理依据，但这无疑损害了更多患者和医疗创新价值，因此 2013 年 6 月，美国最高法院在 Myriad 案中颠覆性地裁决分离的人类 DNA 序列不具备可专利性，结束了 30 多年来美国专利商标局授予基因专利权的历史。

医疗大数据的健康发展需要让数据的使用方和患者（他们也最可能成为数据的使用方）对结果产生信赖才能实施。当今许多公司或第三方实体已经参与到数据和算法开发中，不除外在隐私保护面纱下存在着商业秘密。有许多医疗过程的内部运作对患者不透明，而这最终将影响提供者和患者对结果的信任。我们也面对媒体对大数据和人工智能的过度关注，以及大数据概念的超前新颖性可能让患者对自己融入医疗更为紧张。健康的医疗大数据应用环境需要政府、经济实体、医疗机构及个人的共同努力。

（三）隐私保护的实践方案

1. 隐私保护立法

1996 年通过的美国《健康保险流通与责任法案》（HIPAA）曾要求建立国家标准，以保护敏感的患者健康信息在未经病人同意或知情的情况下被披露。2003 年 8 月美国健康与公共事业部（HHS）颁布了 HIPAA 隐私规则（Privacy rule）和安全规则（Security rule）。HIPAA 是国际公认的一套比较完善的针对健康信息、隐私安全的法律保护体系，其要求健康提供者、计划或其他实体有义务采取行政、物理和技术措施维护患者的秘密、隐私和安全。医疗大数据的隐私保护可以使用数据加密、访问控制和去识别等技术手段。

HIPPA 隐私规则尝试取得一种平衡，既允许信息的重要用途，又保护了寻求护理和治疗的人的隐私，并包含了个人了解和控制其健康信息使用方式的权利标准。确保个人的健康信息得到适当的保护，同时允许健康信息的流动，以提供和促进医疗服务质量提升，最终达到为大众健康服务的目标。

2. 差分隐私

差分隐私（differential privacy）属于一种数据脱敏技术，是通过"技术"实现隐私保护的代表技术，通过在数据集中添加受控制的随机性噪声，以防止任何人获取关于数据集中个体信息的数学技术。这里添加的随机性噪声是受控制的，其处理后用于分析的数据集仍准确，以达到保持参与者隐私和达到数据安全分析的效果。

"差分隐私"是引入了一个称为隐私损失或隐私预算参数的概念，可以通过访问 IBM/differential-privacy-library 获取开源数据库，在 Python 环境下，通过使用 diffprivlib 库提供的一系列不同算法，包括分类器、回归模型和聚类算法，通过引入一个称为隐私损失或隐私预算参数 epsilon（ε），用于控制添加到原始数据集的噪声或随机性的量。该技术可以在本地或互联网实施；在本地差分隐私中，噪声被添加到个体数据之前集中存储在数据库中。

值得注意的是，"差分隐私"同样面临数据价值与隐私安全的临界值，当 ε 用于控制隐私和数据效用之间的权衡：ε 值越高，数据越准确，但隐私越低。在全局差分隐私中，噪声是在从许多个体收集的原始数据之后被添加的。

差分隐私概念自从提出，已经先后被用于诸如 google chrome 浏览器，苹果的 IOS 和 MacOS 设备，微软 Windows 设备，以及用于人口普查数据的隐私处理。

3. 其他去隐私保护技术

加密技术是将数据转换为密文，以确保只有授权用户可以解密和访问数据；也可以通过访问限制，数据授权及审计等实现数据的安全使用。目前有很多互联网企业也在研发适于自己平台的隐私技术。但对于隐私技术尚缺乏统一标准，其应用效果也需要观察。

四、伦理委员会在健康数据研究中的作用

如第一节所述，IRB 在保障涉及人类受试者的研究中的伦理行为方面发挥了关键

作用，IRB 在确保临床大数据科学分析，维护伦理道德和尊重个人权利方面仍旧举足轻重。然而，大数据研究对 IRB 的定位和经典工作方式也确实有很多挑战，因此有声音质疑 IRB 是否应该是负责数据研究项目审核的机构；以及 IRB 应该使用什么标准来评估这些项目。基本共识是涉及人类受试者的数据研究应遵守有关保护人类受试者的伦理准则、法规和法律框架。

（一）IRB 在大数据应用评审中的定位

1. 大数据部分脱离了"人类主体"的概念

在过去数十年，IRB 在确保负责任地使用数据方面发挥了关键作用。但对于大数据应用与研究，IRB 很难按照传统的审查框架审查数据研究，因为共同规则中"人类主体"的定义可能不涵盖"未识别数据"或被加工过的数据。此外，当前的数据库建立技术、分析方法使得 IRB 的决策基础变得模糊，尤其当医疗健康数据与社交媒体数据相结合，当机器学习技术或大语音模型技术将 App 及公共数据库获取的数据加工后再被用于进一步研究，当越来越多数据被用于事后分析（Post-hoc data mining），当越来越多数据可以被远程控制或访问，这些现象都在模糊 IRB 判定的边界。

2. 大数据分析时知情同意门槛在抬高

研究人员在收集存储在大型存储库中的数据或在二次数据使用的情况下挖掘数据时，由于事前无法充分告知数据主体这些数据日后可能的应用场景，且涉及的数据主体数量众多，一些分析与研究会偏离原有目的，在事后的大数据研究中就更难获得知情同意。或者研究者根本无法重新联系所有数据主体，并告知他们数据处理的目的与当初创建存储库时约定的同意书发生了变化。

3. 新技术对 IRB 监督数据使用协议的挑战

虽然 IRB 具有监督研究人员如何处理、分析和共享健康相关数据以防止滥用的义务，但面对大数据和机器学习，在处理大规模数据集和算法时，伦理考量变得更加复杂，这对 IRB 的人员构成及知识结构又提出挑战；数据加密、差分隐私、互联网医疗、各种数据 App 的应用都远远超过 IRB 传统构成中的理解和监督能力。

4. 公共数据管理与 IRB 职责的监督空缺

使用公共数据库中未识别数据的大数据项目是否以及何时需要 IRB 批准，什么类型的数据可以被定义为"公共数据"，怎样做到数据驱动型决策（DDDM）中的"最小风险"，以及在可行范围内需要哪些新的道德保障措施来确保大数据研究符合伦理与道德原则。

因为共同规则的范围定义限于获取和处理"可识别的私人信息"，然而社交媒体 Twitter 和 Wechat 数据等公开可用的数据集可能被视为不受 IRB 监督，即使可以通过将这些数据源与辅助信息进行匹配来重新识别这些数据源。另外，欧盟的研究伦理立法以及瑞士《人类研究法》，同样未涉及匿名数据或获得泛知情和 ERC 批准的数据二次使用的研究；一些欧洲国家的研究人员可以在不寻求 ERC 批准的情况下，可以将国家生物库登记处捐赠的组织样本中提取的基因组数据重新用于新项目。

5. 数据网络安全可能超出 IRB 的职能

健康相关大数据应用可能涉及政治或者国家安全，即便与研究相关的数据的不恰当应用也可能产生与网络安全相关的影响。如何建立 IRB 与安全相统一的数据安全管理与审核体系对国家安全及研究道德是非常必要的。

以"法律与伦理协同制约"的思路推动健康医疗大数据的数据安全保障、伦理研究和原则制定非常必要。通过统一立法，理顺各项法律法规之间关系、强化法律法规可操作性，为健康医疗大数据的有序稳定发展提供有力法制保障。使得包括医学检验在内的医疗大数据研究最终可以安全服务于社会和大众的健康需要。

（二）IRB 在数据型研究项目评审的标准

1. 科学性和有效性是评价首要原则

大数据应用研究应遵循基本研究伦理，科学性和有效性应是基本评审依据。研究设计和方法方面，IRB 也需要评估所申报的研究是否具有科学价值。不使参与者面临不必要的风险，更要防范大数据被用于健康医疗以外的不道德目的，因为实验室产生的大数据分析产生的相关性可能会被各种行为者滥用，用于不道德的目的。

例如一些与遗传变异相关的风险因素、成瘾或反社会行为的神经影像学生物标志物研究，以及慢性病的分子生物标志物，基于感染筛查或癌症基因筛查等健康风险指标歧视健康保险服务或工作的申请人等，这些识别的研究项目如使用不当可能造成严重后果。

2. 去标识化和匿名化是基本原则

在将临床实验室数据用于研究目的时，研究人员首要考虑数据和提供者的隐私保护并遵守"不伤害"原则。数据隐私的泄露是使用大数据进行健康研究的主要风险，尽管这些存储库通常由"去标识"数据构成，尤其当使用人工标识符的数据是可以重新识别数据主体的。

对使用临床实验室数据的研究，研究人员需要有稳妥的方案去从数据集中删除或加密个人身份信息以保护隐私。对于临床实验室数据访问和安全方面，研究者应有适当的保护措施以保护临床实验室数据的保密和完整。

3. 最小风险原则

最小风险通常指产生的预期伤害不大于日常生活中遭遇的伤害，是临床试验的基本原则。数据研究的最小风险除了遵守上述两项原则，也要注意一些不严格的医疗相关数据分析，如在线行为信息分析。曾经有一项研究使用了大数据方法来预测人们在网上的性取向行为，这给很多人带来了风险，尤其是在法律禁止非异性恋行为的国家。尽管这项研究涉及处理看似无害的数据点，但研究结果表明，重新识别的风险可能大于最小风险（Minimal Risk），即试验预期伤害或不适的发生率和程度不大于人体试验潜在受试者在日常生活或者进行常规体格检查和心理测试时所遇到的风险。

4. 持续伦理评估

大数据研究是一个不断发展的领域，随着技术、方法和社会规范的发展，应重新评估伦理方面的考虑。研究人员应及时了解新出现的伦理准则，并相应地调整他们的做法；当数据挖掘技术的进步和数据集之间日益增加的相互联系变化，可能引发人们对隐私被重新识别的可能性的担忧，曾经匿名的数据在未来可能会被重新识别，这凸显了持续重新评估的必要性。

平衡创新与伦理考量并相应地调整最佳实践，研究人员必须及时了解用于管理和分析医疗数据的新兴工具和技术，例如将差分隐私的技术实践用于数据的隐私保护等。

5. 透明原则

研究人员应该对其数据收集和分析方法保持透明，包括所使用的算法和模型。应准确呈现分析结果，避免误解或被错误操纵，对研究的潜在影响和后果负责很重要。

（1）知情同意：研究人员应在事前获得其数据被收集和分析的个人的知情同意，参与者应充分了解研究的目的、范围和潜在风险，并应有权随时撤回同意。

同意疲劳：随着数字平台和在线服务的激增，个人可能会感到同意疲劳，他们对同意过程变得不敏感，并在没有完全理解的情况下同意条款。

数据的丰富性和独特性，以及其他可用信息源导致临床数据研究中完全匿名化很难实现。尽管存在知情同意的前提，数字研究通常涉及复杂的数据收集、处理和分析技术，可能导致重新识别，以清晰易懂的方式向参与者解释这些复杂性可能具有挑战性。

（2）隐私保护：研究人员有责任尽可能确保对数据进行去识别化和匿名化处理，从而最大限度地降低重新识别的风险。应实施数据安全协议以防止未经授权的访问或破坏。

匿名化失败可能会产生严重后果，包括侵犯患者隐私，重新识别可能会暴露敏感信息，导致歧视、污名化或病耻感等。如果患者意识到他们的数据在未经同意的情况下被使用，可能会削弱公众对医疗保健系统和研究工作的信任。

（3）不伤害原则：不伤害原则是医学伦理的基本原则，意味着医疗保健专业人员应优先考虑患者的福祉并避免造成伤害。在对医学数据进行研究时，必须尽量减少对个人或人群的任何潜在伤害。

数据最小化：研究人员应尽可能仅收集和保留其研究目标所需的数据，避免不必要的数据采集，以尽量减少隐私风险。

（三）关于数据伦理的新观点

1. 人工智能和机器学习

大数据研究很多涉及 AI 系统的开发或部署，应充分考虑与 AI 相关的伦理问题。这同样包括确保公平、透明、负责任地使用数据以及避免 AI 算法中的有害偏见。

2. 数据储存周期

数字数据可以在很长一段时间内收集、存储和分析，因此很难在同一时刻预测所有潜在的使用和披露。参与者可能无法完全理解数据使用的长期影响。从伦理学角度，数据应尽可能短地存储，并在不再需要时安全处置。但是对于产品验证、文章发表和二次分析的需要，我们可能希望数据存储周期更长，这方面需要尽可能建立国家标准。

检验相关数据的收集和存储同样引发对隐私和安全的担忧，参与者可能担心他们的数据被共享、重新识别或滥用，从而导致对同意过程的潜在不信任。

3. 数据所有权和知识产权

开放与协作可以促进科学进步并确保大数据研究的透明度，研究人员应明确实验室收集的数据的所有权和知识产权。这包括确定谁有权访问、分析和发布数据，以及对数据共享或商业化的任何限制，这一点又与隐私和安全问题相关。

4. 数据偏见

研究人员应警惕用于分析的数据中的潜在偏见，并采取措施减轻这些偏见。由于样本选择偏倚、数据不完整或不准确或算法偏差，可能会出现结果偏差。应努力确保研究不会延续歧视或加剧现有的不平等不道德的情况。研究人员应注意弱势群体，例如儿童、边缘化社区或决策能力有限的个人，应采取预防措施来保护他们的权益。

确保医疗数据的可靠性和准确性，采用严格的数据验证方法对于防止潜在危害至关重要。

（四）鼓励数据创新的伦理学实践

在进行大数据研究中，针对数据隐私和匿名化的挑战，考虑到与匿名化相关的局限性和风险，研究人员应探索符合伦理原则并尊重患者自主权的替代方法。传统知情同意流程的潜在解决方案和替代方案包括：

1. 分层同意

实施分层同意方法允许参与者选择他们喜欢的数据共享和使用级别。这使个人能够更好地控制自己的数据，并能够根据自己的喜好做出明智的决定。

2. 动态同意

动态同意不是一次性同意过程，而是涉及在整个研究项目中与参与者的持续沟通和参与。研究人员可以提供定期更新，就其他用途寻求同意，并允许参与者随着时间的推移修改他们的同意偏好。

3. 参与者数字素养教育

并非所有人都具有相同水平的数字素养或对数据使用技术方面的理解。研究人员可以通过参与者教育，使用通俗易懂的语言和视觉辅助工具来解释与数字数据使用相关的复杂概念，提供教育材料和资源使个人做出更明智的决定。由惠康信托基金会与英国公共卫生部等机构共同推广的"理解病患数据"运动，在支持公众、患者和医疗保健从业人员三者之间就使用健康和护理数据问题展开讨论，宣传推广将这些数据用于医疗服务相关的研究。

4. 社区参与和公众对话

与社区接触并就数据的使用进行公开对话可以促进信任并促进研究人员与公众之间的合作。让公众参与数字研究计划的设计和治理有助于确保伦理考虑，包括知情同意。这些努力可能涉及告知个人研究的潜在好处，解决对隐私和数据安全的担忧，可以导致更具包容性和透明度的过程。

5. 参与者贡献的数据

"患者驱动"分析现在变得越来越普遍，指由患者倡导组织建立和运行研究登记处，或者个人同意直接收集和捐赠数据用于研究目的。HIPAA 隐私规则为个人提供了复制其医疗和医保信息的权利。例如，NIH 有一个"直接志愿者"途径，使个人能够报名参加该计划，获得他们的临床信息，并将其直接发送给全民计划（https：//allofus.nih.gov/get-involved/participation）。

这些个人收集相关临床信息并将其捐赠用于研究目的尝试，使患者能够参与到他们自己所重视的某种研究类型并做出贡献，让他们对研究有参与感。HIPAA 或共同规则仍可能管理此类患者驱动或患者贡献的研究类型，且有机会获得更多患者支持和更有意义的参与对象，对于新发病及罕见病的认知有突出作用。

6. 数据捐赠和退出系统

实施数据捐赠计划和选择退出系统可以为个人研究提供做出贡献的机会，而无需对每项研究都征得明确同意。这些举措涉及研究过程的透明沟通和教育，使患者能够就其数据的使用做出明智的决定。但是，有必要采取强有力的保障措施来保护不参与个人的隐私和机密。

7. 死后医疗数据捐赠

最近关于死后医疗数据捐赠的讨论成为医学伦理的讨论热点。死后医疗数据捐赠在某些程度可以解决知情同意与个人隐私保护问题，但仍存在更独特的伦理挑战，研究者应该在遵循 5 点原则下实施：①尊重与尊严原则；② 公共利益原则；③ "公民科学"原则；④ 数据良好治理与高质量原则；⑤ 透明、信任与诚信相结合原则。

更多信息可以从挪威学者詹妮·科鲁兹那的文章"支持死后医疗数据捐赠：呼吁对个人健康数据的伦理利用"，该文在 2024 年 2 月医学与哲学杂志有翻译稿，此处不赘述。

（五）泛知情与同意豁免

1. 泛知情（Broad informed consent）

泛知情是当前较多讨论的伦理原则，适用于大规模医疗数据研究。通过在数据收集之前，研究者向参与者提供充分、清晰、易懂的信息，包括研究目的、研究类型、隐私保护措施等，并获得他们的一致同意。

泛知情允许研究者在后续研究中使用参与者的数据，而不需要针对每个具体项目再次获得明确的知情同意。对于泛知情，研究人员和伦理委员会也应共同努力，制定适当的同意流程，同样优先考虑参与者的理解和保护。

2. 同意豁免（Waiver of consent）

有时数据相关的研究很难获得数据提供者的知情同意，当研究人员证明研究的必要性并确保隐私的情况下，IRB 可以豁免研究参与者提供明确知情同意的要求，这通常见于使用匿名化数据分析或对大规模数据集的次级分析情况。

做出同意豁免决定之前，IRB 会评估风险、收益和对法规的遵守情况，并确保该研究的科学价值，证明任何潜在的伦理问题都是合理的。例如获得对回顾性数据分析的知情同意可能具有挑战性。说明 IRB 建立适时放弃同意的标准，依据通用标准实施豁免非常必要。

五、数据研究与出版伦理

（一）出版伦理与 FAIR 原则

科学出版物对科学的传播和促进发挥了突出作用，随着数据科学的发展，出版物在促进数据共享和开放科学，以促进透明的合作研究和解决伦理问题方面做了一些尝试。

出版伦理涉及作者、出版商、杂志主办方、编辑、审稿人和研究赞助商的多方关系，国际生物医学期刊编辑委员会（ICMJE）、世界医学编辑学会（WAME）、国际出版伦理委员会（COPE）等国际组织对此有着广泛的探讨和规定。我国的《中华医学杂志（英文版）》于 2010 年被吸收为 ICMJE 成员杂志。

以上组织要求期刊和承办组织应支持透明的、可重复性的和遵守道德准则的"出版伦理"。这被进而总结为 FAIR 原则（findable 可查找、accessible 可访问、interoperable 可互操作、reusable 可重现）。数据管理原则，旨在增强研究数据的可发现性、可访问性和可重用性。FAIR 原则是在 2014 年 1 月由包括代表学术界、工业界、资助机构和学术出版商在内的多元化利益相关者在荷兰莱顿的一场以 "Jointly Designing a Data Fairport" 为主题的研讨会提出，此后在 2016 年，再对 FAIR 原则优化后，将四个抽象目标细化为 15 条具体原则正式发布。要求数据及相关补充材料使用全球唯一、可解析、永久存在的标识符进行标识，并且应该有足够的元数据的描述，"元数据"成为数据共享的重要基础。2019 年，由中国科协组织编写的《科技期刊出版伦理规范》发布，是对我国科技伦理的促进和补充。

现在，许多出版物要求研究者在发表文章时将原始数据、详细表格作为辅助资料上传，通过这些原则，可以确保医疗数据能够以合乎道德的方式得到有效利用。在作者署名方面强调对研究的构思或设计有实质性贡献；或者对研究数据的获取、分析或阐释有实质性贡献。

（二）临床试验注册

ICMJE 要求所有的医学杂志发表临床研究相关文章时，作者在募集第一位患者之时或之前，必须在公共临床注册机构注册临床试验，这是发表的先决条件。ICMJE 接 受 世 卫 组 织 临 床 注 册 平 台［WHO International Clinical Trials Registry Platform（ICTRP）］或 ClinicalTrials.gov 二者下属的任何一家一级注册机构。注册内容包括二 十 条 信 息（http://prsinfo.clinicaltrials.gov/trainTrainer/WHO-ICMJE-ClinTrialsgov-Cross-Ref.pdf 或者 www.who.int/ictrp/network/trds/en/index.html）。中国临床试验注册中心（Chinese Clinical Trial Registry，ChiCTR）（https://www.chictr.org.cn/showproj.html?proj=205465）是世界卫生组织国际临床试验注册平台的一级注册机构，是非营利的学术机构。ChiCTR 的注册程序和内容完全符合 ICTRP 和 ICMJE 的标准，接受在中国和全世界实施的临床试验注册，致力于将注册试验信息提交世界卫生组织国际临床试验注册平台供全球共享。目前该注册平台已完成注册 81612 项研究，涉及诊断试验类的研究有 4103 项。

六、结语

流动的大数据为健康事业的发展提供了大平台，但大数据在决策过程中所涉及的道德和伦理问题也日益凸显，本节讨论了大数据应用中的隐私泄露、隐私保护及伦理思考，由此带来伦理委员会工作思路的变化，差分隐私等新技术，结合公众教育和数据捐赠可以提升数据研究的安全性。

（赵秀英）

第四节　数据监管的地方性法规及经验

当前，数据已被视作与土地、劳动力、资本、技术并列的五种生产要素之一。数据要素与实体经济的深度融合，构成经济发展新动力。在此背景之下，在保护个人隐私前提下使数据有序流动和利用，是激活数据要素潜能、推动数字产业发展的重要一环。其中的平衡有赖于制度设计、法规和监管，在"医疗＋数字化"领域，由于健康系统内含大量数据与患者的隐私资料，健康行业在数据革命面前面临着合规痛点也非常突出。

原因之一是医院内大量原有的业务操作流程及隐私协议不符合大数据应用所面临的法律强监管和新型数据安全要求，但同时又很难有切实的整改方案；有效的医疗数据规范使用，应该可以实现患者、医疗机构等数据控制者、末端数据使用者三者间的利益平衡，实现隐私保护、数据安全和数据价值挖掘兼备的目标，将数据安全落实到接触医疗数据的各方。原因之二是当今医学研究有着全球性跨境数据共享的需要，研究人员必须了解每个司法管辖区特定的法律和道德框架，以确保在保护患者隐私的同时遵守国内国际法规。了解和适当借鉴国内外经验，让大数据应用与流动有章可循。

一、美国医疗数据流动与研究的监管经验

（一）健康保险流通与责任法案 1996（HIPAA）

如前所述，HIPAA 隐私规则中制定了保护个人、医疗记录和其他个人健康信息（包

括临床实验室生成的数据）的国家标准，其中包括保护患者实验室检查信息在内的健康信息的隐私和安全的条款。安全规则制定了"受保护的健康信息（PHI）"和"受保护的电子健康信息（ePHI）"，涵盖了以电子方式创建、接收、维护和传输的数据。除 HIPAA 外，美国还有各种州和联邦法律涉及数据管理、安全和隐私。例如，HITECH 法案为 ePHI 的安全提供了另外的保护，并要求机构或组织在发生数据泄露时要立即通知患者；有些州的相关法律也可能对数据管理和安全进行更多的要求。

HIPAA EDI 是医疗保健提供者之间交换医疗电子文件的标准，该标准要求医疗保健提供者需要使用 EDI 方式交换敏感的医疗或管理信息，当医疗文件转换为 HIPAA EDI 事物集时，它会获得一个标准代码和名称。医疗实践中最常用的 EDI 交易行为包括：患者信息、医疗保健索赔、医疗保健资格与承保范围和福利查询等 6 个事务集代码。

（二）电子健康记录（EHR）

美国政府鼓励采用经过认证的 EHR 促进实验室数据的捕获、存储和交换，增强可访问性和互操作性，EHR 系统的广泛采用改变了临床实验室和其他医疗数据的应用与管理。HITECH 是 2009 年《美国复苏和再投资法案（ARRA）》的一部分，由于 HITECH 立法导致电子保护健康信息（ePHI）交换的扩大，它又扩大了《健康保险可携性和责任法案》（HIPAA）规定的隐私和安全保护的范围，包括增加不遵守规定的法律责任和更多的执法。过去 40 年来，Epic 电子病历系统成为 EHR 实践成绩之一，该系统拥有如 EpicCare ambulatory 和 EpicCare inpatient，并且与苹果公司的 Healthkit 与 Epic mychart 深度集成，以促进健康数据共享和医疗信息管理，在互操作性、数据共享均有较好的用户体验。

（三）临床实验室数据互操作性

美国国家卫生信息技术协调员办公室（office of the national coordinator for health information technology，ONC），隶属于美国健康与公共事业部（department of health and human service，HHS）。ONC 为卫生 IT 系统制定标准和认证标准，以确保跨不同平台的无缝数据交换和可访问性。2020 年 3 月，ONC 发布了具有历史性的两大互操作性法规，其中包括实验室数据访问权限和安全获取的互操作性。ONC 的法规使用 FHIR 标准定义应用程序接口（API）要求，包括让患者通过 API 能够以电子方式免费访问其所有结构化和 / 或非结构化电子健康信息（EHI）。

实验室数据的系统协调和互操作性增强（SHIELD）是一个公私合作伙伴关系，致力于通过提供权威的编码来源和支持利益相关者采用美国卫生与公众服务部要求的报告标准来解决实验室数据的互操作性问题。新型冠状病毒感染期间，SHIELD 是诊断检测报告的支柱，SHIELD 的采用将有助于解决大量实验室数据之间互操作性的障碍。

（四）临床实验室改进修正案

临床实验室改进修正案（clinical laboratory improvement amendments，CLIA）是联邦监管框架，CLIA 为使用人体标本的实验室检测建立了质量标准，包括临床化学、微生物学、免疫学和其他专业，也是我国临床检验工作者最熟悉的一部国外"同行"法规。CLIA 章程包括了工作人员资格、质量控制、能力验证和实验室认可的要求。

CLIA 要求医院或第三方实验平台利用 LIS 来管理和处理临床实验室数据。这些系统可以有效地跟踪、分析和报告实验室结果。LIS 平台与 EHR 和其他医疗保健信息系统集成，以促进数据交换并提高工作流程效率。

（五）医疗大数据管理与研究政策

1. 真实世界证据（RWE）支持 IVD 产品的研发和使用

美国 FDA 在 2017 年 8 月发布"使用真实世界证据（RWE）来支持医疗器械管理决策的指南"，在 2018 年 12 月，又发布了"真实世界证据方案框架"，为其在 2021 年相继发布的四个应用指南，使用 RWE 支持医疗器械监管决策的指导意见打下基础。将适合用途的 RWE 纳入产品开发和监管决策，特别是支持 IVD 产品授权（https://mdic.org/resource/ivd-rwe-framework/）。在 RWE 框架下，对于将 RCT 数据筛选后，执行 RWE 复制研究，最后比较 RWE 与 RCT 研究结果（RCT duplicate initiative），对于结合数据应用，推动药物监管的现代化，以提高新药研发的效率有重要意义。

（1）囊性纤维化（CF）临床测序产品

在检验医学领域，高质量的 RWD 已被用来取代传统的 RCT 批准后研究，RWE 已被用于支持 II 类和 III 类医疗器械的上市。基于 Illumina MiS eqDx 囊性纤维化（CF）的临床测序和囊性纤维化 139 突变检测均是 RWE 用于支持基因组学 IVD 的上市的例证。CF 作为一种遗传背景的罕见病，由 CFTR 基因的双等位基因变异导致，Illumina MiS eqDx 囊性纤维化临床测序分析的临床敏感性和特异性是根据 CFTR2 数据库的信息进行评估的，检测到的 CFTR 基因遗传变异，通过使用一个名为 CFTR2 的公共维护的 NGS 数据库（临床和功能囊性纤维化跨膜传导调节因子的翻译），其包含来自已接受 CFTR 测序且表型信息符合的患者和家庭的 RWD，数据库被用作有效科学证据的来源，成为一种新尝试。

（2）公共基因数据库 ClinGen 的尝试

为了支持使用人类基因突变的公共数据库作为上市前提交的基因组测试临床有

效性的科学证据，美国 FDA 还建立了一个数据库识别程序，并发布了一份指南。第一个获得美国 FDA 认可的公共基因数据库是 ClinGen（http：//www.clinicalgenome.org/），这是一个不断扩充的由 NIH 科研基金资助的人类遗传病专家数据库，该数据与种系衍生的高渗透性突变（highly penetrant variants）的临床意义的确认有关。该计划以 "curating the clinical genome" 为目标。ClinGen 对包括体细胞突变数据库在内的一系列数据库的识别，以及对药物遗传学数据库的高度关注，有助于支持基因组学 IVD 的上市依据。

（3）OncoKB 变异数据库

与 ClinGen 对应的肿瘤变异体数据库伙伴是 OncoKB 变异数据库，是由斯隆 - 凯特琳癌症纪念中心（MSK）开发的肿瘤学知识库，包括了分子肿瘤标志物信息（https：//www.fda.gov/drugs/resources-information-approved-drugs/fda），2021 年获得 FDA 批准被纳入人类变异公共数据库中的肿瘤突变数据库。构建 OncoKB 的数据库非一日之功，这要求团队力量强大如包括资深肿瘤专科医师、癌症生物学家，以及计算机软件专家，其最终目的是将实时更新的数据库对所有个人及科研院所完全开放，从而惠及患者。

二、欧洲医疗数据监管经验

（一）《欧洲通用数据保护条例》

《欧洲通用数据保护条例》（general data protection regulation，GDPR）在 2018 年通过和实施，GDPR 堪称 "史上最严" 的数据保护法案。该条例适用于所有欧盟成员国并规范个人数据（包括与健康相关的数据）的处理、存储和传输。根据 GDPR，临床实验室被视为数据控制者或数据处理者，必须遵守其要求，包括获得数据处理的知情同意、实施适当的安全措施以及确保数据主体的权利，例如访问和纠正其数据的权利。GDPR 还对国际数据传输施加了严格的规定，以确保在欧盟以外的地区提供充分的保护。

近年欧盟也在不断反思个人信息利用限制过严的弊端，认为这不利于形成统一的欧洲数据市场。因此在 2020 年 2 月发布《欧洲数据战略》，指出过于严苛而烦琐的个人信息收集约束条件，可能会导致产业或公共数据供给不足。建议从保护公民个人数据隐私转为促进数据的流通和利用，这一转变反映了欧盟在数据治理方面的新思路和方向，对全球数据政策产生了深远影响。

（二）欧洲市场及数据管理组织

1.欧洲市场管理协会（European marketing Association，EMA）

EMA 的任务包括：提供一个可持续的平台供其成员访问和分析欧盟各地的医疗保健数据；建立欧盟数据质量框架，实现数据适用性；发展欧盟大数据网络；建立欧盟大数据提交的网络程序和网络分析大数据的能力；使专家咨询提供方式接近现代化；确保在安全和合乎道德的治理框架内管理和分析数据；与国际大数据实体合作；以及创建一个欧盟大数据"利益相关者实施论坛"。

EMA 已经通过一系列活动落实其优先事项，欧洲数据分析和真实世界查询网络（DARWIN EU）项目作为一个连接到欧洲健康数据空间（EHDS）的可持续数据平台；该平台在 2021 年启用，是一个由数据、服务和专业技术构成的联合网络，通过采集真实世界的医疗保健数据，生产可靠的真实世界证据，来进一步支持药品监管的全生命周期决策。

2.欧洲健康数据空间（EHDS）

主要组成部分是健康数据使用行为准则，包括健康数据一次和二次使用规则的治理框架、人工智能的监管框架、数据自由流动和数字健康服务自由流动等原则，以及医疗保健系统的数字化。该行为准则与欧盟委员会 2020 年 11 月通过的《欧洲数据治理法》和 2023 年 11 月经欧盟议会通过的《欧盟数据法》保持一致。EHDS 是欧洲九个数据空间之一，是一个交换和共享不同类型数据的健康数据空间，包括存储、工具、数据标准，以及符合 GDPR 的访问和治理机制。

这些举措补充了 EMA 在大数据应用方面的工作，包括与临床数据交换标准联盟在 RWD 标准方面的合作，这些数据将很容易适用于大数据。EMA 的工作基于第一手经验和白皮书，其中探讨了 CDM 的实际应用，包括通过独立于药物开发的训练集来验证非常规分析的诊断与治疗结果。

（三）欧洲生物制药行业

该行业协会认识到有效合并癌症登记处和研究项目独立收集的患者数据的必要性，认为这样可以帮助监管机构开发癌症药物的其他基本信息，包括支持药物安全性和有效性的数据。当这些数据或填补了监管评估时或授权后短期内有关癌症的知识空白。除欧洲药品管理局外，许多欧洲大数据项目和数据库已经开始建立，其中包括血液系统恶性肿瘤的 HARMONY 和前列腺癌的 PIONER 项目，以及欧洲健康数据和证据网络项目。

这个过程中需要对数据进行组织、共享、整合，并由在癌症治疗方面负有决策责任的团队随时访问，数据需要反映治疗人群的意图。但该组织中大多数数据集在很大程度上包括了欧洲人种特征的患者，得出的结论可能并不广泛适用于其他人种。该项目计划在未来的临床研究中尽可能包容性地纳入较多数据集。为了最大限度地从患者的数据中产生知识，伙伴关系、标准化和立法的数据生态支持系统须协同推进，以避免癌症治疗价值链中的薄弱环节。该协会认为当数据被用来为治疗决策提供信息时，可促进新的治疗措施被接受和使用。

（四）丹麦的生物医疗创新经验

同为欧盟成员，丹麦在数字化医院、电子病历方面名列欧洲前茅。其中，100%全民电子病历，涵盖了公民从出生到死亡所有疾病的临床信息，电子病历为电子化诊疗提供支撑，包括97%的报告电子化。电子病历为医疗研究提供了宝贵的、完整的大数据资料库，这使得丹麦成为欧洲人均临床试验最多的国家，为数字健康领域发展奠定了基础。完善的电子病历推广，也使得丹麦拥有连接2500万个生物样本的丹麦生物银行登记册，形成全球最大生物样本库，为研究人员提供充足的样本开展实验，绘制疾病图谱。丹麦在生命科学领域的先进做法和政策确实为该领域的创新和发展提供了强大支持。

丹麦在法律法规方面采取了创新措施，例如通过《开放数据创新战略》进一步推动公共数据开放，鼓励经济创新和政府信息透明化。医药谷（Medicon Valley）是丹麦和瑞典合作的跨境生命科学集群，拥有世界一流的生命科学大学和研究基础设施，以及丰厚的人才储备。丹麦创新基金支持生命科学领域创新价值链全链条发展，通过公私合作推动投资评估与决策。

通过这些措施，丹麦成功地建立了一个支持生命科学创新的生态系统。其对于医疗大数据的应用和保护的平衡策略，为全球希望在医药创新和数据应用方面有作为的国家和地区提供借鉴经验。

三、中国国家监管

（一）数据管理相关的重要法律法规

我国在建立全国性的健康信息交换基础设施，以促进不同医疗机构之间健康数据的安全交换也做了较多尝试。2016年，国务院发布《关于促进和规范健康医疗大数据应用发展的指导意见》，将健康医疗大数据应用发展纳入国家大数据战略布局。近些年愈发重视医疗数据的相关立法，为医疗数据保护与利用提供了更多的制度性工具。《医疗卫生机构网络安全管理办法》，对重要数据的利用和个人信息安全做出了更为明晰的规定。《数据安全法》《个人信息保护法》于 2021 年先后颁布实施，与《网络安全法》共同形成我国数据安全与治理的"三驾马车"，旨在改善、协调、增强研究能力并促进数据共享，同时确保隐私和数据安全。

具体到医疗数据方面，除了患者个人信息，还有医药数据、医疗器械类数据、实验和研发数据、医疗物资数据以及公共卫生数据等，需要进行分级分类加以区分和管理。在数据分级层面，国家于 2021 年 9 月发布《重要数据识别指南》（征求意见稿）对与人口健康相关的重要数据做了一些分类的列举。其中包括：①遗传基因的信息；②诊疗相关的疫情管理相关数据；③药品和医疗器械的一些实验数据；④ 溯源信息等。

前述《健康医疗大数据安全指南》，明确提出对医疗数据进行分类分级保护制度，同样意识到病人信息在数据层应用的安全保护和诊疗活动的流动的必要性。《关于印发医疗卫生机构网络安全管理办法的通知》也更加强调了网络安全等级保护的重要性：强调各级医疗机构应对运营范围内的网络进行等级保护定级、备案、测评、安全建设整改，并对已定级备案网络的安全性进行检测评，以公安部"三级等保"为代表的网络安全等级保护认证，正成为数字医疗的"入场券"。法规强调了将原始医疗数据"去标识化"后再利用，即确保合作第三方不能通过数据逆推出数据主体的本体，即不能识别出患者的"自然人"身份，但又尽可能保留数据中的"信息"价值。目前在医疗数据安全方面走在前列的一些医院的做法是，先把数据分等级，将运营数据、患者数据、设备的数据分类分级，根据需要整理好数据，放入虚拟服务器里，运算结果可以提供给合作方，但是原始数据只能销毁，这符合国家对数据进行全生命周期的闭环管理。

作为医院信息化建设的重要一环，医院信息化服务商、设备厂商处于医院内网与外网用户之间，既是连通二者的桥梁，也是保护网络、信息安全的屏障，同样承担信息安全保障的责任。越来越多的医疗机构也把供应商的信息安全保障能力作为衡量服务商专业化能力的重要标准之一。

（二）跨国企业的数据监管

2022 年 6 月，美国 FDA 官网发布消息，召回 illumina 旗下 NextSeq 550Dx 和 MiSeqDx 两款基因测序仪，召回原因系仪器存在网络安全漏洞。这是一起涉及仪器超过 2000 台的二级安全召回事件，受影响的区域包括美国本土、中国、日本、俄罗斯、英国、越南等 55 个国家和地区。此事件源于测序仪的网络安全问题，以上两款设备存在可能影响其机载软件 Local Run Manager （LRM）的软件网络安全隐患，提醒相关部门对国内外医疗设备机载软件的数据传输安全也要特别关注。

大型跨国企业实现数据本地化是数据安全保护布局一项措施，不同公司会有不同档位策略考虑。第一档是将数据比较彻底的本地化，将数据主体迁移至中国境内；第二档是逐步的本地化，先将敏感信息本地化。数据本地化是个大趋势，布局过程要很久，需要提前筹备。例如：GE 医疗在宁夏的数据中心就耗时三年才建成。

除了将数据本地化之外，数字化产品的"分等级保护"也非常重要。这也是《医疗卫生机构网络安全管理办法》反复强调的一个政策理念。已经有越来越多的企业对产品开展国家级的安全认证，例如中国信通院《医疗云计算可信选型评估方案》的测试评估是对企业数据安全的评估措施。

四、加拿大监管经验

在加拿大，临床实验室数据保护受《个人信息保护和电子文件法》（PIPEDA）管辖。PIPEDA 适用于从事商业活动的私营部门组织，制定了收集、使用和披露个人信息（包括健康相关数据）的规则。此外，加拿大隐私专员公署有《获取有效同意指南》，原则上实验室必须获得患者对数据收集和处理的同意，并确保采取适当的安全措施来保护个人信息免遭未经授权的访问、丢失或披露。此外，一些省份如安大略省和不列颠哥伦比亚省，也有自己的隐私立法，可能会施加额外的要求。

五、澳大利亚的监管经验

在澳大利亚，临床实验室数据保护主要受 1988 年隐私法的约束。隐私法规范了联邦政府机构、私营部门组织和非营利组织对个人信息的处理。它包括 13 项澳大利亚隐私原则（App），用于管理个人信息（包括与健康相关的数据）的收集、使用和披露，实验室必须确保遵守这些原则。这些原则涵盖同意、安全和数据质量等方面。全国电子健康档案（My health record）项目致力为公民提供便捷的医疗卫生服务，也形成全生命周期的隐私保护体系，如建立安全数据传输通道，加密个人隐私信息，建立权限管理机制能确保只有经过授权的医疗机构和医生才能查看和使用"电子健康记录"。

六、日本的监管经验

在日本，临床实验室数据受多项法律管辖，包括《个人信息保护法》（APPI）和《法人行政机构持有的个人信息保护法》。APPI 规范了个人信息的处理，并规定了收集、使用和披露个人数据（包括与健康相关的数据）的原则。实验室须获得数据处理的许可，并实施安全措施以保护个人信息免遭未经授权的访问、丢失或更改。《行政法人个人信息保护法》适用于公共机构，并规定了类似的数据保护义务。

七、结语

数据要素与实体经济的深度融合，构成经济发展新动力。在保护个人隐私前提下使数据有序流动和利用，是激活数据要素潜能、推动数字产业发展的重要一环。数据的科学、安全和合理使用必将为国民健康及国民经济带来意想不到的成果。本节介绍了欧美、我国和亚太部分国家与地区的法规和监管经验。这里仅代表不同国家/地区数据保护框架的部分示例，其他国家，如英国、德国和法国，作为欧盟成员国，也形成自己的特定法规与 GDPR 保持一致。数据应用对提升国家在公共卫生领域的应用有无限价值，如何铸牢底线，又需要与国际接轨，实现数据在安全底线下的共享和共同发展，是对国家数据治理能力的一大考验。

（赵秀英）

参考文献

［1］维克托·迈尔-舍恩伯格，肯尼思·库克耶.大数据时代：生活、工作与思维的大变革 [M].杭州：浙江人民出版社，2013: (3-90).

［2］FERRETTI A, IENCA M, HURST S, et al.Big Data, Biomedical Research, and Ethics Review: New Challenges for IRBs[J].Ethics & Human Research, 2020, 42(5).DOI: 10.1002/eahr.500065.

［3］MONACH P A, BRANCH-ELLIMAN W. Reconsidering 'minimal risk' to expand the repertoire of trials with waiver of informed consent for research[J]. British Medical Journal Publishing Group, 2021(9).DOI: 10.1136/BMJOPEN-2020-048534.

［4］PRICE W N, COHEN I G. Privacy in the age of medical big data[J]. Nature Medicine, 2019, 25(1): 37-43.DOI: 10.1038/s41591-018-0272-7.

［5］曹永福.与改革开放同行：中国医学伦理学近 40 年发展的回顾与展望 [J]. 医学与哲学，2019(5): 6.DOI: 10.12014/j.issn.1002-0772.2019.05.03.

［6］BARRETT J E, CAKIROGLU A, BUNCE C, et al. Selective recruitment designs for improving observational studies using electronic health records[J]. 2019.DOI: 10.48550/arXiv.1903.06676.

［7］JONES K H, FORD D V. Population data science: advancing the safe use of population data for public benefit[J]. Epidemiology and Health, 2018, 40.DOI: 10.4178/epih.e2018061.

［8］LOH T P, BIETENBECK A, CERVINSKI M A, et al. Recommendation for performance verification of patient-based real-time quality control[J].Clinical Chemistry and Laboratory Medicine, 2020, 58(8).DOI: 10.1515/cclm-2019-1024.

［9］肇旭.基因专利中的利益平等共享—以 Myriad 案为视角 [J]. 伦理学研究，2014(2): 3.DOI:

CNKI: SUN: YJLL.0.2014-02-020.

［10］胡良霖，朱艳华，李坤胡，等.科学数据伦理关键问题研究 [J].中国科技资源导刊，2022，54(1): 11-20.

［11］黄道丽，何治乐.欧美数据跨境流动监管立法的"大数据现象"及中国策略 [J].情报杂志，2017, 36(4): 7.DOI: CNKI: SUN: QBZZ.0.2017-04-009.

［12］李华才.创新驱动是医疗健康大数据应用的灵魂 [J].中国数字医学，2016, 11(7): 1.DOI: 10.3969/j.issn.1673-7571.2016.07.001.

［13］王明旭，赵明杰.医学伦理学 (第五版)[M].北京：人民卫生出版社，2018.

［14］IOANNIDIS J P A, KHOURY M J. Evidence-based medicine and big genomic data[J]. Hum Mol Genet, 2018, 27(R1): R2-R7. doi: 10.1093/hmg/ddy065.

［15］FOUNTZILAS E, TSIMBERIDOU A M, VO H H, et al. Clinical trial design in the era of precision medicine[J]. Genome Med, 2022, 14(1): 101. Published 2022 Aug 31. doi: 10.1186/s13073-022-01102-1.

［16］王安然，吴思竹，刘盛宇，等.面向 FAIR 数据共享的医学通用数据模型比较研究 [J].中华流行病学杂志，2023, 44(5): 828-836.

［17］田冬霞.临床研究最小风险的伦理争论 [J].医学与哲学 (A)，2011, 32(4): 13-15.

［18］陈晓云，沈一峰，熊宁宁，等.医疗卫生机构泛知情同意实施指南 [J].中国医学伦理学，2020, 33(10): 1203-1209.

［19］YONAS M A, JAIME M C, BARONE J, et al. Community Partnered Research Ethics Training in Practice: A Collaborative Approach to Certification[J]. J Empir Res Hum Res Ethics, 2016, 11(2): 97-105. doi: 10.1177/1556264616650802.

［20］O'DOHERTY K C, SHABANI M, DOVE E S, et al. Toward better governance of human genomic data[J]. Nat Genet, 2021, 53(1): 2-8. doi: 10.1038/s41588-020-00742-6.

［21］MA C, WANG X, WU J, et al. Real-world big-data studies in laboratory medicine: Current status, application, and future considerations[J]. Clin Biochem, 2020, 84: 21-30. doi: 10.1016/j.clinbiochem.2020.06.014. Epub 2020 Jul 8. PMID: 32652094.

［22］HINES P A, JANSSENS R, GONZALEZ-QUEVEDO R, et al. A future for regulatory science in the European Union: the European Medicines Agency's strategy[J]. Nat Rev Drug Discov, 2020, 19(5): 293-294. doi: 10.1038/d41573-020-00032-0. PMID: 32235873.

［23］LIU J, LICHTENBERG T, HOADLEY K A, et al. Cancer Genome Atlas Research Network; Hu H. An Integrated TCGA Pan-Cancer Clinical Data Resource to Drive High-Quality Survival Outcome Analytics [J]. Cell, 2018, 173(2): 400-416.e11. doi: 10.1016/j.cell.2018.02.052. PMID: 29625055; PMCID: PMC6066282.

［24］李侠，吕慧云.剩余风险最小是科技伦理的长期目标 [J].光明日报 科技随笔，2022, 6: 36.

［25］王国豫.科技伦理研究第一辑 [M].北京：科学出版社，2022(前言).

［26］詹妮·克鲁兹娜，玛丽亚罗莎莉亚·塔迪奥，卢锡安诺·弗洛里迪，等.支持死后医疗数据捐赠：呼吁对个人健康数据的伦理利用 [J].医学与哲学，2024, 735(4): 6-11.

［27］CDISC real world data ［EB/OL］，［2024-04-22］，https://www.cdisc.org/standards/real-world-data.